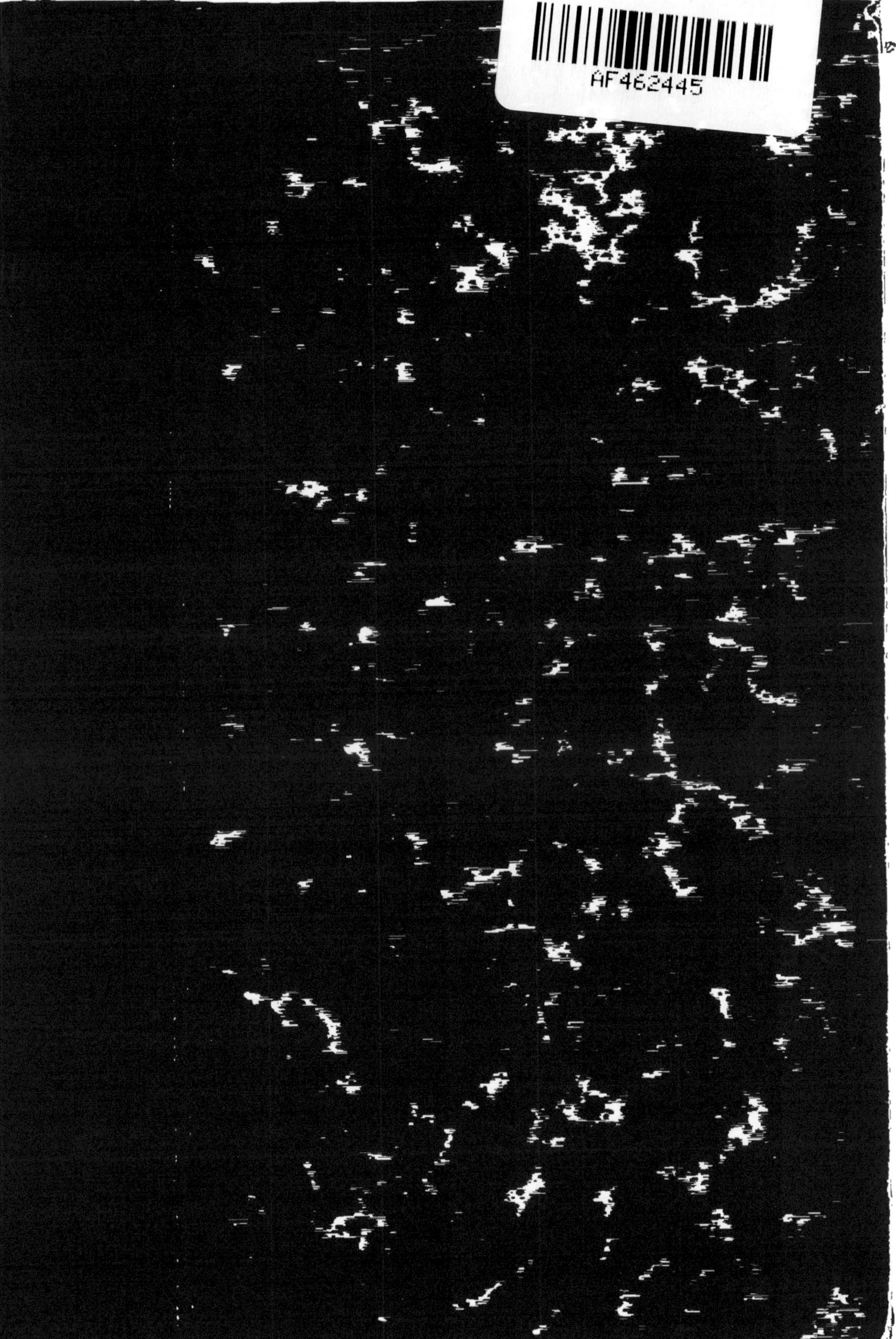
AF462445

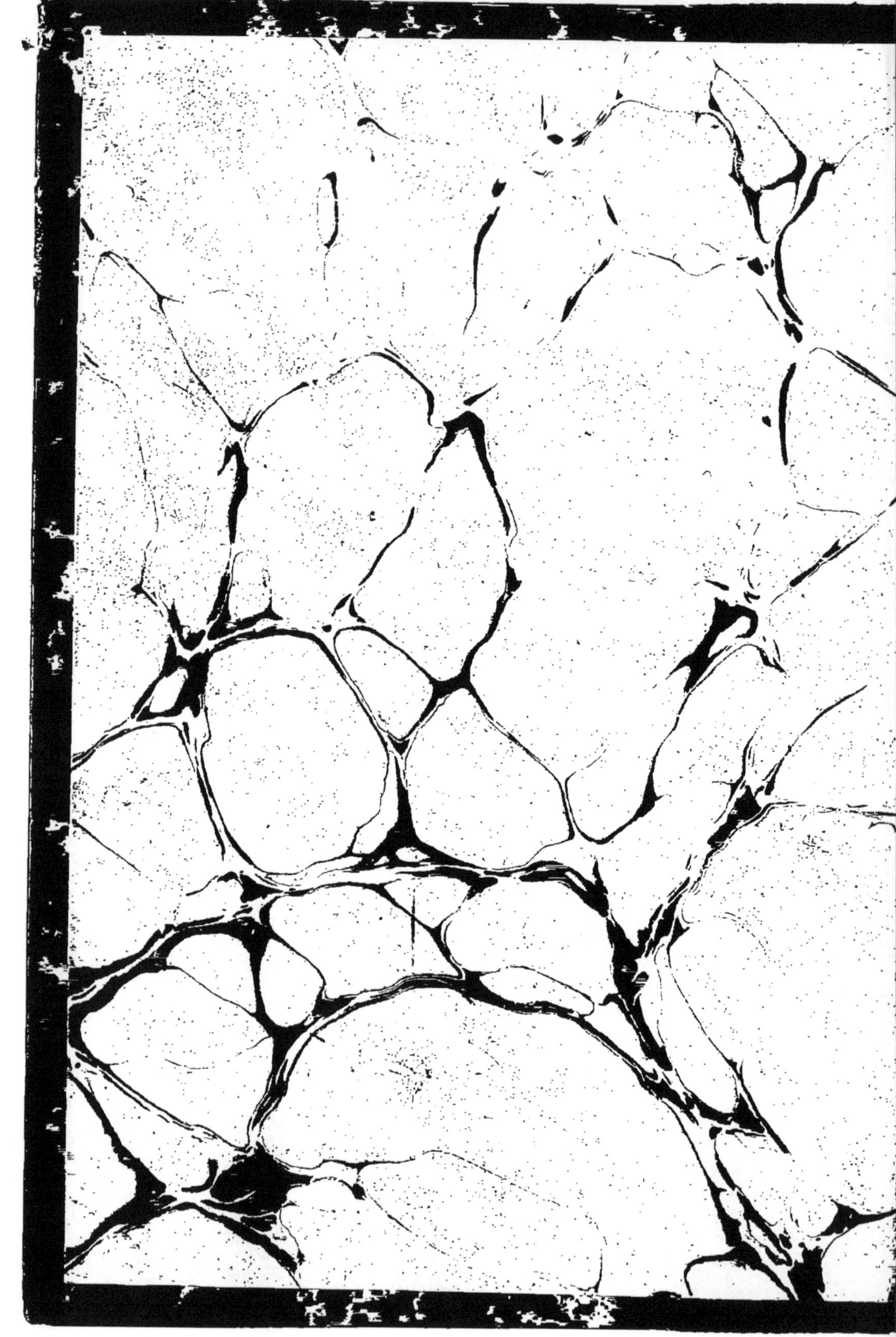

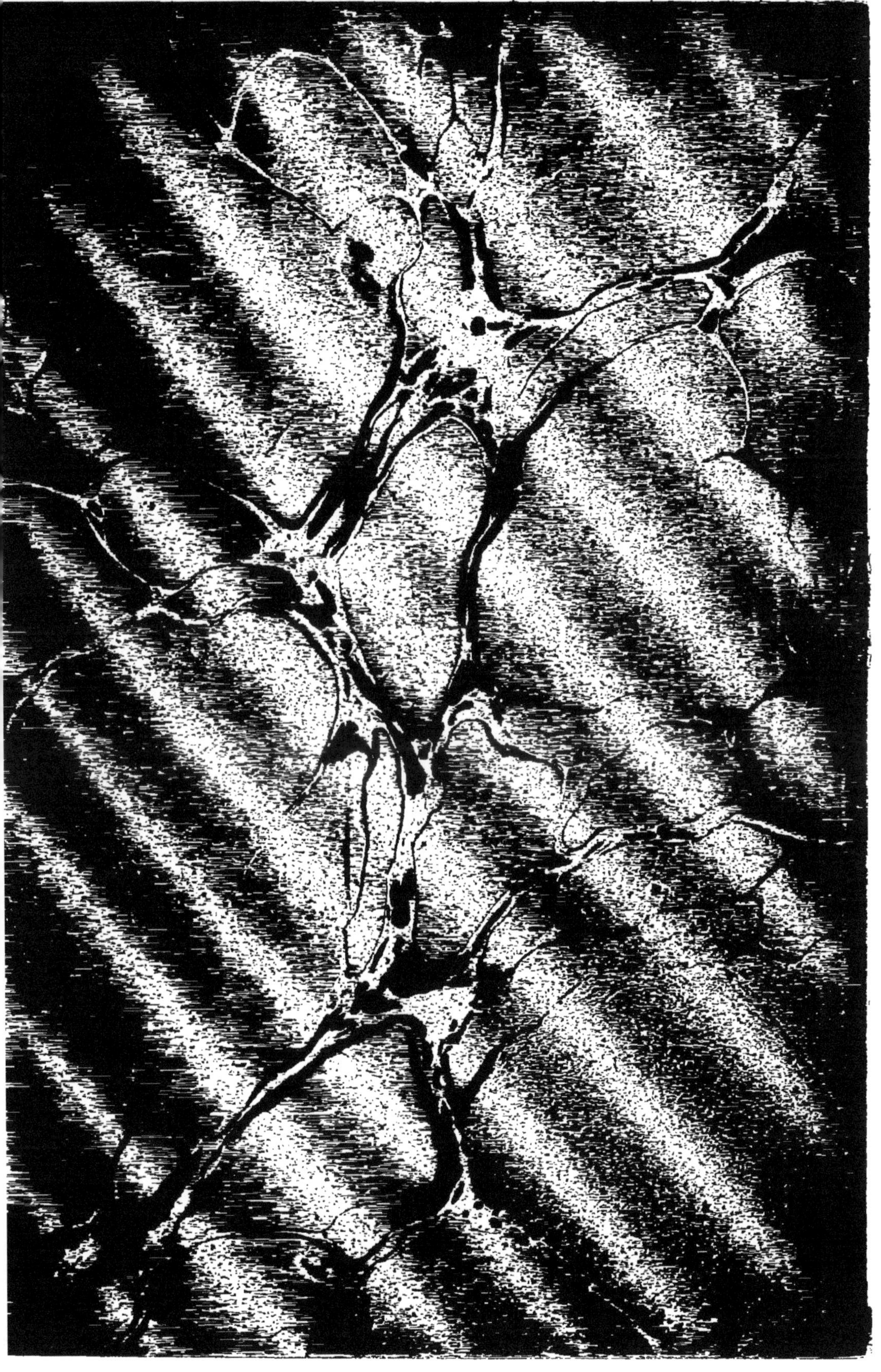

[illegible] D. GASC-DESFOSSÉS

[illegible]NÉTISME VITAL

[illegible] RÉCENTES D'ENREGISTREMENT

[illegible] SCIENTIFIQUES ET PHILOSOPHIQUES

AVEC UNE PRÉFACE

[illegible] M. le Professeur [illegible]AC

« Celui qui, en dehors des mathématiques pures, prononce le mot impossible, manque de prudence. »

ARAGO.

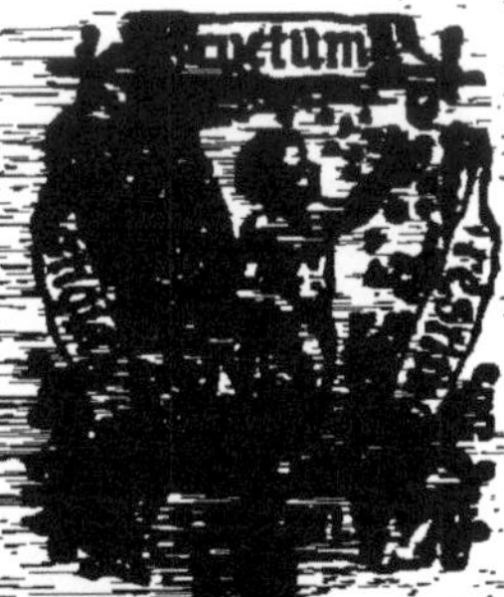

[illegible]ARIS

[illegible] D'ÉDITIONS SCIENTIFIQUES

PLACE DE L'ÉCOLE-DE-MÉDECINE

[illegible], RUE ANTOINE-DUBOIS

18[illegible]7

MAGNÉTISME VITAL

ERRATA

P. 73, ligne 20, *au lieu de* 45°, *lisez* 90°.

Châteauroux. — Imp. et Stéréotyp. A. MAJESTÉ et L. BOUCHARDEAU.

ED. GASC-DESFOSSÉS

MAGNÉTISME VITAL

EXPÉRIENCES RÉCENTES D'ENREGISTREMENT

SUIVIES D'INDUCTIONS SCIENTIFIQUES ET PHILOSOPHIQUES

AVEC UNE PRÉFACE

Par M. le Professeur BOIRAC

« Celui qui, en dehors des mathématiques pures, prononce le mot *impossible*, manque de prudence. »

(ARAGO.)

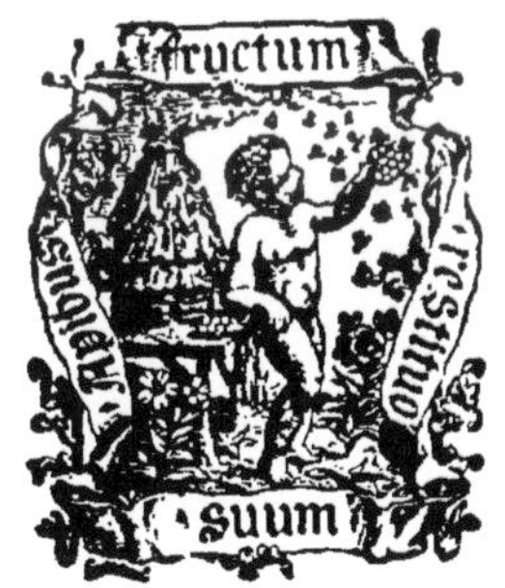

PARIS
SOCIÉTÉ D'ÉDITIONS SCIENTIFIQUES
PLACE DE L'ÉCOLE-DE-MÉDECINE
4, RUE ANTOINE-DUBOIS, 4

1897

PRÉFACE

Vous me demandez, mon cher ami, d'écrire quelques mots d'introduction à votre livre du *Magnétisme vital.* J'y consens de grand cœur, non pour votre œuvre qui se recommande assez par son propre mérite à l'attention de tous les esprits sérieux et curieux, mais pour moi-même, qui me trouve fort honoré de cette marque de sympathie et de confiance. C'est me demander en effet de m'associer à un acte de courage, s'il est vrai, comme je le crois, qu'il faille encore du courage, même à notre époque, pour confesser à la face des savants hostiles et du public indifférent, qu'on voit dans l'hypothèse mesmérienne du magnétisme animal une vérité, une grande vérité méconnue, et pour travailler à lui donner dans la science la place qu'on lui refuse obstinément depuis plus d'un siècle, et qu'elle a cependant le droit d'y occuper.

Je ne vous apprendrai rien, mon cher ami,

en vous disant que votre tentative n'est pas la première, et je ne vous surprendrai pas non plus en vous disant qu'elle ne sera pas sans doute la dernière. Le magnétisme animal est une Amérique qu'on perd et qu'on retrouve alternativement tous les vingt ou trente ans ; et il en sera ainsi tant que la Science ne se sera pas décidée à s'y installer et à l'exploiter définitivement. Aussi son histoire est celle d'un recommencement perpétuel. Tout nouveau chercheur qui aborde sur cette terre inconnue y refait les découvertes de ses devanciers, et s'imagine de bonne foi être le premier à les faire. Réussit-il à exciter la curiosité publique, on s'en émeut, on s'y intéresse quelques jours, quelques mois peut-être, puis l'oubli se fait, et on n'en parle plus, sauf dans quelques petits cercles d'illuminés, vulgairement traités de fous ou de charlatans, où le magnétisme est l'objet d'une foi aussi constante que superstitieuse.

Il me semble, cependant, à bien considérer les choses, que la question a avancé depuis Mesmer. Tout d'abord, elle se pose en termes plus précis, moins équivoques. Mesmer et ses premiers continuateurs attribuaient indistinctement au magnétisme, c'est-à-dire à l'influence inconnue rayonnée par l'organisme humain, et plus ou moins dirigée par la volonté ou la pensée, tous les phénomènes cataleptiques, somnambuliques, etc., qu'ils observaient ou produisaient au cours de leurs expériences : ils ignoraient ou du moins ne connaissaient pas suffisamment ces deux agents qui sont comme les frères cadets du magnétisme, l'un que Braid a découvert et étudié sous le nom d'*hypnotisme*, l'autre dont Faria, et après lui Grimes et Liébeault ont montré l'extraordinaire puissance sous les noms d'*imagination* et de *suggestion*. Aussi, quand on s'aperçut qu'on pouvait produire la plupart des phénomènes attribués au magnétisme animal par la simple fixation du regard sur un point brillant, ou en agissant par la parole sur l'imagination et la crédulité des sujets, la conclusion qu'on se hâta d'en tirer, c'est que le magnétisme animal n'existait pas ; et aujourd'hui encore, nous entendons chaque jour les partisans des Écoles de Paris et de Nancy répéter avec assurance ce parfait sophisme, sans parvenir d'ailleurs à se mettre d'accord entre eux, ceux-ci niant l'hypnotisme au profit de la suggestion, ceux-là niant la suggestion au profit de l'hypnotisme. La vérité, c'est que nous sommes ici en présence de ce que Stuart-Mill appelle un cas de « pluralité des causes », ou, comme le dit Durand de Gros dans un récent et très remarquable article[1], ces phénomènes sont *polyétiques*, c'est-

1. *Les mystères de la Suggestion*, dans la *Revue de l'Hypnotisme*, 1896.

à-dire susceptibles pour la plupart d'être produits à peu près indifféremment par l'une ou par l'autre de plusieurs causes distinctes. La reconnaissance explicite de cette vérité, est à notre sens la première et indispensable condition du succès pour toutes les recherches qui concernent cet ordre de phénomènes. Quiconque les étudie en partant de cette idée préconçue qu'ils doivent tous se rapporter à une seule et même cause, se met d'avance dans l'impossibilité d'y voir clair.

Dès lors, les partisans du magnétisme animal doivent être bien persuadés qu'il existe au moins deux autres forces, l'hypnotisme et la suggestion, capables dans bien des cas de contrefaire ou de suppléer l'agent mesmérique ; et par cela même leur tâche, au point de vue expérimental, se trouve singulièrement déterminée et circonscrite. Il s'agit uniquement pour eux de résoudre dans un sens favorable à leur hypothèse ces deux problèmes : 1° Est-il possible de produire la plupart des effets habituels de l'hypnotisme et de la suggestion, en éliminant expressément ces deux agents, par le seul usage du rayonnement supposé de l'organisme et de la volonté qui le dirige ? 2° Est-il possible de produire, par la mise en œuvre de cet agent hypothétique, des effets que la suggestion et l'hypnotisme seraient évidemment impuissants à produire? (en admettant bien entendu qu'on ne puisse pas davantage rapporter ces effets à d'autres causes).

S'il m'était permis de parler ici de mes expériences personnelles, je dirais que je me suis surtout attaché, dans toutes celles que j'ai faites jusqu'à ce jour, à poursuivre la solution du premier problème. Ceux qui ont bien voulu en lire le récit[1], ont pu voir qu'une pensée commune inspirait tous ces travaux : à savoir, obtenir sur des sujets les effets habituels de l'hypnotisme et de la suggestion, en excluant rigoureusement ces deux causes par un dispositif expérimental institué à cet effet, et en ne laissant agir, si elle existe, que la force biomagnétique de l'opérateur.

Ajouterai-je que si le problème du magnétisme animal s'est de nouveau posé dans ces derniers temps, c'est en partie au moins sous cette forme? On sait comment, après les travaux de l'École de Paris et surtout de l'École de Nancy, la Science officielle (j'entends par là celle qui siège dans les Académies et les Universités), croyait avoir définitivement anéanti l'hypothèse du magnétisme animal. « La suggestion, disait le professeur Bernheim, est la clef de tous les

1. *Annales des Sciences psychiques* : Une nouvelle méthode d'expérimentation pour vérifier l'action nerveuse à distance ; — *Nouvelle Revue* : L'hypothèse du magnétisme animal d'après des recherches récentes ; — *Revue de l'Hypnotisme* : Note sur le sommeil provoqué à distance.

phénomènes de l'hypnose », et par suggestion il entendait la parole ou le geste de l'opérateur suscitant dans le cerveau du sujet une idée capable de s'imposer à son système nerveux et de se réaliser dans son organisme. Mais voilà que certains sujets paraissent obéir à la volonté ou à la pensée de l'opérateur, sans qu'aucune parole, aucun geste les leur révèle, parfois même hors de sa présence et à des distances plus ou moins considérables ; et les savants de Paris et de Nancy commencent à se demander s'il n'y a pas lieu d'admettre une forme particulière de la suggestion, dite *suggestion mentale*, dans laquelle la pensée ou la volonté de l'opérateur se communiquerait directement au sujet sans les intermédiaires habituels de la parole et du geste. Là-dessus, des savants anglais font remarquer que cette communication de deux cerveaux à travers l'espace peut aussi se produire spontanément, comme en témoignent les cas relativement fréquents de *télépathie* ; et une Société se fonde, la Société des Recherches Psychiques (*Society for psychical research*), pour étudier spécialement les phénomènes de télépathie et de suggestion mentale. Or, que sont ces phénomènes, sinon un groupe particulier des effets du magnétisme animal ?

Il est vrai que les savants anglais et français qui les admettent et les étudient ne s'en doutent pas encore, ou n'en conviendraient pas volontiers. Ils n'y voient pas autre chose qu'une forme particulière de la suggestion, ou peut-être aussi d'hyperesthésie. Ils ne remarquent pas que ce qui caractérise avant tout ces phénomènes, c'est qu'ils impliquent la possibilité pour un cerveau de rayonner à distance, non pas sans doute la volonté ou la pensée, mais une influence susceptible de la transmettre ou de la reproduire, comme les courants électriques envoyés par une pile le long des fils télégraphiques transmettent ou plutôt reproduisent la dépêche à l'autre extrémité. Si le cerveau de l'opérateur n'envoie rien au cerveau du sujet, et si l'espace intermédiaire ne contient rien qui les mette en relation l'un avec l'autre, cette communication de deux consciences est un phénomène surnaturel, suprascientifique, qui ne se rattache à aucun autre dans l'ensemble de notre expérience, et dont il faut dès maintenant renoncer à trouver jamais l'explication. Aussi, quand les membres de la Société des Recherches Psychiques opposent gravement entre elles les deux hypothèses de l'*effluence* et de la *thought-transference*, c'est-à-dire du *magnétisme animal* et de la *télépathie*, nous ne pouvons nous empêcher de voir ici un nouvel exemple des illusions produites par les mots sur les plus excellents esprits. N'est-il pas évident que la *thought-transference* n'est qu'une forme particulière de l'*effluence*, à savoir une effluence cérébrale et mentale, nécessairement plus compliquée et plus obscure que la simple effluence nerveuse et vitale?

Nous voyons, quant à nous, beaucoup plus d'inconvénients que d'avantages à aborder le problème par ce côté. Les partisans exclusifs de la télépathie semblent croire que le pouvoir d'influer à distance appartient uniquement dans l'organisme au cerveau, considéré dans son unité fonctionnelle comme l'organe propre de la volonté et de la pensée. Qu'ils s'en rendent compte ou non, c'est à l'élément psychique (abstraction ou même exclusion faite de l'élément nerveux) qu'ils attribuent cette mystérieuse propriété. Aucune manière de voir ne peut, à notre avis, être plus défavorable à la recherche scientifique. Si c'est l'âme, comme telle, qui, indépendamment de tout mécanisme matériel, peut ainsi faire sentir son action à distance, nous pouvons bien constater le fait; mais ce fait échappe à toute explication scientifique, bien mieux à toute recherche expérimentale; car il n'y a d'explication et d'expérimentation possibles, selon la profonde remarque de Claude Bernard, que là où les phénomènes sont absolument déterminés dans leurs conditions matérielles. D'ailleurs, si nous nous plaçons au point de vue philosophique, il n'y a absolument rien dans la nature de l'âme qui justifie une pareille conception. De ce qu'une certaine pensée est en moi (par exemple le principe d'un raisonnement), on conçoit à la rigueur qu'une autre pensée doive s'ensuivre (par exemple, la conclusion de ce raisonnement), attendu qu'il n'y a ici aucun intervalle, aucun espace ; mais de ce qu'une certaine pensée se produit dans mon esprit, comment s'ensuivrait-il qu'une autre pensée (identique ou non en espèce) dût se produire dans tel autre esprit, séparé du mien par toutes sortes d'intermédiaires? Du moment qu'il est question d'espace, nous sortons de la sphère immatérielle de la conscience pour tomber dans le domaine de la matière et du mouvement ; l'explication mécanique des phénomènes, leur détermination expérimentale, deviennent immédiatement possibles et nécessaires.

Mais cette conception de la télépathie nous paraît tout aussi peu soutenable au point de vue physiologique. Sans doute, le cerveau a dans l'homme un rôle prépondérant et en quelque sorte unique : il est l'organe de la vie consciente, de la vie intellectuelle et morale. Toutefois, ses fonctions psychologiques (si l'on peut les nommer ainsi) ont évidemment pour base et pour condition les propriétés physiologiques des éléments qui le composent. Ni les sensations ni la volonté ne seraient possibles, si les fibres nerveuses ne possédaient par elles-mêmes la propriété de conduire le mouvement, si les centres nerveux ne possédaient celle de le recevoir et de le réfléchir en le transformant. Or, ces propriétés ne sont pas particulières aux seuls éléments du cerveau ; elles sont communes à tous les éléments du système nerveux ; elles sont les propriétés générales des neurones. Dès lors, si la volonté, si la pensée, peuvent en effet se communiquer d'un cerveau à un autre, toutes les analogies non seulement nous autorisent, mais encore nous obligent à ne voir dans ce phénomène qu'une conséquence particulière de quelque propriété générale des cellules cérébrales et nerveuses, antérieure pour ainsi dire à la volonté et à la pensée elles-mêmes ; et en quoi pourrait consister cette propriété, sinon dans une sorte de rayonnement ou d'expansion de la force nerveuse, que les phénomènes de chaleur, de lumière et d'électricité nous rendent relativement facile à concevoir ?

Or, ce qu'il faudrait étudier en premier lieu, à notre avis, d'abord pour en prouver l'existence, ensuite pour en déterminer les lois, c'est cette propriété générale d'agir à distance, que, sous le nom de magnétisme animal, on doit, croyons-nous, attribuer au système nerveux. Toute autre voie est, si nous ne nous trompons, une impasse. Dans toute science, un certain ordre s'impose : tant qu'on ne l'a pas trouvé, on erre au hasard. Certes, nous ne voudrions pas décourager les chercheurs qui s'appliquent avec tant d'ingéniosité et de persévérance à éclaircir les mystères de la télépathie, de la suggestion mentale, de l'extériorisation de la sensibilité ou de la motricité, ou d'autres phénomènes plus extraordinaires encore, mais nous avons bien peur qu'ils ne prennent la question par le mauvais bout. Il faut, dirions-nous, commencer par le commencement, c'est-à-dire par les faits les plus simples et les plus aisés à connaître ; or, il semble bien que les phénomènes de télépathie, de suggestion mentale, etc., soient parmi les plus compliqués et les plus obscurs.

Supposez un moment que nos savants ignorent absolument tout de l'électricité; ils ont seulement entendu parler d'un appareil en usage, au dire de certains voyageurs, en des pays lointains, tel qu'il suffit d'y prononcer quelques paroles pour être entendu instantanément aux plus grandes distances par les personnes avec lesquelles on désire converser, et pour entendre soi-même leurs réponses (on a reconnu le téléphone). Faut-il croire de pareils récits ? La plupart des savants les traitent de fables et haussent les épaules. Quelques-uns cependant font une enquête : ils prient tous ceux qui ont pu avoir quelques renseignements sur ce merveilleux appareil de vouloir bien les leur communiquer, et ils espèrent par ce moyen non seulement s'assurer qu'il existe, mais encore surprendre le secret de son mécanisme. Là-dessus, nombre de voyageurs leur envoient le récit détaillé des conversations qu'ils ont eues par téléphone, mais sans pouvoir expliquer, car ils l'ignorent eux-mêmes, comment se fait la communication. N'est-il pas évident qu'on n'arrivera jamais ainsi à découvrir l'électricité? Il faut pour cela commencer par le commencement, c'est-à-dire constater tout d'abord que le frottement développe dans certaines substances la propriété d'attirer des corps légers, ou tout au moins que le zinc et le cuivre mis en contact avec de l'eau acidulée dégagent une force particulière, etc. Pareillement, si l'on doit comprendre un jour les phénomènes de la télépathie, ce sera seulement après avoir expérimentalement constaté les effets les plus simples et les plus directs de l'action que des êtres vivants peuvent exercer à distance les uns sur les autres, et non en collectionnant à l'infini, comme le font la Société anglaise des Recherches Psychiques et ses imitateurs français, des récits plus ou moins authentiques et circonstanciés de cas de télépathie spontanée.

On échappe sans doute à la plupart de ces confusions et de ces difficultés, lorsqu'on ramène, comme vous le faites, la question du magnétisme vital au second des deux problèmes dont nous avons donné plus haut la formule : et là surtout réside, selon moi, l'originalité de votre travail. Tant qu'on agit sur des êtres humains, sur des sujets, quelques précautions que l'on prenne pour exclure de ces expériences toute trace d'hypnotisme ou de suggestion, il est plus ou moins possible d'objecter que ces agents, et surtout le dernier, interviennent encore, même à l'insu et contre la volonté de l'expérimentateur; et telle est, en définitive, l'objection perpétuelle des partisans de la télépathie (ou suggestion mentale) à l'explication des phénomènes par le magnétisme animal. Mais quand on agit sur des objets matériels, sur des appareils de physique, pourra-t-on encore prétendre que ces appareils se laissent hypnotiser ou suggestionner à la façon des sujets ? et si les phénomènes qu'on y observe sont liés d'une façon régulière, mais sans contact et sans intermédiaires matériels, à la présence, aux mouvements, aux efforts volontaires de l'opérateur, ne faudra-t-il pas avouer que la force biomagnétique de l'organisme humain est la seule cause possible de tels effets ?

Vous avez donc grandement raison d'appeler l'attention de tous les savants sur les belles expériences faites par M. de Puyfontaine avec son galvanomètre, expériences auxquelles, grâce à vous, il m'a été donné d'assister. Vous en avez vu et vous en avez fait voir la capitale importance pour la vérification définitive du magnétisme animal. Elles font, pourrait-on dire, entrer la question dans une phase nouvelle, et peut-être, si les savants consentaient à les examiner et à les reproduire, suffiraient-elles à décider quelques-uns d'entre eux à entreprendre, avec toutes es ressources des méthodes scientifiques, une étude, à notre avis, aussi intéressante et aussi féconde en découvertes, pour ne pas dire davantage, que les plus hautes parties de la physique et de la physiologie. Le magnétisme animal attend encore son Claude Bernard ou son Pasteur. Puisse votre livre le lui donner! Si ce souhait se réalisait, j'aurais été mauvais prophète en prédisant à votre tentative le même sort qu'à celles qui l'ont précédée : combien je serais aise que vous fissiez mentir ma prédiction!

Quoi qu'il arrive, mon cher ami, en tirant du boisseau pour la mettre en pleine lumière une grande et précieuse vérité, vous pouvez être légitimement fier d'avoir fait une œuvre utile et courageuse, et je vous remercie encore une fois de m'y avoir associé.

E. BOIRAC.

Paris, le 15 septembre 1897.

MAGNÉTISME VITAL

AVANT-PROPOS

« C'est une sotte présomption d'aller desdaignant et condemnant pour faulx ce qui ne nous semble pas vraysemblable ; qui est un vice ordinaire de ceulx qui pensent avoir quelque suffisance oultre la commune. J'en faisois ainsi aultrefois ; et si j'oyoy parler ou des esprits qui reviennent ou du prognostique des choses futures, des enchantements, des sorcelleries, ou faire quelqu'autre conte où je ne peusse pas mordre,

Somnia, terrores magicos, miracula, sagas,
Nocturnos lemures, portentaque thessala [1],

il me venoit compassion du pauvre peuple abusé de ces folies. Et, à présent, je treuve que j'estoy pour le moins aultant à plaindre moy mesme... » (Montaigne, *Essais*, liv. I, chap. XXVI, *C'est folie de rapporter le vray et le faulx au jugement de nostre suffisance.*)

Peut-être quelques lecteurs feront-ils à ce travail le reproche de n'être « pas assez original ».

1. Horace, *Epîtres*, II, II, 208.

Entendu comme il doit l'être, nous avouons que ce reproche ne saurait nous être très sensible : si notre apport personnel est modeste, nous croyons qu'il a son importance ; mais nous avons voulu surtout faire œuvre de synthèse, et réunir, pour les éclairer les unes par les autres, des observations et des expériences qui, ainsi groupées, nous semblent former une base assez solide aux recherches futures. Tous les *faits*, — nous soulignons le mot, — que nous rapportons, concordent d'une manière bien frappante avec l'hypothèse du magnétisme vital ; si nous avons réussi, comme nous l'espérons, à mettre en plus grande lumière la concordance des faits allégués avec cette hypothèse, nous croirons n'avoir pas fait un travail tout à fait inutile.

Le premier et principal objet que nous nous sommes proposé en effet, est de convaincre le lecteur qu'il existe dans la nature une multitude de faits qui paraissent à première vue étranges ou même incroyables, qui n'en sont pas moins vrais, et qui, comme tels, méritent d'être patiemment étudiés. La constatation certaine de ces faits semble conduire très légitimement à l'affirmation d'un pouvoir, distinct de toutes les forces connues, quoique étant peut-être seulement une espèce des forces électro-magnétiques, dont Mesmer avait reconnu l'existence, et que Reichenbach avait découvert de son côté en suivant une route différente ; et, en admettant même que certaines parties de la théorie mesmérienne telles quelles soient aventureuses ou fausses, les faits essentiels ont été constamment reproduits dans des observations et des expériences très diverses.

L'objection la plus fréquente des incrédules (et ils sont nombreux) contre la réalité des phénomènes, est qu'ils sont trop extraordinaires pour qu'on y croie sur la foi d'autrui, et chacun déclare qu'il ne peut les admettre sans les avoir constatés *de visu proprio*. Mais comprendre ainsi une science de faits, c'est condamner ceux qui l'étudient au même travail que celui du tonneau des Danaïdes ou de la toile de Pénélope : quand les faits seront-ils acquis, si tout est toujours à recommencer ? Il nous semble que la publicité donnée à tant d'observations concordantes, faites par des hommes compétents et absolument dignes de foi, est un garant suffisant de leur authenticité.

Quant à pouvoir en donner une théorie, c'est une tout autre question. Mais ces deux objections ne se contredisent-elles pas ? ou du moins la première n'empêche-t-elle pas la seconde ? Déclarer qu'on n'a pas l'explication de certains faits, cela suppose qu'on les a préalablement admis : si on les écarte tout d'abord par une fin de non-recevoir, on n'a plus la peine de se demander s'ils s'expliquent ou non scientifiquement. Or les faits sont acquis : « c'est un point de grande importance, et sur lequel il faut insister, que les assertions essentielles des anciens auteurs ont été confirmées par tous les observateurs qui ont sérieusement étudié la question »[1].

1. W. Gregory, professeur de chimie à l'Université d'Edimbourg, *Lettres sur le magnétisme animal*, préface, p. XI ; Lon-

Il nous a paru essentiel, pour faciliter l'avancement des recherches qui se poursuivent, de grouper en masse compacte, autour d'un fait central capital, tous les principaux faits actuellement constatés : ce fait, c'est l'ensemble des expériences d'enregistrement faites sur le galvanomètre à fil d'argent de M. de Puyfontaine (voy. chapitre VI de la *Première partie*). Assurément ce travail de rapprochement et de synthèse est provisoire, dans l'état actuel des recherches, et il devra être refait bien des fois, avant que soit constituée la chaîne solide des inductions et des déductions où seront fixés les résultats acquis : néanmoins, et peut-être à cause de cela même, il nous semble une contribution utile à l'étude du magnétisme vital. — Les faits existent séparés, souvent épars : pour en voir le véritable sens, il faut les rapprocher, les éclairer les uns par les autres, en un mot organiser leur masse. Telle a été l'idée première de ce travail. En le terminant, j'ai la satisfaction de penser avec Pascal : « Qu'on ne dise pas que je n'ai rien dit de nouveau : la disposition des matières est nouvelle. Quand on joue à la paume, c'est une même balle dont on joue l'un et l'autre, mais l'un la place mieux [1]. »

dres, 1851, en anglais. Le livre de Gregory est presque complètement inconnu en France et même en Allemagne ; il ne figure même pas dans la bibliographie de l'hypnotisme, pourtant si complète, de Max Dessoir. C'est grâce à l'aimable obligeance de M. Boirac que j'ai eu connaissance des *Lettres sur le magnétisme animal*, où j'ai trouvé quantité de faits extrêmement curieux, décrits avec une remarquable netteté, et des aperçus personnels fort intéressants ; et je suis heureux de lui en exprimer ici tous mes remerciements.

1. *Pensées*, art. VII, 9, édition Havet.

Je serais heureux si je pouvais seulement espérer que j'ai « placé ma balle assez bien ».

Je m'empresse de remplir ici un devoir de reconnaissance en exprimant tous mes remerciements les plus sincères à M. le comte de Puyfontaine et à M. Boirac, pour l'obligeance si aimable avec laquelle ils ont bien voulu me convier à leurs expériences et les reproduire devant moi. Je suis aussi très obligé à mon jeune ami M. Marchant-Duplessis, qui a dessiné avec beaucoup de goût et une grande netteté toutes les principales figures de cet ouvrage.

INTRODUCTION

I. CAUSES DE LA DÉFIANCE PERSISTANTE A L'ÉGARD DE L'HYPOTHÈSE DU MAGNÉTISME VITAL. — DU SCEPTICISME A PRIORI, EN MATIÈRE SCIENTIFIQUE, DISTINGUÉ DU DOUTE MÉTHODIQUE ; ET DE SES DANGERS POUR L'AVANCEMENT DE LA SCIENCE. — POSSIBILITÉ SCIENTIFIQUE DE L'HYPOTHÈSE DU MAGNÉTISME VITAL (CUVIER, LAPLACE). — II. DIVISION DE CE TRAVAIL EN DEUX PARTIES, EXPÉRIMENTALE ET THÉORIQUE.

L'idée essentielle de la doctrine du magnétisme vital est résumée dans les aphorismes suivants de Mesmer.

« 1° Il existe une influence mutuelle entre les corps célestes, la terre et les corps animés.

» 2° Un fluide universellement répandu et continué de manière à ne souffrir aucun vide, dont la subtilité ne permet aucune comparaison, et qui de sa nature est susceptible de recevoir, propager et communiquer toutes les impressions du mouvement, est le moyen de cette influence...

» 8° La propriété du corps animal [1] qui le rend

1. Il est plus exact de dire, d'une manière plus générale : « La propriété de *tout corps vivant*... »

susceptible de l'influence des corps célestes et de l'action réciproque de ceux qui l'environnent, manifestée par son analogie avec l'aimant, m'a déterminé à le nommer *magnétisme animal* [1].

»... C'est au moyen de ce fluide que nous agissons sur la nature et nos semblables ; la *volonté* lui imprime un mouvement et sert à la communiquer. »

L'hypothèse mesmérienne d'un fluide universel, circulant dans le monde, et capable de se distribuer dans les êtres vivants ou non vivants, paraîtra peut-être moins extraordinaire, si on la rapproche d'autres hypothèses cosmiques bien connues et qui ont une place dans l'histoire des idées. Pour les stoïciens, la raison qui est l'âme du monde, le λόγος σπερματικός, qui renferme éternellement en lui-même les germes de toute existence, se manifeste dans le monde matériel sous forme d'un feu qui façonne toutes les existences, πῦρ τεχνίτης : ce feu est une force perpétuellement en tension, τόνος. Y a-t-il donc une si grande différence, quant au fond et au principe, entre ce dynamisme cosmique des stoïciens, et l'hypothèse du fluide magnétique de Mesmer ? Ne peut-on en rapprocher aussi la « matière subtile » de Descartes, « l'esprit très subtil » qui, selon Newton, pénètre dans tous les corps, enfin le fluide universel ou *archée* de Van Helmont ? En tant que cette énergie, plus ou moins spécialement transformée, est envisagée dans les organismes vivants, elle s'ap-

1. Cette propriété se retrouvant, semble-t-il, chez tous les êtres vivants, nous préférons l'appeler *magnétisme vital*.

pellera la « chaleur animale » de Jussieu, « l'électricité vitale » de Pététin, l' « *od* »[1] ou « *odyle* » de Reichenbach, la « force neurique » de Barély, la « force psychique » de W. Crookes, le « fluide nerveux » de plusieurs physiologistes contemporains.

Cependant quiconque, dans l'état actuel de nos connaissances, entreprend de défendre l'hypothèse du magnétisme vital, court grand risque d'être assez mal vu par ses contemporains : il est à peu près sûr, en effet, ou bien d'être pris en pitié comme un naïf et un esprit simple, à qui des faiseurs de tours éhontés font croire ce qu'ils veulent ; ou bien de passer lui-même pour un charlatan dont il faut se défier sans même s'arrêter à l'entendre ; ou encore d'être regardé avec une sorte de terreur comme un héritier des cabbalistes et des nécromants du moyen âge, dont en d'autres temps la place de Grève faisait bonne et prompte justice. Sans même remonter à ces auto-da-fé ordonnés par l'Inquisition, il est heureux pour les défenseurs du magnétisme que nous ne soyons plus en 1624, où un arrêt du Parlement défendait à toute personne, *sous peine de la vie*, « de tenir ou enseigner aucune maxime contre les anciens auteurs ou approuvés » ; ils auraient eu assurément maille à partir avec le Châtelet.

Dans l'introduction à son savant ouvrage intitulé *Physiologie, médecine et métaphysique du magnétisme*[2], le Dr Charpignon écrivait : « Le magné-

1. D'un mot sanscrit signifiant : « qui pénètre tout ».
2. Paris, Germer-Baillière, 1848.

tisme aura une influence puissante sur l'avenir de la physiologie et de la philosophie, et par suite sur la vie morale de l'humanité. » (p. VI) C'est bien aussi notre conviction ; mais il est assez difficile de dire quand se fera cette heureuse transformation dans les dispositions de l'esprit public à l'égard du magnétisme : nous voulons croire qu'elle finira par se produire, mais il faut reconnaître que, en 1897, près de cinquante ans après l'époque où furent écrites les lignes que nous venons de citer, nous ne sommes guère plus avancés qu'en 1848. Les phénomènes électriques et magnétiques continuent d'être étudiés activement, mais seulement au point de vue physique ; et ils sont rares, ceux qui osent les envisager dans leurs rapports avec les manifestations de la vie, de la pensée et de la volonté.

D'où vient le discrédit de ces études, la défiance persistante et, disons-le, systématique, qui les entoure ? Cette défiance tient surtout à deux causes, dès longtemps dénoncées : heureusement elles ne sont pas sans remèdes, mais actuellement elles se renforcent l'une l'autre, et entretiennent indéfiniment cette défaveur, qui semble bien un mot d'ordre et un parti pris. — Et d'abord, avouons qu'il est difficile pour la masse du public de prendre au sérieux des faits qui ont la prétention d'être scientifiques, et dont l'exhibition, sous prétexte de vulgarisation, est permise au premier charlatan, au premier bateleur venu ; outre l'inconvénient moral fort grave de telles expériences répétées dans ces conditions, sur lequel nous n'insistons pas pour le moment, on doit déplorer, au point de vue spécialement scientifique, qu'elles puissent servir de pures distractions mondaines, et être entremêlées de *tours* de physique amusante et de mnémotechnie prodigieuse. « Le magnétisme animal, dit très justement Gregory, n'est pas un amusement, ni un jouet, ni une distraction faite pour une heure de loisir, ni un moyen de satisfaire un besoin morbide de nouveauté ou de merveilleux. Je condamne ces usages qu'on en fait, comme des abus, et je proteste contre eux. Ce ne sont point là spectacles à donner pour de l'argent à des réunions de gens étonnés, qui ouvrent de grands yeux en riant, puis s'en vont en pensant que c'est « très étrange » ou « très singulier ». C'est une question sérieuse, bien digne de l'attention la plus grave et la plus recueillie dont nous soyons capables... Je proteste contre toutes les *exhibitions* de ce genre, publiques ou privées, et je n'admets qu'une exception, c'est lorsque celui qui montre ces phénomènes le fait sérieusement, et qu'il se propose de convaincre ceux dont l'ardeur est également sincère pour découvrir la véritable nature des faits à expliquer. Toutes les exhibitions, qui ont pour unique objet l'amusement, ont pour effet de déprécier la science et de retarder ses progrès [1]. »

De cette *vulgarisation*, — qui ne mérite ce nom que parce qu'elle abaisse la science au niveau du vulgaire ignorant, sans chercher à l'éclairer (au contraire), — résulte chez le plus grand nombre une incrédulité qui met le magnétiseur au niveau du prestidigitateur, souvent même au-dessous ;

1. *Lettres sur le magnétisme animal*, p. 335 ; Londres, 1851.

chez d'autres, l'effet produit est au contraire un mysticisme superstitieux, qui s'imagine pouvoir entrer de plain-pied dans le domaine du surnaturel, et par voie d'hypothèses trouver dans des faits mystérieux l'explication de toutes les énigmes de la vie et de la pensée.

Cet accaparement du magnétisme par des charlatans, et la facilité avec laquelle sa connaissance incomplète dégénère en mysticisme faux et dangereux, suffiraient à expliquer l'extrême circonspection (et c'est peu dire) des savants en général, et des Académies des Sciences et de Médecine en particulier, à son égard. Le magnétisme fréquente souvent mal, il faut le reconnaître, et on le tient à distance, comme les gens qu'on a rencontrés en mauvaise compagnie, et qu'on ne reçoit pas chez soi, quand on se respecte tant soit peu. Mais ce n'est pas la seule raison qui explique l'éloignement marqué des savants pour le magnétisme : chaque fois que la science humaine prend une direction et une orientation nouvelle, qu'elle a à s'engager dans une voie jusque-là inconnue, elle ne le fait jamais sans de grandes hésitations; est-ce prudence ? est-ce regret d'abandonner des principes qui ont jusqu'alors formé un corps de doctrines, et comme des dogmes scientifiques, dans lesquels on a été élevé et nourri ? toujours est-il que les innovations tant réclamées par les impatients tardent souvent beaucoup à s'introduire, et après des résistances prolongées souvent au delà de ce qu'on pouvait raisonnablement attendre.

C'est toujours, malheureusement, pour toute innovation scientifique, la même histoire qui recommence : l'incrédulité et la moquerie de la part de ceux qui savent, et de la part de ceux qui ne savent pas. Mesmer eût bien pu rééditer pour son propre compte la protestation mélancolique de Galvani : « Je suis attaqué par deux catégories de personnes différentes, les savants et les ignorants. Toutes deux me tournent en ridicule, et me traitent de « maître à danser des grenouilles ». Cependant je crois avoir découvert une des plus grandes forces de la nature. » Galvani avait raison ; et les sarcasmes qui ont accueilli, et qui accueillent encore (après plus de cent ans !) les doctrines de Mesmer, ne prouvent pas davantage que l'inventeur du magnétisme vital se soit fait entièrement illusion.

La remarque, plaisante dans la forme, et bien vraie dans le fond, de la logique de Port-Royal, est toujours juste, et le sera probablement encore longtemps : « Il y en a... qui n'ont point d'autre fondement pour rejeter certaines opinions que ce plaisant raisonnement : *Si cela était, je ne serais pas un habile homme ; or je suis un habile homme ; donc cela n'est pas.* C'est la principale raison qui a fait rejeter longtemps certains remèdes très utiles et des expériences très certaines... Mais, pour les guérir de cette fantaisie, il ne faut que leur bien représenter que c'est un très petit inconvénient qu'un homme se trompe, et qu'ils ne laisseront pas d'être habiles en d'autres choses, quoiqu'ils ne l'aient pas été en celles qui auraient été nouvellement découvertes[1]. »

La majorité des savants, malheureusement, ne fait pas cette réflexion ; l'histoire des sciences « depuis les origines jusqu'à nos jours » nous montre, non seulement la défiance, très légitime, très nécessaire même, à l'égard d'une doctrine nouvelle, mais même une résistance obstinée contre toute innovation, d'où qu'elle vienne, et sans prendre la peine même de l'examiner. Copernic et Christophe Colomb n'ont pas précisément convaincu du jour au lendemain leurs contradicteurs : avec quelle opiniâtreté n'a-t-on pas opposé au premier le témoignage de nos yeux qui voyaient tourner le soleil, et l'histoire de Josué dans la Bible ! avec quelle obstination les géographes et les astronomes du temps de Colomb n'ont-ils pas nié la possibilité de l'existence d'un hémisphère austral, en invoquant des arguments *scientifiques* au premier chef ! — Les savants d'aujourd'hui qui refusent *a priori* et de parti pris d'admettre les phénomènes du magnétisme vital, ressemblent à ces astronomes de Pise qui refusaient de regarder dans le télescope de Galilée les satellites de Jupiter : cette obstination n'a pas empêché les satellites de Jupiter d'accomplir leurs révolutions autour de cette planète.

Lorsque Harvey annonça sa découverte de la circulation du sang, il fut traité d'insensé ou d'imposteur par les savants de son temps ; la vaccination de Jenner trouva à son début l'opposition la plus vive de la part de l'Académie française (qui,

1. *Troisième partie*, chap. XX, paragr. IV.

il faut en convenir, n'était guère compétente). — Lorsque Franklin présenta à la Société royale de Londres son mémoire sur les paratonnerres, personne ne le prit au sérieux, et son travail ne fut pas inséré dans les *Philosophical transactions*. — La théorie des ondulations lumineuses de Young, malgré les preuves qu'il apportait, lui attira toutes les moqueries et tous les mépris des savants de son temps. — Davy trouvait bouffonne l'idée d'éclairer Londres au gaz. — Plusieurs savants, au commencement du siècle, démontrèrent à Stephenson, par des avants calculs, que sa locomotive pourrait faire à peine douze milles à l'heure. — Arago amusa beaucoup l'Académie des Sciences lorsqu'il discuta devant elle la possibilité du télégraphe électrique. — Un curieux exemple encore est l'opposition énergique et imprudente de Laplace, à la réalité de la chute des aérolithes. « Lorsque Howard lut à la Société royale de Londres un compte rendu des premières recherches approfondies qui avaient été faites sur ce sujet, le célèbre naturaliste genevois Pictet était présent. Passant à Paris pour retourner à Genève, ce dernier communiqua à l'Académie des Sciences de Paris ce qu'il avait entendu à Londres ; comme il s'exprima en termes qui dénotaient une entière conviction de sa part, il fut subitement interrompu par de Laplace, qui s'écria : « Nous en savons assez de fables pareilles », et Pictet dut s'arrêter. Quelques années plus tard, une députation de l'Académie constata dans le département de l'Aisne une chute de plus de deux mille pierres météoriques qui étaient tombées à la fois[1]. » L'argument triomphant opposé par Lavoisier, lui aussi, à la même théorie, se trouvait ainsi mis à mal : « Il n'y a pas de pierres dans le ciel, il ne peut donc pas en tomber sur la terre. »

Enfin, pour parler d'un événement tout récent, on peut lire dans le début de l'ouvrage si intéressant du Dr Azam : *Hypnotisme et double conscience*[2], les difficultés inouïes qu'eurent les premières expériences du Dr Braid (de Manchester) sur l'hypnotisme à être acceptées du monde savant : depuis 1843, en effet, où Braid publia son premier ouvrage, *Neurypnology, or the rational of the nervous sleep considered in its relations with animal magnetism*, jusqu'en 1878, où Charcot démontra la réalité scientifique de l'hypnotisme[3] et l'importance de son étude, le *braidisme* fut méconnu et bafoué, et cela malgré les expériences les plus concluantes du Dr Azam dans le service de Trousseau en 1859, la communication faite la même année par Broca et Velpeau à l'Académie des Sciences, et les publications qui parurent alors des Drs Verneuil et Mesnet. Il fallut donc *trente-cinq ans* pour faire admettre des *faits*, encore grâce à toute l'autorité et à l'insistance d'un savant comme Charcot.

Il y a trente ans, en 1866, le Dr Liébeault publia

1. Extrait du *Rapport annuel sur les progrès de la chimie, présenté le 31 mars 1846 à l'Académie des Sciences de Stockholm*, par Berzélius, secrétaire perpétuel ; cité par M. de Rochas, *Extériorisation de la sensibilité*, p. 188-189.
2. Libr. Alcan, Paris, in-8, 1893.
3. Le mot *hypnotisme* a été créé par Braid.

son livre : *Du sommeil et des états analogues considérés surtout au point de vue de l'action du moral sur le physique* ; pendant *dix-sept ans*, aucun médecin n'en fit la moindre mention, et Bernheim le révéla au monde médical dans sa brochure : *La suggestion dans l'état hypnotique et dans l'état de veille* (1883).

Parmi les œuvres de valeur qui sont passées à peu près inaperçues lors de leur apparition, et auxquelles même il n'a pas ensuite été rendu justice, il est nécessaire de mentionner ici, avec tous les éloges qu'ils méritent, les remarquables travaux du Dr Durand (de Gros), qui en 1855, sous le pseudonyme de Philips, dans son *Electro-dynamisme vital*, en 1860 dans son *Cours théorique et pratique de braidisme*, et dans d'autres ouvrages importants, démontra bien avant Charcot la réalité scientifique de l'hypnotisme, bien avant Liébeault et Bernheim son utilité thérapeutique, bien avant Guyau et Bérillon son utilité pédagogique, et bien avant M. Pierre Janet expliqua une partie des effets de la suggestion par sa théorie de la pluralité des âmes ou monades cérébrales. Parmi les initiateurs méconnus, M. Durand de Gros doit être nommé au premier rang, et je croirais m'associer à une injustice criante en ne signalant pas ici la place qu'il mérite parmi les auteurs de notre temps qui ont traité avec beaucoup de science et de conscience ces intéressants problèmes.

De tous ces exemples (et on en pourrait citer beaucoup d'autres encore) on peut conclure avec Russel Wallace : « Chaque fois que les hommes de science, de quelque époque que ce soit, ont nié d'après des bases *a priori*, les faits signalés par des investigations de hasard, ils ont toujours été convaincus de tort... En cette occasion, les observateurs humbles et souvent inconnus... de certains phénomènes, habituellement qualifiés de surnaturels ou d'incroyables,.... avaient raison, et les hommes de science qui rejetaient leurs observations avaient tort [1]. »

Humboldt dit de même : « Le présomptueux scepticisme, qui rejette les faits sans examiner s'ils sont réels, est à quelques égards plus blâmable qu'une crédulité irraisonnée. » — « Le plus grand dérèglement de l'esprit, disait encore Bossuet, c'est de croire les choses parce qu'on veut qu'elles soient ; » on pourrait ajouter aussi, en manière de réciproque : c'est de *ne pas croire les choses parce qu'on ne veut pas qu'elles soient.*

« L'expérience nous offre souvent, dit Berzélius, dans toutes les branches de la science des phénomènes qui sont incompréhensibles, et dont on se tire le plus facilement en déclarant qu'ils sont des erreurs ou des fables. Cependant telle n'est point la véritable manière dont on doit procéder ; il est tout aussi nécessaire de prouver que ce que l'on envisage comme erroné l'est réellement, que de démontrer que le vrai est le vrai, et le véritable savant ne recule ni devant l'un ni devant l'autre [2]. »

1. Cité par M. de Rochas, *Extériorisation de la sensibilité*, p. 182-183.

2. Extrait du *Rapport annuel sur les progrès de la chimie, présenté le* 31 *mars* 1846 *à l'Académie des Sciences de Stockholm* (cité par M. de Rochas, *Extériorisation de la sensibilité*, p. 190). Ce

Un savant physicien anglais, sir W. Thomson, membre de la Société royale de Londres, prononçait dans un discours d'ouverture à Edimbourg en 1871, en qualité de président de l'Association britannique, ces belles paroles : « La loi éternelle de l'honneur commande à la science d'envisager sans crainte tous les problèmes qui lui sont loyalement présentés » : c'est là un noble précepte dont l'observation tracerait aux savants officiels (comme on les appelle souvent par une désignation peu bienveillante) la route qu'ils doivent suivre, et la conduite qu'ils doivent tenir en présence des problèmes nouveaux ; c'est en même temps une leçon bien propre à les faire réfléchir sur les erreurs, on peut dire même sur les fautes, de leurs prédécesseurs. Que de découvertes, en effet, dont les fruits ont été tardifs, dont les conséquences ont été longtemps suspectées, au plus grand détriment de l'avancement et des progrès de la science humaine !

C'est le cas de répéter avec Pascal : « S'ils (les anciens) fussent demeurés dans cette retenue de n'oser rien ajouter aux connaissances qu'ils avaient reçues, ou que ceux de leur temps eussent fait la même difficulté de recevoir les nouveautés qu'ils leur offraient, ils se seraient privés eux-mêmes, et la postérité, du fruit de leurs inventions.

» *Les secrets de la nature sont cachés* ; quoiqu'elle

passage et tout un long contexte, se rapportent aux expériences de Reichenbach sur les effluves magnétiques, dont nous aurons à parler plus loin.

agisse toujours, *on ne découvre pas toujours ses effets* ; le temps les révèle d'âge en âge, et quoique toujours égale en elle-même, elle n'est pas toujours également connue.

» Les *expériences* qui nous en donnent l'intelligence multiplient continuellement, et comme elles sont *les seuls principes de la physique*, les conséquences multiplient à proportion [1]. »

Malgré ces avertissements si sages, et souvent répétés, la destinée invariable de toute innovation scientifique a donc été, et sera longtemps encore, de rencontrer d'abord la moquerie et l'incrédulité : à la longue seulement la vérité s'est imposée. Le magnétisme vital suit donc la loi commune. Il attend, il est vrai, depuis longtemps que soit prononcé en sa faveur le *dignus intrare* si impatiemment attendu ; depuis que Mesmer a fait connaître ses premières expériences, c'est-à-dire depuis 1778, plus d'un siècle s'est écoulé, et la question de la réalité des faits du magnétisme vital est presque au même point. Ceux qui plaident sa cause doivent prendre pour devise : « Patience et longueur de temps ».

A des intervalles éloignés, pourtant, des encouragements arrivent, des paroles hardies sont prononcées ; des savants, et non des moins considérables, osent proclamer que notre science humaine n'a pas dit son dernier mot, et qu'un jour viendra, tôt ou tard, où les faits qu'on nie aujourd'hui en souriant ou en levant les épaules, seront enfin reconnus comme scientifiques. C'est ainsi que

1. *De l'autorité en matière de philosophie.*

M. Ch. Richet, professeur à la Faculté de Médecine de Paris, l'un des collaborateurs les plus ardents et les plus distingués des *Annales des Sciences psychiques*, écrivait en 1892 dans la *Revue Scientifique* ces sages paroles : « ... Nous voudrions enfermer dans nos livres classiques le cycle de nos connaissances, avec défense d'en sortir, de sorte qu'une vérité nouvelle court grand risque d'être traitée d'antiscientifique... Notre science est trop jeune pour avoir le droit d'être absolue dans les négations ; il est absurde de dire : « Nous n'irons pas plus loin ». Parler ainsi, c'est faire succéder la routine au progrès... Est-ce que, dans quatre siècles, nos arrière-neveux ne seront pas stupéfaits de notre ignorance d'aujourd'hui? et plus stupéfaits encore de notre présomption à nier sans examen ce que nous ne comprenons pas?... Et cependant, il y a des vérités nouvelles, et, quelque étranges qu'elles paraissent à notre routine, elles seront un jour scientifiquement démontrées. Cela n'est pas douteux. Il est mille fois certain que nous passons, sans les voir, à côté de phénomènes qui sont éclatants, et que nous ne savons ni observer, ni provoquer[1]. »

On devait s'attendre à trouver invoqué ici le nom de Cl. Bernard, l'admirable expérimentateur. Voici en effet quelques réflexions qui concluent au devoir strict d'impartialité pour le savant : « On a souvent dit que, pour faire des découvertes, il fallait être ignorant. Cette opinion fausse en elle-

1. Cité par M. Nizet, *L'hypnotisme*, lib. Alcan, 1893, p. 86-88, passim.

même cache cependant une vérité. Elle signifie qu'il vaut mieux ne rien savoir que d'avoir dans l'esprit des *idées fixes*, appuyées sur des *théories* dont on choisit toujours la confirmation, en *négligeant tout ce qui ne s'y rapporte pas.* Cette disposition d'esprit est des plus mauvaises, et elle est *éminemment opposée à l'invention.* En effet, une *découverte* est en général un *rapport imprévu, et qui ne se trouve pas compris dans la théorie, car sans cela il serait prévu.* Un homme ignorant, qui ne connaîtrait pas la théorie, serait, en effet, sous ce rapport, dans de meilleures conditions d'esprit; la théorie ne le gênerait pas, et ne l'empêcherait pas de voir des *faits nouveaux que n'aperçoit pas celui qui est préoccupé d'une théorie exclusive.* Mais hâtons-nous de dire qu'il ne s'agit point ici d'élever l'ignorance en principe. Plus on est instruit, plus on possède de connaissances antérieures, mieux on aura l'esprit disposé pour faire des découvertes grandes et fécondes. Seulement il faut garder sa *liberté d'esprit*, et croire que *dans la nature l'absurde suivant nos théories n'est pas toujours impossible*[1]. »

Pour pouvoir légitimement déclarer que les phénomènes du magnétisme vital sont impossibles parce qu'ils contredisent la science, il faudrait être assuré de pouvoir, dans tous les cas, décider ce qui est et ce qui n'est pas possible : or quel est le savant assez outrecuidant pour prendre à son compte et sous sa responsabilité une telle asser-

1. C. Bernard, *Introduction à l'étude de la médecine expérimentale*, ch. II: *De l'idée a priori et du doute*, p. 66-67.

tion? Quiconque s'efforce de scruter les secrets de la nature ne doit-il pas se comparer modestement, comme le faisait le grand Newton lui-même, à un enfant qui ramasse des cailloux ou des coquillages sur le bord de la mer, sans avoir le droit de s'imaginer pour cela qu'il connaît le vaste océan de vérités dont les flots viennent rouler à ses pieds? Rejeter des faits sous prétexte qu'ils sont incroyables et contradictoires avec toutes les lois connues de la nature, est donc une imprudence extraordinaire et un manque d'esprit scientifique inconcevable : il n'est pas prouvé par là en effet qu'il n'y ait pas de lois de la nature encore inconnues qui serviraient à les expliquer. Quiconque a observé un fait ne s'est pas engagé par cela même à en rendre compte : une théorie scientifique ne se fait pas en un jour. Lorsque Le Verrier a découvert la planète Neptune, c'était pour expliquer de certaines perturbations ou anomalies apparentes dans les mouvements d'Uranus et de quelques autres planètes ; il a bien fallu observer et admettre ces faits avant d'en découvrir les causes. Comment pourrait-on raisonnablement mettre les observateurs en demeure d'expliquer les faits qu'ils ont constatés, si préalablement on ne commence par admettre les faits eux-mêmes ? « Si nous devions, dit très justement W. Gregory, rejeter tout ce que nous ne pouvons expliquer, il resterait bien peu de chose en vérité : et encore, resterait-il quelque chose? d'ailleurs ce que nous appelons nos explications ne sont que des tentatives pour classer les phénomènes et les ranger sous des lois naturelles, dont nous ne savons rien de plus sinon qu'elles existent ou qu'elles nous paraissent exister [1]. »

« Les savants, dit M. Boirac dans une récente et remarquable étude sur le magnétisme vital, s'obstineront-ils toujours à passer outre ?... Estimeront-ils que la dignité de la science lui commande d'ignorer systématiquement la question, sous peine d'avoir à confesser un jour que les anciens magnétiseurs, les Mesmer, les Puységur, les Deleuze, les Du Potet, les Lafontaine et tant d'autres, méritaient de sa part un autre accueil que l'indifférence et le mépris [2] ? » Malheureusement, malgré toutes ces objurgations, l'attitude, pour ne pas dire la tactique de la majorité des savants, est toujours la même : « Se dispenser de faire soi-même aucune des expériences indiquées, mais exiger qu'on les reproduise, à jour et à heure fixes, devant une commission académique, en grande partie prévenue ou hostile ; ou, si l'on fait soi-même les expériences, ne tenir aucun compte des conditions nécessaires, constater hâtivement qu'elles ne réussissent pas, et en conclure que la question est enterrée pour toujours. Croit-on que la science de l'électricité eût pu jamais se constituer si pareil traitement avait été infligé à ceux qui en furent les initiateurs [3] ? »

En faisant ces réflexions, on trouve profondément scientifiques les lignes suivantes de Cuvier :

1. *Lettres sur le magnétisme animal*, p. 304, Londres, 1851, en anglais.
2. *Nouvelle Revue*, 1er octobre 1895.
3. *Ibid.*

« Dans les expériences qui ont pour objet l'action que les systèmes nerveux de deux individus peuvent exercer l'un sur l'autre,... les effets obtenus sur les personnes déjà sans connaissance avant que l'opération commençât, ceux qui ont eu lieu sur d'autres personnes après que l'opération même leur eut fait perdre connaissance, et ceux que présentent les animaux, ne permettent guère de douter que la proximité de deux corps animés, dans certaines positions et certains mouvements, n'ait un effet réel, indépendant de l'imagination de l'un des deux. Il paraît assez clairement démontré que ces effets sont dus à une communication quelconque qui s'établit entre les systèmes nerveux[1]. » Admettre la *réalité* de *faits* non encore expliqués, mais dont l'explication restera à découvrir plus tard, c'est le devoir élémentaire de tout véritable savant.

Laplace dit de même : « De tous les instruments que nous pouvons employer pour connaître les agents perceptibles de la nature, les plus sensibles sont les nerfs, surtout lorsque leur sensibilité est exaltée par des circonstances particulières. C'est par leur moyen que l'on a découvert la faible électricité que développe le contact de deux métaux hétérogènes, ce qui a ouvert un champ vaste aux recherches des physiciens et des chimistes. Les phénomènes singuliers qui résultent de l'extrême sensibilité des nerfs dans quelques individus, ont donné naissance à diverses opinions sur l'existence d'un nouvel agent que l'on a nommé

1. *Leçons d'anatomie*, t. II, p. 107.

magnétisme animal, sur l'action du magnétisme ordinaire, et de l'influence du soleil et de la lune dans quelques affections nerveuses ; enfin sur les impressions que peut faire naître la proximité des métaux ou d'une eau courante. Il est naturel de penser que l'action de ces causes est très faible, et peut facilement être troublée par un grand nombre de circonstances accidentelles ; ainsi, de ce que, dans quelques cas, elle ne s'est pas manifestée, on ne doit pas conclure qu'elle n'existe jamais. Nous sommes si éloignés de connaître tous les agents de la nature, qu'il serait peu philosophique de nier l'existence de phénomènes, uniquement parce qu'ils sont inexplicables dans l'état actuel de nos connaissances. Seulement nous devons les examiner avec une attention d'autant plus scrupuleuse qu'il paraît plus difficile de les admettre [1]. » — Donc, d'après Laplace, il est peu scientifique et peu philosophique de nier l'existence des phénomènes de magnétisme vital, sous le prétexte qu'ils sont inexplicables dans l'état actuel de nos connaissances. D'où il résulte : 1° que les phénomènes existent ; 2° qu'il faut travailler à en chercher une explication.

Nous avons signalé les deux causes principales de la défaveur attachée encore aujourd'hui aux recherches sur le magnétisme, après un grand siècle de luttes, et nous avons dit que ces deux causes se renforcent l'une l'autre : en effet les rigueurs des savants ne semblent pas près de désar-

1. *Œuvres complètes*, éd. Gauthier-Villars, 1886, tome VII, *Théorie analytique des probabilités*, p. 364.

mer, tant que les charlatans et les magnétiseurs de profession continueront de donner leurs séances à succès et à bénéfices, et tant que le mysticisme ne voudra voir dans des faits constatés que l'inexplicable et le surnaturel ; par une réciprocité bien facile à comprendre, les charlatans ont d'autant plus d'assurance et d'audace que les savants leur laissent le champ plus libre en leur abandonnant un domaine qui, pour toutes sortes de raisons, ne devrait pas appartenir aux profanes. Quant aux mystiques et aux esprits passionnés pour le surnaturel, il y en aura toujours, et il n'est pas facile de les détromper. A tout prendre, et malgré les apparences contraires, il faut bien moins redouter la résistance des corps savants, que la soi-disant vulgarisation dont les imprudences condamnables n'ont fait qu'ajourner jusqu'ici, et ajourneraient encore indéfiniment, l'avènement de vérités nouvelles dans la science. Ajoutons que l'incrédulité du monde savant, quelque tort qu'elle ait pu faire jusqu'ici à la cause du magnétisme vital, a été en un sens favorable à son développement : elle a obligé, en effet, les chercheurs patients qui poursuivent malgré tout ces études, à être d'autant plus circonspects dans leurs affirmations, d'autant plus précis et scrupuleux dans la description de leurs observations et de leurs expériences.

La doctrine du magnétisme vital aura donc fait un long stage, un long noviciat scientifique ; mais il finira, nous en avons la ferme conviction, par triompher, et par conquérir enfin dans la science sa place légitime. — Il faut reconnaître que, tout récemment, une victoire assez importante a été remportée par l'idée du magnétisme : une décision du Ministre de l'instruction publique, en date du 26 mars 1895, a classé parmi les grandes écoles supérieures libres l'*Ecole pratique de magnétisme et de massage*, fondée par M. le professeur H. Durville, et placée sous le patronage de la *Société magnétique de France*.

*
* *

Nous n'avons plus que deux mots à ajouter pour faire connaître le plan et l'économie générale de ce travail. Nous voudrions apporter notre contribution, si modeste qu'elle soit, à l'étude *scientifique* du magnétisme vital. Le seul moyen de forcer l'attention du monde savant en sa faveur, et de dissiper les préventions généralement répandues, c'est d'apporter le plus grand nombre possible de *faits* simples, clairs, indiscutables comme tels, pouvant former peu à peu une masse ferme, des assises solides, capables de porter plus tard l'édifice de la science. Les faits sont nombreux, et depuis longtemps, et quantité d'ouvrages spéciaux les ont rapportés ; notre dessein n'est pas de réunir ici les principaux et les plus frappants de ces faits, travail utile cependant, mais que le temps se charge de faire tout seul, peu à peu. Nous nous proposons seulement, dans la première partie de ce travail, de rapprocher quelques-uns des faits les plus récents ou les moins remarqués précédemment, d'*observations* et d'*expériences* qu'il nous a été donné de faire *nous-même* ; et il nous a semblé que ce rapprochement peut contribuer à jeter un jour nouveau sur la question.

Dans une seconde partie, nous voudrions indiquer du moins à grands traits la place de la théorie du magnétisme vital dans une conception synthétique de l'univers, en mettant cette hypothèse en présence des résultats les plus généraux et les plus récents des sciences physiques et biologiques. Nous ne prétendons nullement, dans ces quelques pages, proposer même un essai de philosophie naturelle, mais amorcer seulement, en quelque sorte, des rapprochements frappants, dont d'autres plus compétents que nous pourraient tirer de plus complètes conséquences. Cette seconde partie sera formée par des inductions physiques, biologiques, thérapeutiques, philosophiques, qui nous semblent se rejoindre et concorder d'une manière assez instructive.

PREMIÈRE PARTIE

LES FAITS

CHAPITRE PREMIER

DES TROIS MOMENTS DU RAISONNEMENT EXPÉRIMENTAL (OBSERVATION, HYPOTHÈSE, EXPÉRIMENTATION), DANS LE PROBLÈME DU MAGNÉTISME VITAL. — NATURE AVANT TOUT PSYCHO-PHYSIOLOGIQUE DE CES RECHERCHES.

La question que nous nous efforçons de résoudre dans les développements qui composent la première partie de notre travail, est celle-ci : *Y a-t-il des faits que l'on puisse attribuer au magnétisme vital?* La solution de ce problème, comme de tout problème de l'ordre expérimental, comporte trois moments : 1° l'*observation* de certains faits, et la détermination aussi précise que possible de leurs caractères essentiels ; 2° la conception d'une *hypothèse* ou « idée préconçue » (C. Bernard), qui n'est encore qu'une proposition, un projet de l'esprit pour expliquer les faits ; 3° la *vérification expérimentale* de l'hypothèse.

2.

L'*observation* consiste dans « la *constatation* exacte d'un fait à l'aide de moyens d'investigation et d'études appropriées à cette constatation... L'observateur est celui qui applique les procédés d'investigation simples ou complexes à l'étude de *phénomènes* qu'il ne fait pas varier, et qu'il recueille, par conséquent, *tels que la nature les lui offre* » [1].

L'*hypothèse* est la conception provisoire d'une idée destinée à expliquer les faits. « Ceux qui ont condamné l'emploi des hypothèses et des idées préconçues dans la méthode expérimentale, ont eu tort de confondre l'invention de l'expérience avec la constatation de ses résultats. Il est vrai de dire qu'il faut constater les résultats de l'expérience avec un esprit dépouillé d'hpyothèses et d'idées préconçues. Mais,... quand il s'agit d'instituer l'expérience,... on doit... donner libre carrière à son imagination ; c'est l'*idée* qui est le *principe de tout raisonnement et de toute invention, c'est à elle que revient toute espèce d'initiative* [2]. »

Cuvier a indiqué en deux mots la différence entre l'observation et l'*expérimentation*. « L'observateur écoute la nature, l'expérimentateur l'interroge et la force à se dévoiler. » — « Pour être digne de ce nom, — dit encore C. Bernard, que nous ne nous lasserions pas de citer ici, — l'expérimentateur doit être à la fois théoricien et praticien. S'il doit posséder d'une manière complète l'art d'instituer les faits d'expérience, qui sont les matériaux de la

1. C. Bernard, *Introduction à l'étude de la médecine expérimentale*, p. 21, 29.
2. C. Bernard, *Ibid.*, p. 43.

science, il doit aussi se rendre compte clairement des *principes scientifiques qui dirigent notre raisonnement*... Il serait impossible de séparer ces deux choses, la tête et la main [1]. » En effet, « il faut nécessairement expérimenter avec une idée préconçue... L'expérimentateur... est celui qui, en vertu d'une interprétation plus ou moins probable, mais anticipée, des phénomènes observés, institue l'expérience de manière que, dans l'ordre logique de ses prévisions, elle fournisse un résultat qui serve de contrôle à l'hypothèse ou à l'idée préconçue » [2].

Ici donc, comme dans toute recherche expérimentale, il faudra prendre comme point de départ des faits bien constatés ; puis, après la conception d'une idée préconçue, celle précisément qui est l'idée du magnétisme vital, rechercher quelles sont les expériences les plus probantes à instituer pour vérifier l'explication proposée. — Les faits observés, ce sont les cas (ils sont innombrables) de télépathie, de prémonition, de communication de la pensée, d'extériorisation de la pensée, de thérapeutique magnétique, enregistrés par des savants ou des médecins absolument dignes de foi ; l'hypothèse est la supposition de la propriété dans les corps vivants, et à un plus haut degré chez les animaux, d'émettre au dehors, c'est-à-dire au delà des limites de la périphérie corporelle, dans de certaines conditions, un fluide spécial, analogue

1. C. Bernard, *Introduction à l'étude de la médecine expérimentale*, p. 8-9.
2. *Ibid.*, p. 40.

au fluide électro-magnétique que dégagent des conducteurs matériels. On appréciera enfin les expériences que nous avons rapportées, et qui tendent à prouver l'existence réelle de ce *fluide*, de quelque nom qu'on l'appelle : elles sont la clef de voûte de tout notre travail.

Ces recherches, dont nous rendons compte ici, se rattachent, dans leur partie tout expérimentale, à cette partie de la psychologie que Wundt a appelée *psycho-physiologie* : avec cette différence capitale toutefois, et qu'il sera très important de ne pas perdre de vue dans la partie de notre travail qui traite spécialement cette question, que les psycho-physiologistes en général (Hermann, Herzen, Jean Müller, Ch. Bastian, Binet, Féré, Fechner, Weber, etc...) sont surtout préoccupés d'expliquer tous les processus de la vie mentale par leurs antécédents corporels, par le mécanisme organique considéré comme le support et la cause productrice des faits psychiques ; au lieu que nous réservons expressément les conclusions spiritualistes de ces études. Pourquoi n'y aurait-il pas une psycho-physiologie spiritualiste, en effet, et pourquoi le matérialisme prétendrait-il accaparer à son profit et résoudre dans le sens de ses doctrines les problèmes relatifs aux rapports du corps et de l'âme ?

CHAPITRE II

I. Observation des phénomènes. — Antiquité et notoriété des faits qui ont donné lieu a l'hypothèse du magnétisme vital. — Essai d'une classification.

Les faits qu'il est possible d'interpréter dans le sens de l'hypothèse du magnétisme vital, sont aussi anciens que le monde. L'histoire de ces faits, d'abord réputés merveilleux, et que l'on a tenté plus tard seulement d'expliquer scientifiquement, a été faite plusieurs fois, avec beaucoup de soin et d'exactitude [1] ; il est très curieux de voir, en lisant cette histoire, l'universalité de ces faits dans tous les temps, et leur signification si frappante, que seuls l'ignorance et le parti pris ont pu masquer pendant tant de siècles.

Nous trouvons ces phénomènes étranges dès les débuts de l'histoire, à Epidaure, à Delphes, à Memphis, dans les cérémonies des temples de

1. Voy. notamment : Deleuze, *Histoire critique du magnétisme animal*, Paris, 1819 ; — Idjiez, *Histoire du magnétisme animal*, Bruxelles, 1844 ; — Aubin-Gauthier, *Histoire du somnambulisme chez tous les peuples*, 2 in-8, Paris, 1842. Ce dernier ouvrage est extrêmement important.

Sérapis, d'Isis, d'Osiris, où les prêtres guérissaient les malades par l'attouchement. « Klüge a déjà démontré que les gestes des hiérophantes égyptiens se rapportaient à la pratique du magnétisme, et l'on a des preuves graphiques et historiques de cette assertion dans les hiéroglyphes, où se rencontrent des figures humaines ou des attitudes faciles à interpréter. Certains colosses égyptiens sont également remarquables à cet égard[1]. » « Suétone rapporte que les riches envoyaient leurs serviteurs *dormir* dans les temples pour se faire guérir gratuitement. Eusèbe parle clairement des pratiques magnétiques des prêtres d'Esculape... Tacite, Vopiscus, Ælius Lampridius, constatent la prévision chez les Druides magnétiseurs... Saint Augustin écrit qu'il existe des gens sachant guérir par le regard, le tact et le souffle... Théodose rend une loi, conservée par Justinien dans le *Corpus*, qui autorise le magnétisme... Saint Justin rapporte que les pythonisses disent beaucoup de grandes choses avec justesse et vérité, mais perdent le souvenir de leurs paroles aussitôt que s'est éteint en elles le souffle qui les animait[2]. » Le moyen âge est tout plein d'histoires d'événements réputés merveilleux, qu'on retrouve même aux XVIIe et XVIIIe siècles. De nos jours enfin, on a vu des faits non moins extraordinaires. A la fin du second empire, il ne fut question pendant un temps que des guérisons miraculeuses du zouave Jacob, par attouchement ; il est certain

1. Nizet, *L'hypnotisme*, p. 48 (lib. Alcan).
2. *Ibid.*, p. 50-52, passim.

que le fait en lui-même n'est pas plus contestable que celui des cures obtenues par certains *voyants* qui en vérité font merveille. « Dans l'Ouest, dit M. Cullerre, un certain nombre de personnes appartenant au clergé sont réputées posséder le pouvoir de guérir les maladies. Certain curé de notre voisinage est considéré comme ayant le don de voir au travers du corps les maladies des organes internes. C'est un voyant non-somnambule. Il obtient des guérisons surprenantes, moins surprenantes cependant que ses diagnostics, dont on nous a rapporté quelques-uns [1]. » Enfin, à l'adresse de ceux qui ne croient pas aux *liseurs de pensée*, voici l'attestation d'un fait bien constaté, et dont l'authenticité judiciaire est, semble-t-il, irrécusable : il s'agit du *liseur* célèbre M. Zamora. C'est la copie d'une lettre, citée par M. Nizet.

TRIBUNAL
DE
PAIMBOEUF
—
CABINET
DU
Juge d'Instruction
—

« Il y a environ deux mois, un vol de deux cent trente francs fut commis à Paimbœuf. L'instruction finie, l'argent ne put être retrouvé. Après de nombreuses recherches, il était pour tous évident que la victime ne rentrerait jamais en possession de la somme qui lui avait été soustraite, lorsque, le samedi 15 septembre dernier, M. Charles Bourgoin, autrement dit Zamora, passa à Paimbœuf. J'avais eu l'occasion de constater la merveilleuse faculté dont était doué ce jeune homme, et il voulut bien

1. Cullerre, *Magnétisme et hypnotisme*, Paris, 1892, p. 33.

consentir à retrouver l'endroit où l'argent dont est cas avait été caché. Mis en communication avec le voleur, M. Zamora lut immédiatement dans la pensée de ce dernier, si je puis m'exprimer ainsi, et me dit qu'il voyait l'argent caché près de délivres, dans un terrain vague. Il ajouta que cet argent était renfermé dans un sac de toile bleue, qu'il y avait des pièces d'or et d'argent, et que toute la somme volée ne s'y trouvait pas.

» Après quelques instants de recherches dans un terrain vague situé près de la ville, M. Zamora s'attaqua à un mur au pied duquel étaient effectivement déposées des délivres, en arracha une pierre, et retira de l'intérieur la bourse absolument telle qu'il l'avait décrite, et dans laquelle manquait une somme de quinze francs.

» Je dois ajouter qu'à ce moment M. Zamora et le voleur dont il suivait la pensée étaient éloignés d'au moins cinq cents mètres.

» Paimbœuf, 24 septembre 1888.

» H. G. DE PENENPRON,

» Juge d'instruction [1]. »

En rapprochant tous ces faits, depuis l'antiquité jusqu'à nos jours, nous n'avons voulu que rappeler à ceux qui l'oublient (et ils sont légion), que si l'on n'a pas encore une science positive qui explique par des lois bien établies les divers phénomènes dont il s'agit, il y a du moins des faits dûment constatés, et dont il n'est pas permis, pour quelque raison que ce soit, de ne pas tenir compte.

1. Nizet, *L'hypnotisme*, p 132-133.

On ne peut assurément prétendre donner des phénomènes par lesquels se manifeste le magnétisme vital, une classification méthodique, qui ne pourrait être que très incertaine, puisque la théorie des causes n'est pas faite : il est permis, cependant, croyons-nous, d'en proposer une sorte de classification provisoire et artificielle, en les répartissant dans différents groupes distincts, où l'on peut plus aisément les retrouver au besoin.

Dans un premier groupe, on placerait les phénomènes qu'on appellerait de *communication directe*, c'est-à-dire ceux qui sont obtenus soit par le contact, soit par la proximité immédiate, en tout cas par l'influence directe et actuelle du producteur sur le récepteur. Les trois sortes principales d'effets constatés seraient : 1° la médication magnétique, dont les agents sont les passes ou la présentation des mains (procédés des *toucheurs*, que de nombreux auteurs ont décrits avec beaucoup d'exactitude, surtout de Puységur et Deleuze) ; 2° la production de la lucidité somnambulique par des procédés analogues ; 3° l'extériorisation de la sensibilité, dont nous aurons à parler plus loin tout spécialement.

Un second groupe comprendrait tous les faits, et ils sont nombreux et variés, que M. Boirac a désignés par le nom générique de *télépsychiques*, et résultant d'une influence communiquée à distance, ou à travers des obstacles [1]. Les subdivisions

1. Voy. un article intitulé : *Classification des phénomènes parapsychiques*, dans les *Annales des sciences psychiques*, de novembre-décembre 1893.

principales de ce groupe seraient : 1° les phénomènes de télépathie, de communication de pensée, de lecture de pensée, de double vue ; 2° les hallucinations prémonitoires, ou les faits de rétrovision, qui au lieu de nécessiter, comme les phénomènes télépathiques, l'existence simultanée, dans le temps, du fait et de sa connaissance, anticipent sur l'avenir ou remontent dans le passé, franchissant souvent dans les deux sens des durées considérables.

CHAPITRE III

II. Caractères et rôle de l'hypothèse dans de telles recherches. — Distinction des hypothèses théoriques et des hypothèses expérimentales. — Des trois hypothèses proposées pour expliquer les phénomènes : hypnotisme (école de la Salpêtrière), suggestion (école de Nancy), magnétisme (Paracelse, Robert Fludd, Mesmer, de Puységur, Deleuze, Charpignon, M. de Rochas, etc.).

Après les faits, avons-nous dit, vient l'hypothèse proposée pour les expliquer. Mais dans de telles recherches les difficultés sont partout : après avoir nié *a priori* les faits, et avoir déclaré qu'il n'y a pas lieu d'en tenir compte, on écarte, toujours *a priori* l'hypothèse proposée. Combien de fois, en effet, les savants officiels n'ont-ils pas réédité la même objection contre la doctrine du magnétisme vital, en lui opposant une fin de non-recevoir pure et simple. « C'est là, disent-ils avec dédain, une pure *hypothèse.* » Sans doute ; mais, comme l'a bien fait voir M. Boirac, il faut distinguer avec soin, pour ne jamais les confondre, deux sortes d'hypothèses : l'hypothèse *théorique* ou *a priori*, et l'hypothèse *expérimentale* [1].

La distinction même que consacrent ces deux dénominations, très heureuses et très précises, a pu être suggérée à M. B. par la lecture de Cl. Bernard ; mais c'est lui qui le premier a fait, en termes exprès, la différence des deux sortes d'hypothèses, et l'a fixée en une formule spéciale. L'hypothèse *théorique* est destinée à mettre de l'ordre dans un ensemble de phènomènes, en l'absence d'une autre explication expérimentalement démontrée ; elle vaut ce que vaut une supposition non absurde *a priori*, elle n'est qu'un *peut-être* acceptable jusqu'à nouvel ordre pour la raison, sans prétendre le moins du monde apporter l'explication vraie et adéquate des faits ni des lois constatées qui régissent les faits. L'hypothèse *expérimentale* se donne justement pour être un effort vers cette explication adéquate et vraie : provoquée par les faits, elle est conçue elle-même de façon à provoquer les observations et les expériences qui doivent servir à la vérifier, et à lui faire une place parmi les résultats acquis de la science. Si la doctrine du magnétisme vital n'était qu'une hypothèse théorique, la défiance, ou du moins l'attitude expectative des savants à son égard se comprendrait ; mais nous espérons bien montrer qu'elle est une hypothèse vraiment expérimentale, et comme telle, qu'elle a droit à être prise en considération, et qu'elle est en passe d'être démontrée. La science expérimentale, en effet, prend son point de départ

1. *Cours élémentaire de philosophie*, lib. Alcan, p. 250.

dans l'observation des faits, et suit l'hypothèse qui est le fil conducteur, pour aboutir aux constatations de l'expérience vérifiant cette hypothèse. Nous prétendons bien ne rien faire autre chose ici, et arriver à démontrer en fin de compte que les faits magnéto-biologiques sont susceptibles d'une vérification aussi certaine que celle des phénomènes physiques ou chimiques, si singulière que puisse sembler à première vue cette prétention. Si tous les faits cadrent avec l'hypothèse du magnétisme vital, que faut-il de plus pour l'admettre et la considérer comme démontrée? « Pour deviner, dit Turgot, la cause d'un effet, quand nos idées ne nous la présentent pas, il faut en imaginer une ; il faut vérifier plusieurs hypothèses et les essayer. Mais comment les vérifier? c'est en développant les conséquences de chaque hypothèse, et en les comparant aux faits. Si tous les faits qu'on prédit en conséquence de l'hypothèse se retrouvent dans la nature précisément tels que l'hypothèse doit les faire attendre, cette conformité, qui ne peut être l'effet du hasard, en devient la vérification, de la manière qu'on reconnaît le cachet qui a formé une empreinte en voyant que tous les traits de celle-ci s'insèrent dans ceux du cachet [1]. »

Rien donc de plus légitime et de plus nécessaire ici que l'intervention d'une hypothèse ayant les caractères que nous venons d'indiquer. « L'accumulation incessante, dit le P. Secchi, de faits et

1. Cité par M. Fouillée, dans son édition de la *Logique de Port-Royal*, lib. E. Belin, p. 142.

d'observations de tout genre est très préjudiciable à la science, lorsqu'on ne cherche pas à coordonner tous ces résultats dans un ensemble systématique[1]. » C'est l'hypothèse qui donnera cette coordination : l'hypothèse qui n'est pas l'idée fixe, et dont le rôle est de servir de guide et de phare à la recherche scientifique, tandis que l'idée fixe ne saurait que l'égarer. « Les idées préconçues, dit Pasteur, soumises au contrôle sévère de l'expérimentation, sont la flamme vivifiante des sciences d'observation ; les idées fixes en sont le danger. »

Pour expliquer les faits dont il s'agit, trois hypothèses différentes sont en présence : l'hypnotisme, la suggestion, le magnétisme.

1° Les étranges phénomènes produits par Mesmer furent obtenus vers le milieu du siècle par de tout autres moyens : Braid, qui inventa la mot *hypnotisme*, ou sommeil nerveux, détermina dans ses sujets d'expérience les mêmes états que ceux décrits par les magnétiseurs, en leur faisant fixer, par exemple, pendant longtemps un point brillant ; les sujets tombaient alors, par suite de la fatigue nerveuse, dans un état spécial, analogue au sommeil normal, et dont les formes principales ou plutôt les trois stades successifs sont la *léthargie*, la *catalepsie*, le *somnambulisme*. La *léthargie* est caractérisée par l'insensibilité de la peau, l'hyperexcitabilité névromusculaire ou aptitude à la contracture, produite par la pression ou la friction, l'abolition de la vie intellectuelle ; dans la *catalepsie*, la vie intellectuelle n'est pas abolie, et l'on peut provo-

1. *L'unité des forces physiques*, liv. III, *De l'électricité*, p. 298.

quer chez le sujet des impulsions automatiques et des hallucinations ; enfin, dans le *somnambulisme*, qui est le troisième état, produit par la répétition d'une excitation sensorielle faible, les yeux se ferment, la peau est insensible, l'activité musculaire est supprimée, la perception de certains sens au moins subsiste, et quelques-uns même sont hypéresthésiés, et le sujet est capable de suggestions de diverses sortes. — Telle est la doctrine de l'école de Paris, dont Charcot était le chef et le maître, et qui s'appelle *école de la Salpêtrière*, à cause des expériences répétées par lui dans cet hôpital à partir de 1879. — L'hypnose, par laquelle l'école de la Salpêtrière prétend tout expliquer, résulterait d'une modification nerveuse ou cérébrale du sujet ; Charcot affirme que sa condition constante est une diathèse morbide du système nerveux, dont les formes sont les variétés de l'hystérie.

2° La seconde explication se trouve indiquée pour la première fois dans le *Rapport des commissaires chargés par le roi de l'examen du magnétisme animal en* 1784 : « Ce fluide que l'on dit circuler dans le corps et se communiquer d'individu à individu,... ce fluide n'existe pas... Il y a lieu de croire que l'*imagination* est la principale des causes que l'on vient d'enseigner du magnétisme... L'*imagination* est cette puissance active et terrible qui opère les grands effets que l'on observe avec étonnement dans le grand traitement public [1]. » Cette doctrine fut ensuite développée, au commen-

1. A Paris, à l'Imprimerie royale, en 1784.

cement de ce siècle, par l'abbé Faria (1813), puis par Bertrand et Noizet, et c'est encore aujourd'hui, dans tous ses points essentiels, celle que soutient l'école de Nancy, représentée surtout par MM. Beaunis, Liégeois, Liébeault, Bernheim, Bonjean, Delbœuf. L'école de Nancy conteste absolument la doctrine des trois états : au lieu de voir, comme Charcot et M. Gilles de la Tourette, dans les divers phénomènes signalés les formes particulières d'une névrose spéciale, elle les considère comme des cas et des degrés différents d'un fait exclusivement mental, la *suggestion*, donnant ainsi à l'idée une fois formée une influence toute-puissante sur l'organisme et le système nerveux. Toute idée acceptée par l'esprit tend à se traduire en acte. Par exemple, la catalepsie qui, pour l'école de Charcot, n'est qu'une des formes de l'hypnose envisagée comme une névrose, peut être obtenue, selon les expérimentateurs de Nancy, par une pure suggestion psychique : on imprime une attitude au sujet, et on lui affirme qu'il ne peut la changer ; il garde cette attitude, parce qu'il ne peut opposer à l'idée ainsi suggérée une idée antagoniste plus forte. On peut obtenir de même chez un sujet facilement hypnotisable des états très différents, anesthésie, paralysie, hallucinations, suggestions passionnelles. M. Nizet, résumant pour les défendre les principes de l'école de Nancy, dit : « C'est la suggestion, *l'action de l'idée sur le corps*, qui détermine tous ces phénomènes ; ces phénomènes ne sont pas d'ordre pathologique, mais d'ordre psychologique. L'hypnose... exagère à la faveur d'une concentration psychique spéciale, la suggestibilité que nous possédons tous à un certain degré[1]. » C'est-à-dire que le sujet accomplit passivement, docilement, les actes qu'on lui suggère, par une tendance irrésistible à réaliser des images aussitôt formées dans sa représentation.

Ces deux doctrines extrêmes ont, selon nous, le même tort : elles déclarent, chacune de leur côté, que leur explication est la *seule* vraie. Or les trois états de la Salpêtrière, léthargie, catalepsie, somnambulisme, qui peuvent se rencontrer sous la forme spontanée, peuvent aussi être produits artificiellement, aussi bien par l'hypnotisme que par la suggestion. Car, comme le remarque fort justement Stuart-Mill : « Il n'est pas vrai qu'un effet dépende toujours d'une seule cause ou d'un seul assemblage de conditions, qu'un phénomène ne puisse être produit que d'une manière. Il y a souvent pour le même phénomène plusieurs modes de production indépendants. Un fait peut jouer le rôle de conséquent dans plusieurs successions invariables[2]. »

3° Nous pouvons donc conclure de là qu'il n'y a rien d'impossible *a priori* à ce que le magnétisme vital soit une troisième cause pouvant produire les mêmes phénomènes. Ne pourrait-on dire d'ailleurs que les phénomènes de suggestion, d'hypnotisme et de magnétisme vital, sont les aspects différents d'un même ordre de faits con-

1. *L'hypnotisme*, p. 38.
2. *Système de logique déductive et inductive*, trad. Peisse, t. I, p. 485.

cordants et corrélatifs ? les uns ou les autres apparaîtraient plus ou moins selon que l'action du corps ou celle de l'âme serait proportionnellement plus grande, et qu'ils seraient sous une dépendance plus ou moins étroite à l'égard de causes dont la nature n'est pas encore nettement déterminée. De ce que l'hypnotisme, la suggestion, le magnétisme, semblent expliquer, chacun de leur côté, certains faits d'une manière très plausible, aucune de ces hypothèses ne semble autorisée par là à conclure qu'aucune des deux autres ne peut rendre compte des mêmes faits.

Quant à l'hypothèse du magnétisme vital, « toute la difficulté, dit M. Boirac,[1] et elle est pratiquement énorme, c'est de recueillir des *observations*, ou, mieux encore, d'instituer des *expériences* d'où l'hypnotisme et la suggestion soient rigoureusement exclus, et où cependant on constate encore des *effets absolument inexplicables par toute autre hypothèse* que par celle d'une *influence allant de l'opérateur au sujet*, plus ou moins *analogue*, par conséquent, *au magnétisme physique* ». Ce sont des expériences de ce genre dont nous allons parler plus loin, et nous pensons qu'elles ont été faites dans les conditions les meilleures, et avec toutes les précautions désirables pour éviter la grande difficulté, la suggestion.

Mesmer, de Puységur, Deleuze, plus tard Du Potet, Charpignon, Reichenbach, et d'autres, re-

1. Voy. un remarquable article de la *Nouvelle Revue*, du 1er octobre 1895, sur *l'hypothèse du magnétisme animal d'après des recherches récentes*.

prenant de très antiques traditions, expliquèrent les étranges phénomènes présentés d'abord par Mesmer, en les attribuant à un agent objectif, à un fluide, c'est-à-dire à une force physique ou plutôt physiologique, analogue aux courants électriques ou magnétiques, dégagé par le magnétiseur, susceptible d'être dosé et dirigé par sa volonté, pouvant passer dans le corps du sujet, et nécessaire pour établir entre deux la communication cérébrale. Le regard, les passes faites avec les mains, le souffle, servaient, suivant eux, à porter le fluide d'un organisme dans un autre.

Il n'est pas sans intérêt de retracer en quelques mots l'histoire de cette hypothèse depuis la Renaissance. — Pendant que se perpétuaient les superstitions populaires sur la possession, la magie, la sorcellerie, traversant tout le moyen âge, et se manifestant encore en plein XVIIIe siècle, pendant que l'on continuait de brûler comme démoniaques les malheureux hystériques, le magnétisme curatif théorique et pratique, qui remontait à la plus haute antiquité, reparaissait au XVIe siècle. Paracelse [1] croyant à l'existence d'un fluide mystérieux, semblable au fluide magnétique, qui circulait entre tous les êtres animés, soignait ses malades par des signes cabalistiques, mais aussi par l'application des aimants ; les Rose-Croix, dont les plus connus au XVIIe siècle sont Robert Fludd et son disciple Maxwell, croyaient à une force vitale, d'origine divine, répandue dans tout le monde matériel, et par l'in-

1. 1493-1541.

termédiaire de laquelle se faisaient les guérisons à distance et par sympathie, et ils guérissaient par le toucher et le regard ; les cures merveilleuses de l'Irlandais Greatreakes au XVIIe siècle en Angleterre étaient faites par l'imposition des mains, sans qu'il eût la moindre théorie. Les idées, assez vagues du reste, de Paracelse, peuvent être considérées comme le premier germe de la théorie mesmérienne ; mais Mesmer[1] est bien le premier qui ait essayé d'en donner une *théorie scientifique.* Selon lui, le fluide universel qui établit une communication entre tous les êtres, animés ou inanimés, en y comprenant les corps célestes, présente dans le corps des animaux, et en particulier de l'homme, des propriétés semblables à celles de l'aimant, avec des pôles opposés dans la même personne ; ce fluide peut se communiquer d'une personne à l'autre par des passes ou attouchements, soit directement, soit indirectement à l'aide de baguettes de verre ou par l'intermédiaire de certains métaux. Les expériences surprenantes faites dès 1785 par l'un des disciples les plus convaincus de Mesmer, le marquis de Puységur, sur ses paysans, quoique vivement contestées par Gall et Berthollet, n'en restèrent pas moins des acquisitions précieuses pour l'hypothèse du magnétisme vital. Puis les très importants travaux de Deleuze[2], dont la valeur, la compétence et la prudence scientifique étaient universellement reconnues,

1. 1733-1815.

2. *Histoire critique du magnétisme animal*, 1819 ; *Instruction pratique sur le magnétisme animal*, 1825.

donnèrent un regain d'intérêt au magnétisme, qui avait été un peu délaissé. Cette rénovation fut de courte durée : les rapports peu favorables faits de 1830 à 1840 environ à l'Académie de médecine jetèrent sur lui le discrédit. Cependant, vers le même temps, Lafontaine publiait *L'art de magnétiser ou le magnétisme vital* (1847) ; puis les très remarquables expériences du savant autrichien Reichenbach, sur lesquelles nous aurons à nous arrêter spécialement un peu plus loin, semblaient démontrer d'une façon indubitable l'existence d'un fluide magnétique dans les organismes, se manifestant par des effluves visibles, effluves dont Deleuze [1] et le Dr Charpignon [2] avaient déjà affirmé l'existence. Enfin, parmi les partisans actuels de la théorie du fluide, il faut citer J. Ochorowicz [3], M. le colonel de Rochas [4], dont nous résumerons dans un chapitre spécial les beaux travaux sur l'extériorisation de la sensibilité, et le célèbre criminaliste Lombroso [5], professeur à l'Université de Turin, qui croit à l'existence d'un fluide nerveux spécial, et s'est rallié entièrement aux théories de M. de Rochas.

La question est de savoir maintenant laquelle des hypothèses cadre le mieux avec les faits, et est la plus acceptable.

1. *Histoire critique du magnétisme animal*, p. 84.
2. *Physiologie, médecine et métaphysique du magnétisme*, 1848, p. 23.
3. *De la suggestion mentale*, 1889.
4. *Les états profonds de l'hypnose*, 1892.
5. *Pickman e la transmissione del pensiero*, 1890.

CHAPITRE IV

DIFFICULTÉ D'ADMETTRE EXCLUSIVEMENT L'HYPOTHÈSE TOUTE PSYCHOLOGIQUE DE L'ÉCOLE DE NANCY : CARTÉSIANISME EXAGÉRÉ DE LA DOCTRINE DE LA CORRESPONDANCE DES CONSCIENCES SANS INTERMÉDIAIRES. — RÉSERVE PRUDENTE DE M. BEAUNIS SUR CE POINT.

Comme nous l'avons vu, l'école de Nancy donne de tous les phénomènes qu'il s'agit d'expliquer, une interprétation toute psychologique ; les partisans de cette doctrine font de l'hypnose l'effet et le résultat de la suggestion : « L'hypnose, dit M. Nizet, est proprement un état organique intermédiaire entre le sommeil et la veille, très analogue au somnambulisme, ce qui a même fait donner parfois à l'hypnotisme, dans cette acception particulière, le nom de somnambulisme provoqué... L'hypnose a pour source la *suggestion* elle-même,... et celle-ci est l'acte par lequel une idée est introduite dans le cerveau et acceptée par lui [1]. » — « L'imagination seule des mouvements comme possibles, comme imminents,

1. *L'hypnotisme*, p. 17-18.

dit M. Renouvier, avec quelque passion pour les craindre ou les espérer ; celle de diverses modifications organiques plus complexes, dans les mêmes conditions, suffit pour que les organes se disposent et se déterminent à les produire, si d'ailleurs il n'y a pas empêchement, et si la volonté ne met pas arrêt à la représentation. Cette classe comprend notamment... les phénomènes d'illusion : beaucoup de faits du prétendu magnétisme animal et de la suggestion, puis le pendule explorateur, les tables tournantes, etc., enfin le vertige, qui, bien défini, met en évidence le principe commun de tous ces phénomènes.... La préimagination plus ou moins passionnée suffit, sans la volonté, pour amener le mouvement attendu, dès qu'il est possible [1]. »

C'est bien là la description très exacte du phénomène que beaucoup de psychologues appellent *auto-suggestion*. Or, pour l'école de Nancy, la suggestion est toujours au fond une auto-suggestion : il ne s'agit pas en effet d'une influence *directe* du suggestionneur sur le suggestionné, ce serait là une tout autre doctrine, celle précisément de la *Society for psychical research*. Suggestionner quelqu'un, pour les partisans des doctrines de Nancy, c'est simplement par la parole, le geste, le regard, etc., faire naître en lui une idée qui, acceptée par lui, produit ensuite ses effets ; MM. Bernheim, Liébeault, etc., nient absolument toute suggestion mentale produite par une action à dis-

1. *Les principes de la nature*, 2e édition, Paris, 1892, t. I. *Introduction*, p. XXXI-XXXIII.

tance, parce que ces faits, s'ils étaient établis, prouveraient la réalité d'une action *objective* ; l'admettre, ce serait ressusciter le magnétisme animal sous une autre forme, encore plus obscure et plus mystérieuse. La suggestion, selon eux, résulte donc d'un travail tout subjectif, et le phénomène physiologique (hypnose) qui accompagne cette suggestion serait consécutif de la suggestion elle-même.

Il y a une grande difficulté à admettre cette explication. Nous ne voyons pas quelle idée nous pourrions nous faire ainsi de la communication qui s'établit, il n'y a pas moyen de le nier, entre les deux esprits. D'autre part, nous ne trouvons pas plus de raisons de faire de la suggestion, phénomène tout mental, l'antécédent et la cause de l'hypnose, que de faire de l'hypnose, phénomène organique, l'antécédent et la cause unique de la suggestion. Il est impossible, selon nous, de concevoir nettement, sous la forme de l'antériorité dans le temps, le rapport causal des deux phénomènes, psychique et organique : mais, sans prétendre d'ailleurs expliquer en rien la nature de ce rapport (les relations du physique et du moral en général restant, il nous semble, un mystère impénétrable si on les pose comme deux termes séparés, à la manière de Descartes), nous croyons qu'il y a toujours parallélisme et simultanéité entre eux. L'homme est ce « tout naturel » dont parle Bossuet, « ni ange ni bête », a dit aussi Pascal, mais corps et âme tout à la fois et inséparablement. — D'ailleurs, nous trouvons chez un des champions les plus déterminés des doctrines de l'école de Nancy, chez M. Beaunis, de sérieuses réserves au profit de la possibilité d'une explication, sinon purement physiologique (à laquelle nous ne pensons nullement), du moins psycho-physiologique.

« Les phénomènes hypnotiques, dit M. Beaunis, ne sont pas autre chose qu'un *déplacement de force nerveuse* accumulée dans l'encéphale, et soumise à la direction imprimée par l'hypnotiseur. Ce déplacement se fait sous l'influence d'une idée suggérée... J'admets facilement cette influence de l'attention et de la concentration de la pensée sur les phénomènes de l'hypnotisme, spécialement pour ce qui concerne les sensations. Mais *il est cependant certains faits qui sont difficilement explicables avec cette théorie* ; » ce sont surtout les « phénomènes physiologiques (modification du nombre des battements du cœur, rougeur et congestion cutanée, vésication, etc.)... *Ni la volonté seule, ni la suggestion seule ne suffisent pour expliquer ces phénomènes* ; il faut qu'il y ait en outre un état particulier du sujet, *une modification de son innervation cérébrale*... Cet état cérébral particulier, en quoi consiste-t-il ?

» Il est bien difficile de répondre à cette question. Tout ce que nous savons, c'est que nous pouvons le déterminer en produisant le sommeil hypnotique ; mais nous pouvons encore le déterminer d'une autre façon ; je veux parler ici de la veille somnambulique [1]... Or si on analyse la

1. « Cet état se distingue du sommeil hypnotique par plu-

façon dont s'établit cet état de veille somnambulique, on remarque de suite qu'il y a pour sa production une condition essentielle. Lorsque sur un sujet je veux faire une suggestion à l'état de veille,... *j'imprime à son système nerveux un choc inattendu*, j'arrête, pour ainsi dire,... le cours de ses pensées et l'évolution de son *activité nerveuse*....

« Ce *choc cérébral*, si l'on peut s'exprimer ainsi, me paraît la *condition sine qua non de la réussite*; il se produit une sorte de *modification cérébrale*, d'état particulier inconnu dans son essence, mais *hors duquel les suggestions ne pourraient avoir leur effet utile.*

» Est-ce une action d'arrêt, et le *mouvement nerveux* ainsi enrayé subitement *se transforme-t-il en quelque chose, chaleur, électricité*,... que sais-je ? qui modifie *l'excitabilité et la réceptivité de la substance cérébrale* ? On ne peut, jusqu'à nouvel ordre, faire là-dessus que des hypothèses ». [1]

Nous avons tenu à citer tout le passage, parce qu'il nous semble d'un grand intérêt pour la possibilité de la théorie du fluide. « On ne peut, jus qu'à nouvel ordre, dit M. Beaunis, faire là-dessus que des hypothèses : » donc d'autres hypothèses que la théorie de l'école de Nancy sont possibles.

sieurs caractères : le sujet est parfaitement éveillé, il a les yeux ouverts, il est en rapport avec le monde extérieur ; il se rappelle parfaitement tout ce qui se dit ou se fait autour de lui, tout ce qu'il a dit ou fait lui-même ; le souvenir n'est perdu que sur un point particulier, la suggestion qui vient de lui être faite ; c'est par là et par la docilité aux suggestions que cet état se rapproche du somnambulisme. Ces deux caractères sont du reste les seuls qui le distinguent de l'état de veille ordinaire. » (*Le somnambulisme provoqué*, p. 165-166.)

1. Beaunis, *Le somnambulisme provoqué*, 1886, p. 228-231.

Il nous importe peu que l'hypothèse à faire, autre que celle de MM. Beaunis, Bernheim, etc., soit nécessairement ici celle du magnétisme vital, ou toute autre, celle de l'école de Paris, par exemple ; il nous suffit que l'école de Nancy n'explique pas telle quelle, d'une façon absolument plausible, les phénomènes hypnotiques. Ajoutons qu'il faut faire ici une remarque qui à elle seule serait capable de tenir en échec l'explication exclusivement psychique, par la suggestion. « Il suffit pour l'éloigner, dit Charpignon, de rappeler que les phénomènes nerveux provoqués par la magnétisation se produisent sur des gens dormant du sommeil ordinaire, sur des enfants à la mamelle, sur des personnes non prévenues [1]. »

D'ailleurs puisque, comme nous le disions tout à l'heure, le corps et l'âme sont également intéressés dans les phénomènes hypnotiques, il est assez naturel de penser que si dans la suggestion une âme agit, de quelque manière que ce soit, sur une autre âme, le corps du suggestionneur agit sur celui du suggestionné. Or il y a longtemps que Newton déclarait inconcevable l'action à distance des corps les uns sur les autres : « Qu'un corps puisse agir sur un autre corps à distance à travers le vide, et *sans aucun intermédiaire* qui transmette cette action et cette force de l'un à l'autre, c'est pour moi une absurdité si grande qu'il me semble impossible qu'un homme capable de traiter de matière philosophique puisse y tomber [2]. » Il fau-

1. *Physiologie, médecine et métaphysique du magnétisme*, p. 68.
2. Lettre à Bentley.

drait donc admettre, pour expliquer la communication des corps entre eux, des intermédiaires, et le fluide magnétique serait au moins l'un d'eux. C'est précisément l'hypothèse de Mesmer, plus ou moins modifiée par les contemporains. Il faudrait attribuer seulement au sujet hypnotisé une hypéresthésie des sens tout à fait exceptionnelle, et dont nous n'avons aucun analogue dans les conditions normales où se forment nos sensations. « Les travaux de Chevreul [1] et de Ch. Richet, dit le Dr Peeters, ont établi que toute pensée se traduit au dehors par un mouvement volontaire et conscient, ou involontaire et inconscient. » Les vibrations ou ondulations composant ces mouvements pourraient être propagées à travers l'éther, et produire des impressions sur des sujets particulièrement nerveux et sensitifs. « N'y a-t-il pas là, continue le Dr Peeters, une analogie avec un grand nombre de phénomènes physiques acceptés de tous ?... Comment les chiens, les chats, les pigeons, et même des animaux inférieurs tels que l'abeille, la tortue, le saumon, retrouvent-ils leur demeure [2], si ce n'est par une faculté spéciale qui échappe à nos investigations ? L'homme, dont les sens arrivent parfois à un grand degré d'exaltation et de pénétration, ne pourrait-il recevoir des communications venues même de loin [3] ? »

1. *De la baguette divinatoire, du pendule explorateur, et des tables tournantes*, 1854.

2. Certains naturalistes ont voulu voir là l'effet de l'exercice d'un véritable sens spécial, qu'ils appellent *sens de l'orientation*.

3. Cité par M. Nizet, *L'hypnotisme*, p. 129-130.

CHAPITRE V

III. De l'hypothèse d'un fluide comme intermédiaire de transmission, non incompatible a priori avec les théories de la Salpêtrière. — Possibilité d'en donner une démonstration expérimentale.

a) Appareils de M. Boirac, de l'abbé Fortin. — Expériences de Lafontaine ; discussion sur leur valeur.

Nous serions donc ramenés ainsi à l'hypothèse mesmérienne du fluide. Avant d'en commencer la discussion, nous avons un mot à dire de l'explication proposée par l'école de la Salpêtrière. Nous ne saurions prétendre apprécier ici les travaux, qui restent hors de pair, d'un savant comme Charcot, et nous nous garderions d'oser émettre sur eux une opinion, au point de vue physiologique et au point de vue pathologique : nous voulons simplement faire ici cette remarque, c'est que des conférences et expériences faites depuis 1879 par l'illustre savant, semble ressortir, comme un postulat possible, l'hypothèse d'un fluide, magnétique, nerveux, ou autre : si les divers états de l'hypnose sont, comme il s'est efforcé de le montrer, sous l'étroite dépendance du système nerveux, il est bien difficile de ne pas admettre *a priori* la possibilité d'une doctrine qui a pour base l'affirmation d'une influence exercée par un agent d'origine organique, ou mieux spécialement nerveuse.

Le lecteur se rappelle ce que nous avons dit plus haut des deux sortes d'hypothèses : les unes nécessaires pour expliquer certains phénomènes, mais non susceptibles de démonstration, les autres dont la démonstration se fait peu à peu par des expériences successives. Comme exemple d'hypothèse du premier genre, nous pouvons citer celle de l'éther : l'optique mathématique démontre que la lumière est produite par les vibrations d'une substance élastique répandue dans tout l'univers visible, et dont on peut concevoir, par la nature même de ses effets, du moins les propriétés les plus essentielles. Mais on ne peut démontrer *expérimentalement* la vérité de cette hypothèse, parce qu'il est impossible de dépasser la couche d'atmosphère respirable, et de savoir par une constatation positive si l'éther remplit, comme on le suppose, les espaces interplanétaires. Cette impossibilité d'une vérification absolue n'empêche pas les physiciens modernes d'admettre l'existence de l'éther. « La théorie de l'ondulation, dit Hertz, est humainement parlant certaine, et tout ce qui en découle est de même certain. Il est donc sûr que tout l'espace qui nous est accessible n'est pas vide, mais rempli d'une substance capable d'entrer en vibrations, l'éther [1]. »

Donc, même si l'hypothèse du fluide était invérifiable, ce ne serait pas une raison pour la rejeter comme fausse, si étrange qu'elle paraisse à quelques-uns. Mais nous arrivons maintenant précisément aux diverses vérifications tentées, qui nous semblent avoir à des degrés différents une incontestable valeur comme *démonstration expérimentale directe*.

Il y a quelques années, M. le Dr Foveau de Courmelles, l'un des défenseurs les plus convaincus et les plus savants de l'électrothérapie, disait en parlant du magnétisme vital : « Le magnétisme entrera dans une voie *réellement scientifique* le jour où l'on pourra *l'enregistrer*, le déceler mathématiquement, sans avoir besoin d'ajouter foi aux affirmations des sujets [2]. »

M. Boirac, à qui l'on doit des expériences récentes, très intéressantes et très bien conduites, sur le magnétisme vital, disait de même : « Où donc trouver le fait qui pourrait enfin lever tous les doutes, le fait *matériel*, *objectif*, susceptible d'être reproduit à volonté, en dehors de toute simulation et de toute suggestion possible [3] ? »

De tels faits, de telles constatations existent. Déjà, vers le milieu du siècle, un magnétiseur de profession, nommé Lafontaine, avait imaginé

1. *L'identité de la lumière et de l'électricité*, Revue scientifique du 26 oct. 1889, p. 513 ; cf. du même auteur : *Recherches sur les ondulations électriques*, Revue scientifique du 11 mai 1889, p. 578-585.

2. *Revue universelle des inventions nouvelles*, 1890, p. 40.

3. *Nouvelle revue*, 1er octobre 1895, p. 597.

deux expériences fort ingénieuses, destinées à prouver expérimentalement l'hypothèse de Mesmer. Nous les citerons *in extenso*, parce qu'il y a une comparaison curieuse à en faire avec les expériences auxquelles nous avons assisté nous-même, et dont nous rendons compte dans le chapitre suivant. Voici d'abord la première :

« Il faut prendre une aiguille de cuivre, de platine, d'or ou d'argent, percée au milieu ; la suspendre horizontalement par un fil de soie non filé dans un vase en verre de vingt à trente centimètres de hauteur, hermétiquement fermé ; puis alors vouloir agir sur cette aiguille en présentant à une de ses pointes le bout des doigts à travers le verre, à une distance de cinq à dix centimètres. Sous l'influence magnétique, on verra l'aiguille tourner à droite ou à gauche, suivant la volonté de l'expérimentateur [1]. »

Avant d'indiquer les deux autres expériences de Lafontaine, on peut rapprocher de cet appareil construit par lui, un petit appareil tout aussi simple, construit par M. Boirac, et dont il a donné récemment la description dans les *Annales des sciences psychiques* [2]. Une paille, analogue à celle dont on se sert pour aspirer les boissons glacées, est coupée sur une longueur de dix centimètres environ ; les deux sections sont obliques, de façon que les deux extrémités aient la forme d'une pointe. On colore légèrement chaque extrémité d'une cou-

1. *L'art de magnétiser ou le magnétisme animal*,... etc., 5e édition, 1886, p. 35.
2. Voyez le n° de mars-avril 1895.

leur différente, pour être sûr de toujours les distinguer l'une de l'autre dans leurs diverses positions lorsque l'appareil est achevé. Avec un peu de cire à modeler on fixe sur le milieu de la paille déterminé bien exactement un fil de cocon ; l'autre extrémité du fil est fixée de même au sommet intérieur d'une cloche de verre, dont le diamètre est un peu supérieur à la longueur de la paille, pour que celle-ci puisse s'y mouvoir librement, puis on pose la cloche de verre sur une plaque de verre circulaire, en lutant avec soin pour fermer l'appareil. C'est tout.

M. Boirac a obtenu des déviations variables, parfois assez nettes et assez accusées, en présentant à une extrémité de la paille à travers le verre les doigts de la main ouverte, et déplaçant lentement la main dans un sens déterminé jusqu'à une certaine distance, 20 ou 30 centimètres, et recommençant les passes un certain nombre de fois dans le même sens. Un de ses amis, à qui il montrait pour la première fois l'appareil, a obtenu des déviations très franches et assez rapidement dès sa première expérience. Il ajoute avoir remarqué souvent que, après un séjour assez prolongé à sa table de travail, la paille de l'appareil, qui était à son entrée dans une position indifférente et quelconque, s'était dirigée de son côté et se maintenait dans cette position nouvelle.

Cet appareil est certainement intéressant ; malheureusement, pour recueillir par son moyen un ensemble d'indications assez concordantes, il faudrait y employer un temps considérable, et faire des expériences en très grand nombre. On peut toujours objecter, en effet, qu'une rencontre de circonstances fortuites est la cause présumable des déviations, puisque celles-ci ne sont pas reproduites invariablement à volonté ; particulièrement dans le cas de l'orientation qui se fait peu à peu de la paille dans la direction de la personne assise longtemps à la même place, il faudrait rechercher d'abord si le fait se reproduit un grand nombre de fois d'une manière absolument concordante ; puis s'il n'y a pas un ballant très lent qui place plus ordinairement la paille dans certaines directions, à cause de légères inégalités d'équilibre, par exemple, dans son mode de suspension, etc. En un mot, ce n'est pas un appareil précis, et il y a trop d'aléa dans les constatations pour qu'on puisse faire fond sur elles sans arrière-pensée : — ce qui n'est nullement une raison, certes, pour n'en pas tenir un compte sérieux. Les indications recueillies prendraient assurément plus de valeur si l'on en trouvait le contrôle dans un appareil plus exact, auquel on pourrait se fier davantage.

Cet appareil existe : c'est celui qu'a construit M. de Puyfontaine, et dont nous aurons à parler longuement plus loin. Auparavant signalons, pour le rapprocher du premier appareil de Lafontaine, l'ingénieux *magnétomètre* de l'abbé Fortin, le savant curé de Chalettes, décrit ainsi par M. le Dr Foveau de Courmelles :

« A la base, reposant sur le socle S, est le condensateur C directement en communication avec le sol. Ce sont des feuilles d'étain repliées entre elles, mais séparées par une substance isolante. Au-dessus, est un multiplicateur métallique G formé d'un long fil dont les tours sont isolés... Enfin, mobile au-dessus d'un cadran divisé, est une aiguille A magnétique, mais non aimantée. La mobilité de cette aiguille est extrême, car ses oscillations, souvent peu considérables, ne sauraient être appréciées s'il en était autrement.

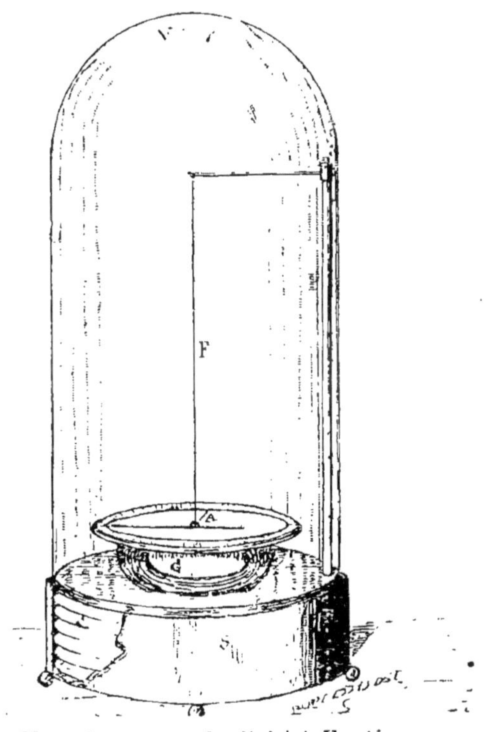

Magnétomètre de l'abbé Fortin.

» Si l'on approche un aimant de l'aiguille, on n'a rien sur le moment ; mais enlève-t-on l'aimant au bout de deux minutes, et attend-on le même laps de temps, on obtient une déviation de quelques degrés. Si l'on opère de même avec la main, on voit également un déplacement de l'aiguille se produire... Ces actions après coup, de l'aimant et du corps humain, semblent être, sinon identiques, du moins analogues...

» Un globe en verre V, renfermant le tout, isole l'appareil de l'air ambiant [1]. »

Cet appareil a aussi servi à l'abbé Fortin à pronostiquer le temps : nous ne l'envisageons que dans son application à la manifestation du magnétisme humain. « Merveilleux appareil de précision, dit M. Foveau de Courmelles, dont la construction doit être faite avec les soins les plus minutieux [2]. »

Cependant nous ne trouvons pas encore, dans ces différents appareils, l'enregistrement invariable des faits de magnétisme vital « susceptible d'être reproduit à volonté ». L'importance d'un appareil capable de donner cet enregistrement avec toute la fixité désirable, ne peut échapper à quiconque est tant soit peu familier avec la méthode expérimentale. « Dans l'investigation scientifique, dit C. Bernard, les moindres procédés sont de la plus haute importance. Le choix heureux d'un animal, *un instrument construit d'une certaine façon*, l'emploi d'un réactif au lieu d'un autre, suffisent souvent pour résoudre les questions générales les plus élevées [3]. »

1. *Revue universelle des inventions nouvelles*, 1890, p. 104 et 40.
2. *Ibid.*, p. 104.
3. *Introduction à l'étude de la médecine expérimentale*, chap. I, p. 27.

L'idée première de l'appareil enregistreur dont il s'agit semble avoir appartenu au magnétiseur Lafontaine : il nous le dit en rendant compte lui-même de sa seconde expérience, celle du galvanomètre. « Voulant arriver à prouver d'une manière péremptoire, non seulement l'existence, la force, la puissance du fluide magnétique animal, mais encore son analogie avec le fluide magnétique minéral, avec lequel il présentait le plus de similitude par les attractions que j'obtenais sur les corps vivants, j'ai pensé qu'il devait avoir aussi une action sur la matière. J'ai fait dès 1840 des expériences sur l'aiguille d'un galvanomètre, et j'ai pu alors constater que l'action du fluide magnétique animal est la même sur l'aiguille aimantée que celle du fluide magnétique minéral.

» Ainsi un barreau de fer aimanté attire l'aiguille et la fait dévier ; présenté par l'autre pôle, il la repousse.

» Le fluide vital produit le même effet, et, qui plus est, *on n'a pas besoin de changer les pôles pour obtenir les deux effets* [1] : le même pôle d'un barreau de fer doux peut attirer et repousser l'aiguille, etc... [2].

1. Toujours par l'action de la volonté signalée plus haut.

2. Il ne semble pas que cette expérience de Lafontaine, qui cependant aurait dû attirer l'attention du monde savant, ait fait grand bruit en son temps ; car Charpignon, dans son bel ouvrage, *Physiologie, médecine et métaphysique du magnétisme*, publié en 1848, en parlant des travaux de Mesmer au point de vue thérapeutique, disait qu'ils semblaient bien prouver « le développement d'une électricité particulière, non pas identique à celle des appareils physiques, puisqu'elle ne se trahit pas à l'électromètre, mais analogue et pouvant sans doute *se révéler*

» Voici maintenant une expérience faite sur l'eau qui aura tout à l'heure les mêmes propriétés que le fer. Prenez un verre, remplissez-le d'eau ordinaire ou mieux d'eau distillée ; saisissez les fils conducteurs du galvanomètre aux endroits où ils sont recouverts de soie, de sorte que vos doigts ne puissent les oxyder ; plongez le bout dans l'eau : l'aiguille ne remue pas et ne va ni à droite ni à gauche. Cela fait, retirez les fils, magnétisez l'eau sans y toucher par quelques passes au-dessus du verre ; puis, lorsque vous croirez l'eau saturée de fluide, plongez-y de nouveau le bout des fils conducteurs ; vous verrez alors l'aiguille parcourir sur le cadran 10, 15, 20 degrés, et quelquefois plus.

» Pour qu'aucune objection ne puisse s'élever, pas même celle de l'oxydation du bout des fils conducteurs par l'eau, mettez-les en platine et vous aurez les mêmes résultats [1].

» Toutes ces expériences m'ont prouvé que les deux fluides magnétiques, minéral et animal, ont les mêmes propriétés, produisent les mêmes effets, et que, puisqu'il y a analogie dans leurs effets, il doit y avoir la même analogie dans leur principe et dans leur nature [2]. »

Certes, voilà deux séries d'expériences très intéressantes, tout particulièrement celle du galva-

à l'aide d'un instrument encore inconnu, mais que nous pressentons devoir approcher de la nature du galvanomètre ». (p. 172.)

1. *L'art de magnétiser, ou le magnétisme animal, considéré sous le point de vue théorique, pratique et thérapeutique*, 5e édition, 1886, p. 35-36.

2. *Ibid.*, p. 43.

nomètre, parce qu'il y avait un enregistrement physique des phénomènes produits. Mais, en matière d'expérimentation, quelque confiance qu'on ait d'ailleurs dans la bonne foi et la compétence de celui qui a fait le premier l'expérience et la décrit, le contrôle personnel est rigoureusement nécessaire. M. Bonjean a refait les expériences de Lafontaine dans les conditions indiquées par lui, et n'est arrivé à *aucun résultat*, ni pour l'aimantation des barreaux de fer doux, ni pour le galvanomètre !

« A différentes reprises, dit-il, et notamment les 5, 13 et 19 novembre 1889, nous nous sommes efforcés en vain, les uns après les autres, et chaque fois pendant une période de cinq minutes au moins, d'aimanter un barreau de fer doux, de manière à lui faire repousser ou attirer, selon les pôles, l'aiguille d'une boussole ; ou bien, avec les mêmes soins et pendant un même laps de temps, nous avons voulu rendre neutre un barreau de fer aimanté...

» Invariablement, pour chacun d'entre nous, après l'expérience, le fer non aimanté attirait l'aiguille sans la repousser jamais, et le fer aimanté, malgré tous nos efforts contraires, conservait son altération, ses propriétés attractives ou répulsives selon la présentation de l'un ou de l'autre pôle [1]. »

Quant à l'expérience du galvanomètre :

« Quand nous eûmes plongé le bout des fils conducteurs dans l'eau saturée de fluide, l'aiguille

1. *L'hypnotisme*, 1890, p. 37.

du galvanomètre conserva son impassible immobilité. Non seulement elle ne bougea pas des 10 à 20 degrés annoncés par Lafontaine, mais elle ne bougea même pas d'un degré, d'un seul, ni même d'un dixième, ni même d'un centième.

» Toutes nos expériences ont été marquées du même insuccès, et chacun de nous s'en est rendu parfaitement compte en essayant soi-même à nouveau et à plusieurs reprises [1]. »

Qu'est-ce à dire ? Voilà des résultats absolument contradictoires : dans quel sens conclure ? Des échecs de M. Bonjean et de ceux qui ont tenté de répéter avec lui les expériences déjà faites, il ne résulte nullement, malgré les apparences contraires, qu'on doive nier la réalité des phénomènes que Lafontaine déclare avoir produits. D'abord, comme nous le verrons dans le chapitre suivant, il faut une certaine habitude, un certain *entraînement*, si l'on peut ainsi parler, pour produire à son gré et surtout pour conduire selon sa volonté des courants magnétiques ; il n'y a donc rien d'étonnant à ce que, en quelques séances, à la suite d'essais dont la durée était de cinq minutes, M. Bonjean et ses amis n'aient pas obtenu de résultats : il aurait fallu avoir assez de patience et de persévérance pour faire des expériences nombreuses et de longue durée. La vérification ne nous paraît pas suffisante dans ces conditions. Nous dirons la même chose pour l'expérience du galvanomètre, mais nous ajouterons pour cette seconde expérience une observation plus impor-

1. *L'hypnotisme*, p. 39-40.

tante encore. Si M. Bonjean s'est servi d'un galvanomètre ordinaire, il fallait s'attendre à ce qu'il n'obtînt aucun résultat; et nous ajouterons que si Lafontaine a eu à sa disposition un appareil qui n'était pas plus perfectionné, il est bien difficile de comprendre comment il a pu arriver aux résultats qu'il décrit. Tous les faits qu'il rapporte sont au contraire parfaitement admissibles, comme nous allons le voir, s'il a fait usage d'un galvanomètre plus sensible qu'un galvanomètre ordinaire.

CHAPITRE VI

b) Du galvanomètre a fil d'argent de M. le comte de Puyfontaine, et des diverses expériences que j'ai faites et vu faire sur cet appareil enregistreur. — Enregistrement physique de l'intensité du fluide magnétique, et de sa direction par la volonté. — Réponses a quelques objections contre la réalité de l'origine organique du fluide.

Ce galvanomètre existe, je l'ai vu fonctionner à plusieurs reprises, et ce sont les expériences dont j'ai été témoin qui ont été l'origine de ce travail.

Au mois de septembre 1894, j'eus le plaisir de rencontrer par un heureux hasard M. le comte de Puyfontaine, sans savoir qu'il s'était occupé de magnétisme animal, en amateur curieux et érudit, avec beaucoup de compétence et de succès. A l'époque où Charcot commença à la Salpêtrière, avec le Dr Vigouroux, ses grands travaux sur l'hypnotisme, et inaugura ses conférences qui passionnèrent bientôt le public, M. de Puyfontaine donna (janvier et février 1879) des séances de magnétisme à la Salpêtrière, dans le service même de Charcot ; par une série d'expériences faites sur des malades de la clinique, il montra les étonnantes analogies du fluide magnétique vital et du fluide électrique, et fit reparaître, par des attouchements magnétiques, la sensibilité chez des anesthésiques. Mais dès 1876, préoccupé de trouver une démonstration physique, visible, de l'existence du fluide magnétique vital, il avait déjà fait construire par Ruhmkorff un galvanomètre astatique, dont le fil en argent avait une longueur de 30 kilomètres, puis bientôt après un autre semblable à fil d'argent de 80 kilomètres. Les galvanomètres ordinaires ont un fil de cuivre d'une longueur de 300 à 400 mètres généralement ; la longueur beaucoup plus considérable du fil dans les deux galvanomètres construits permettait de faire passer sur le cadre un nombre beaucoup plus grand de tours, ce qui multipliait d'autant la sensibilité de l'appareil ; cette sensibilité se trouvait d'ailleurs notablement accrue encore par la substance du fil, l'argent étant environ $\frac{10}{100}$ plus conducteur que le cuivre, par conséquent d'autant plus sensible que lui au passage du courant.

Voici comment M. de Puyfontaine présente sa démonstration, et *fait voir*, en même temps que le passage du fluide, son analogie frappante avec le fluide électrique. Il met une source électrique très faible, une petite pile à un seul élément, en communication avec le galvanomètre à fil de 30 kilomètres, par l'intermédiaire de deux fils métalliques, entourés de soie isolante, et aboutissant chacun à une borne munie d'une vis à pression ; l'aiguille dévie rapidement, et va presque aussitôt buter, soit à droite, soit à gauche du 0°, selon que l'on fait passer le courant positif ou le courant négatif à l'aide du commutateur ; toutes les indications connues se produisent si l'on introduit dans le circuit établi un régulateur, un interrupteur ou un commutateur. L'expérience faite ensuite sur le galvanomètre à fil de 80 kilomètres accuse une sensibilité un peu plus grande de l'appareil, les déviations de l'aiguille se produisant encore plus rapidement, ainsi que les changements de courants. Aussi est-ce sur ce dernier que M. de Puyfontaine fait de préférence sa démonstration du fluide magnétique vital : mais, en somme, la différence de sensibilité entre les deux appareils n'est pas aussi grande que le ferait supposer la différence entre la longueur du fil de l'un et celle du fil de l'autre. Aussi ce que nous disons du plus sensible des deux appareils s'applique-t-il également à l'autre.

M. de Puyfontaine supprime alors la source électrique, et fixe à l'extrémité dénudée de chacun des deux fils conducteurs une électrode ; ces électrodes sont des cylindres métalliques creux dont le diamètre a 3 ou 4 centimètres environ ; une extrémité est ouverte, et l'autre, par où se fait la communication avec l'appareil, est fermée ; cette extrémité fermée est munie d'une vis à pression, par laquelle est adaptée et fixée l'extrémité dénudée du fil. Il prend alors dans chaque main une des électrodes : aussitôt l'aiguille commence à accuser des déviations plus ou moins fortes soit à droite, soit à gauche du 0°. Donc le corps humain se comporte à l'égard de l'appareil comme une pile, et il est possible de constater *de visu* l'émission extra-corporelle d'un fluide très semblable au fluide électrique, et qui semble bien être de nature électro-magnétique. L'émission du fluide hors de l'organisme n'a pas toujours la même énergie ; j'ai assisté plusieurs fois à l'expérience que M. de Puyfontaine a bien voulu renouveler devant moi avec la plus aimable complaisance, et les résultats n'ont pas toujours été les mêmes : tantôt les déviations de l'aiguille ont été très franches, très vives, tantôt elles ont été plus lentes, plus hésitantes ; mais pas une fois je n'ai vu l'aiguille rester immobile lorsque la communication était établie. Très souvent elle se mettait en route rapidement, et allait buter tout de suite à 45° dans l'un ou l'autre sens.

C'est ici qu'il est intéressant de signaler la différence de sensibilité entre le galvanomètre de M. de Puyfontaine et le galvanomètre ordinaire : il m'a dit avoir essayé quelquefois, par comparaison, de faire dévier l'aiguille du galvanomètre ordinaire, et dans ses meilleurs jours, ceux où il est le mieux disposé, il n'a pas même atteint un écart de 1°. Cette différence énorme de sensibilité expliquerait pourquoi M. Bonjean, refaisant pour son compte les expériences du magnétiseur Lafontaine, n'a obtenu aucun résultat s'il a opéré avec un galvanomètre ordinaire ; Lafontaine avait-il un galvanomètre plus sensible ? on ne sait, mais cela paraît extrêmement probable ; dans ce cas il aurait dû le dire en rendant compte de ses expériences.

Mais, nous demandera notre lecteur, d'après ce que nous venons de dire, il y a donc des jours où l'on est plus ou moins bien disposé ? Assurément : le corps est plus ou moins bon conducteur du fluide, et le dégagement fluidique est plus ou moins actif, selon l'état général dans lequel se trouve l'organisme, et particulièrement selon l'état nerveux, selon la température extérieure, etc. J'ai pu le constater moi-même dans les diverses séances d'expériences que j'ai faites avec M. de Puyfontaine ; car on pense bien que je ne me suis pas contenté d'être simple spectateur, et que j'ai tenté de reproduire pour mon propre compte ce que j'avais vu faire. A ma première et à ma seconde séances, le 21 novembre et le 9 décembre 1894, je produisis des courants très appréciables, la seconde fois même plus que la première ; le 21 novembre, M. de Puyfontaine avait développé des courants très intenses, et comme je le voyais pour la première fois à son appareil, j'avais été extrêmement frappé ; le 9 décembre, ses courants étaient encore très appréciables, mais un peu plus hésitants et incertains. Le 21 décembre, je retournai chez lui ; il était un peu fatigué, et ne produisit que des courants assez faibles. De mon côté je me sentais peu dispos, j'avais eu plusieurs jours de travail cérébral continu, je m'étais couché la veille au soir assez tard, et relevé le matin de très bonne heure ; de plus il faisait un froid sec, notre salle impossible à bien chauffer était froide, au point que je sentais un petit tremblement intérieur : je ne fis rien de bon ce jour-là, et je crois pouvoir l'attribuer à la dépense cérébrale et nerveuse que j'avais faite précédemment, et à la basse température qui me causait un peu de malaise. Le 22 janvier 1895, j'étais à peu près dans les mêmes dispositions, la température était froide et humide, et je ne pus produire que des courants très faibles.

Le 20 décembre 1895, il y a eu une séance d'expériences chez M. de Puyfontaine, à laquelle j'ai pris part avec trois de mes amis que j'avais amenés, M. B., M. Ch., M. M-D. La plus intéressante a été l'expérience de la chaîne de transmission, que nous avons faite tous les cinq ; M. de Puyfontaine se tenait à droite avec une des électrodes dans la main droite, M. B., à gauche, avait pris dans sa main gauche l'autre électrode ; M. M-D., M. Ch. et moi, pour les relier l'un à l'autre, avions formé la chaîne en nous prenant les mains. La transmission fut très nette : les déviations de l'aiguille demandées par l'un ou l'autre d'entre nous, se produisaient aussitôt à la volonté de M. de Puyfontaine.

Il y a une remarque, que je n'ai pas faite encore, et que je tiens à mentionner ici : elle se rapporte à toutes les expériences, sans exception, que j'ai faites moi-même, ou auxquelles j'ai assisté, sur le galvanomètre de M. de Puyfontaine.

Aussitôt que la communication cesse entre l'expérimentateur et l'appareil, c'est-à-dire aussitôt qu'on cesse de tenir dans ses mains ou dans sa main les électrodes, l'aiguille cesse d'être influencée ; après quelques mouvements de ballant dont les oscillations sont de plus en plus faibles, elle revient au bout de quelques instants se placer au 0°. — Donc la précaution indispensable, avant de se mettre à l'appareil et de vouloir actionner l'aiguille, lorsqu'on succède immédiatement à un autre expérimentateur, est d'attendre avec patience que l'aiguille soit revenue exactement au 0°, et que tout mouvement de ballant, si faible qu'il soit, ait absolument cessé, de façon à éviter toute illusion.

Mais jusqu'à présent, nous n'avons parlé que de l'intensité des courants. Ce qui rend particulièrement intéressantes, à un point de vue psychologique, les expériences de M. de Puyfontaine, c'est la direction *volontaire* du fluide magnétique, comme nous venons de le voir déjà pour l'expérience de la chaîne. Il annonce à l'avance le sens dans lequel il veut faire dévier l'aiguille, et la fait dévier en effet ; bien plus, il peut, *sans changer de mains les électrodes*, faire passer à son gré le courant négatif ou le courant positif, à la demande du spectateur : c'est donc la *volonté* seule qui fait changer le signe du courant. La volonté peut régler aussi le courant avec une grande précision : M. de Puyfontaine me demande sur quelle division du cadran je veux qu'il arrête l'aiguille, et si c'est à droite ou à gauche du 0° ; il conduit effectivement son aiguille, soit immédiatement, soit après quelques légères hésitations, là où je le lui avais indiqué, et maintient la position de l'aiguille aussi longtemps que je le lui demande. La volonté dispose donc de la source fluidique qui est dans l'organisme, et joue à son égard tout à la fois le rôle d'excitateur, de commutateur, de régulateur et d'interrupteur ; elle en ouvre ou en ferme les écluses à son gré, et en règle le débit comme bon lui semble. Les deux électrodes peuvent être prises aussi dans la même main, en ayant soin qu'elles n'aient pas de contact entre elles, et la direction volontaire du fluide peut être obtenue de la même manière ; seulement les courants m'ont semblé être un peu moins énergiques, sans doute parce que les points d'émission à la périphérie étaient moins nombreux, et la direction volontaire du fluide par suite un peu plus laborieuse. Balzac ne s'exprimait donc pas déjà si mal lorsque, écrivant quelques pages intéressantes sur le magnétisme dans *Ursule Mirouet*, il disait : « La volonté est la force motrice du fluide impondérable, et les membres en sont les agents conducteurs [1]. »

On pourrait faire, au point de vue physique, des objections relatives à la véritable origine du fluide dégagé. Ordinairement M. de Puyfontaine se sert d'électrodes qui sont, nous l'avons dit, des tubes cylindriques en cuivre argenté ; on pourrait dire que peut-être les deux métaux forment une pile grâce à l'humidité, si faible qu'elle soit, de la

1. M. L. de Meurville avait déjà parlé antérieurement de la possibilité de la direction volontaire du fluide, manifestée par un galvanomètre. Voy. Bonjean, *L'hypnotisme*, p. 40.

transpiration. Mais l'expérience donne les mêmes résultats avec des tubes de cuivre ou de laiton, dont M. de Puyfontaine, qui avait prévu l'objection, se sert également. — On peut objecter encore que les tubes creux en cuivre argenté ont peut-être une humidité intérieure ; mais d'abord il est facile de les sécher convenablement, et d'ailleurs cette difficulté disparaît pour les cylindres pleins que j'ai vus parmi les autres électrodes, et à plus forte raison s'ils sont d'un seul métal.

J'ai vu faire aussi à M. de Puyfontaine l'expérience décrite par Lafontaine, et formellement contestée par M. Bonjean : il plonge les deux extrémités dénudées des fils dans un verre rempli d'eau pure, et met les doigts dans l'eau en face des fils ; on voit l'aiguille dévier sur le cadran, mais moins franchement que lorsque la communication est directe entre les deux mains et l'appareil ; la direction volontaire est sans doute aussi plus laborieuse. — Le 20 décembre 1895, M. M. D. et moi avons répété ensemble cette expérience : les deux fils conducteurs dénudés trempant dans un verre d'eau, nous avons placé l'un et l'autre les doigts de nos deux mains dans le verre, avec l'intention commune, dont nous avions convenu préalablement, de faire dévier l'aiguille à droite du 0° ; au bout d'une minute ou d'une minute et demie, en tout cas après un temps assez court, nous avons vu en effet l'aiguille se déplacer lentement et d'un mouvement irrégulier dans la direction souhaitée, sous l'influence de nos deux fluides ajoutés l'un à l'autre, et nous avons pu faire avancer pendant une ou deux minutes encore l'aiguille dans le même sens, toujours avec une grande lenteur.

Enfin, j'ai vu faire encore à M. de Puyfontaine une autre expérience. Il est permis de se demander si tous les différents points de la périphérie corporelle peuvent être également des points d'émission : il semble que les points où la sensibilité nerveuse est le plus développée sont les plus favorables à l'émission du fluide. M. de Puyfontaine supprime les deux électrodes, et saisissant avec les doigts les fils enveloppés de soie isolante, il en met les extrémités nues en communication avec le bout de la langue : il produit ainsi des courants très appréciables, et peut même les diriger volontairement ; cependant ces courants sont moins francs et moins intenses qu'en tenant les électrodes avec les mains, et la direction par la volonté en est aussi plus difficile. Pour écarter toute objection et empêcher les doutes que le spectateur pourrait avoir sur la réalité de l'émission du fluide par la langue, M. de Puyfontaine a même pris la précaution, sur notre demande, de mettre des gants de gutta-percha avant de prendre les fils ; car si soigneusement qu'ils aient été entourés de soie isolante, il pourrait y avoir dans le revêtement de soie de faibles fissures par où une communication s'établirait avec les doigts.

Toutes ces expériences montrent donc bien : qu'il y a dans l'organisme humain une source de fluide, lequel peut être projeté hors de lui et rayonner dans une sphère d'action dont les limites sont difficilement déterminables, et probablement variables pour chacun ; et que ce fluide, par son action sur le galvanomètre, en tout comparable aux indications que fournit cet appareil lorsqu'il est mis en communication avec une source électrique ou électro-magnétique, présente les plus grandes analogies avec le fluide électro-magnétique physique.

Mais, puisqu'il s'agit de magnétisme vital, il y a une bien autre *démonstration expérimentale* à donner : il faut prouver que le fluide passe d'une personne dans une autre, il faut faire voir son transfert d'un organisme dans un autre. Rien n'est plus simple : M. de Puyfontaine me donne la main, puis, prenant une électrode de son autre main libre, il me donne à tenir l'autre électrode ; il me demande alors de n'avoir aucune volonté, de ne faire mentalement aucun effort qui puisse tenir en échec sa volonté à lui ; il m'indique à l'avance dans quel sens et de combien de degrés il veut faire dévier l'aiguille, et les déviations annoncées se produisent. Mon corps est donc traversé par son fluide avant d'arriver au galvanomètre, le passage est donc prouvé de la manière la moins contestable. Et si nous supprimons les fils conducteurs, les électrodes, et l'appareil, nous avons le passage du fluide d'une personne dans une autre, passage qui peut être réglé par la volonté. Est-ce autre chose que la doctrine même de Mesmer, de Puységur et de Deleuze? — Il va sans dire que la chaîne vivante peut comprendre plusieurs personnes ; mais plus le nombre en sera grand, plus l'efficacité de a volonté de la part de l'expérimentateur producteur du fluide sera douteuse, à cause du nombre plus grand des résistances possibles, conscientes ou inconscientes, pendant que le fluide traverse successivement les diverses personnes. Nous avons vu plus haut [1] que l'expérience avait parfaitement réussi avec une chaîne de cinq personnes.

Il y a un détail que nous avons omis de noter au début de la description de nos expériences. La première idée que j'eus en essayant à mon tour, non seulement de produire des courants, mais de les diriger volontairement, fut de serrer avec force les électrodes en même temps que je voulais intérieurement produire telle ou telle déviation de l'aiguille : tant l'idée de volonté est étroitement liée, dans nos habitudes mentales, avec celle d'effort musculaire. M. de Puyfontaine s'en aperçut, et me dit en riant que je n'avais pas besoin d'y mettre tant d'énergie ; il ajouta, ce dont il est facile de se rendre compte, que loin de favoriser le résultat, cet effort musculaire ne pouvait que lui être nuisible, parce que la force nerveuse ainsi dépensée pour produire les contractions musculaires était autant de perdu pour le dégagement du fluide.

D'ailleurs, ce serait une erreur de croire que la volonté peut toujours diriger le fluide, pourvu qu'elle en ait la ferme résolution : ce que nous avons dit pour l'intensité du fluide, nous le répéterons à plus forte raison pour sa direction, et la volonté a plus ou moins de puissance selon l'état organique général. Pour que la volonté ait toute son efficacité, il faut qu'on soit dispos, sans fatigue

1. Voy. p. 73.

nerveuse, avec sa vigueur normale ; mais de plus il faut un exercice répété et une habitude acquise peu à peu, comme du reste pour la direction volontaire de toutes les énergies dont l'organisme est le réservoir. Nous faisons longtemps avec maladresse les mouvements dont nous n'avons pas l'habitude, qu'il s'agisse par exemple d'un métier manuel, ou du jeu des doigts sur un instrument de musique ; qu'y a-t-il d'extraordinaire à ce qu'on ne soit pas d'emblée et du premier coup maître de la direction d'une force que dans la vie journalière on n'a jamais eu l'idée de manier volontairement ? On est donc forcément très emprunté et très inexpérimenté au début ; je l'ai bien éprouvé moi-même. J'ai fait, je l'ai dit, quatre longues séances chez M. de Puyfontaine ; chacune a duré d'une heure et demie à deux heures, mais il en faudrait vraisemblablement un bien plus grand nombre pour que je puisse arriver à diriger mes courants : car si dans les deux premières j'ai produit, ainsi que je l'ai noté, des courants appréciables, je n'ai pu me rendre maître de leur direction, tandis que je voyais M. de Puyfontaine faire évoluer l'aiguille à son gré. J'ai d'ailleurs fait avec lui une expérience qui m'a fait voir de la façon la plus évidente la différence énorme qui sépare une volonté entraînée d'une volonté neuve et inexpérimentée : il a pris une de mes mains, nous avons pris chacun de notre autre main libre une des électrodes, et j'ai voulu faire dévier l'aiguille dans tel ou tel sens, en le lui annonçant à l'avance ; il était convenu qu'il opposerait sa volonté à la mienne, et s'efforcerait de faire dévier l'aiguille dans la direction opposée à celle que je lui avais indiquée. Le résultat fut tel qu'il était facile de le prévoir : chaque fois ma volonté fut contrariée par la sienne, et les déviations de l'aiguille se firent dans le sens opposé ; je fus battu à plate couture dans chaque rencontre.

Il faut remarquer de plus que souvent, et c'est mon cas, une prédisposition organique fait que les courants se dirigent plutôt dans tel sens ou dans tel autre. Presque toujours, les courants que j'ai développés ont fait dévier l'aiguille à gauche du 0°, et M. de Puyfontaine m'a dit avoir noté plusieurs fois chez lui-même, au début, cette particularité d'une direction ordinaire du fluide dans tel ou tel sens ; la volonté doit alors se livrer à un entraînement particulier pour arriver à vaincre cette prédisposition, et c'est encore une raison pour que de prime abord la direction qu'elle s'efforce de donner au fluide ne soit pas toujours aisée.

L'intérêt des expériences faites sur le galvanomètre de M. de Puyfontaine nous paraît considérable pour la démonstration expérimentale du magnétisme vital : il est difficile de nier après les avoir vues que le corps humain soit un réservoir de fluide présentant des propriétés analogues à celles du fluide électro-magnétique ordinaire, que ce fluide puisse passer d'un corps dans l'autre, et que la volonté soit capable de diriger et de régler l'émission de ce fluide hors de l'organisme : trois points dont la démonstration nous semble d'une importance non seulement capitale, mais décisive pour établir la thèse du magnétisme vital. « Quand on aura, disait Charpignon, construit un instrument capable de faire apprécier le fluide magnétique humain, comme l'électromètre rend sensible le fluide électrique, comme le galvanomètre révèle le fluide électro-magnétique, comme l'aiguille aimantée est sensible au fluide magnétique du globe, alors la physique du magnétisme animal révèlera des secrets de la nature encore incompréhensibles par les théories actuelles [1] ». Cet instrument existe, et le rêve de Charpignon est réalisé.

Mais ces expériences ont encore un très grand intérêt, parce que leurs résultats éclairent d'une vive lumière d'autres expériences dont jusqu'à présent on pouvait contester la signification et la portée : nous allons les examiner à leur tour, et voir le grand parti qu'on en peut tirer, en les rapprochant des expériences faites sur le galvanomètre.

1. *Physiologie, médecine et métaphysique du magnétisme*, p. 62.

CHAPITRE VII

c) Analogies entre les résultats des expériences de M. de Puyfontaine et la théorie des effluves magnétiques, d'après Charpignon et Reichenbach. — Expériences récentes de M. de Rochas et du Dr Luys pour prouver leur objectivité sous forme lumineuse.

« De tout temps, dit M. de Rochas, on a signalé l'existence d'effluves lumineux se dégageant de certaines personnes exceptionnellement douées ; l'abbé Ribet en rapporte un grand nombre de cas dans sa *Mystique divine* (t. II, ch. 29), et l'imagerie religieuse en a consacré la tradition avec l'auréole des saints et les rayons qui s'échappent des doigts de la Vierge ou du front de Moïse [1]. »

Presque tous les sujets hypnotisables ou magnétisables, grâce à leur hypéresthésie sensorielle extrême, affirment voir sortir des mains, de la bouche, des yeux de leur magnétiseur, des effluves lumineux visibles pour eux seuls, et déclarent que cette lumière pénètre dans leur corps pour y

1. *L'extériorisation de la sensibilité*, in-8°, 1895, p. 1.

produire certaines modifications, thérapeutiques ou autres. Mais il fallait vérifier ces affirmations : ces lueurs avaient été étudiées, à la fin du XVIIIe siècle, par Tardy de Montravel : déjà le Dr Charpignon avait cherché des moyens de vérification, d'abord pour le fluide électrique physique, puis pour le fluide électro-magnétique. « Mettant en jeu, dit-il, une machine électrique, et priant les somnambules de regarder ce qui se passe, ils déclarent voir le cylindre se couvrir d'une vapeur brillante... Chaque fois que nous avons empêché l'accumulation du fluide électrique sur le conducteur, les somnambules ont cessé de voir ce conducteur devenir étincelant. On sait que, accumulé sur le conducteur d'une machine, le fluide électrique n'est pas visible pour nous ; et les sujets avec lesquels nous avons expérimenté étaient loin de soupçonner la théorie de l'électricité [1]. »

« Ayant posé devant des somnambules quatre petits barreaux de fer, parmi lesquels un seul était aimanté, ils signalèrent toujours le barreau aimanté. Ils le reconnaissaient aux deux extrémités qu'ils voyaient enveloppées d'une vapeur brillante. La vapeur de chaque extrémité était différente, l'une moins brillante que l'autre. Or, cette différence dans la force du fluide magnétique correspondait aux deux pôles, de telle sorte que l'extrémité indiquée comme la plus lumineuse était le pôle austral. Jamais je n'ai pu mettre en défaut ces somnambules qui reconnaissaient immédiate-

1. *Physiologie, médecine et métaphysique du magnétisme*, p. 25.

ment la nature des pôles, bien qu'ils fussent sur ce sujet d'une ignorance absolue [1]. »

« Nous présentâmes à ces somnambules des pièces d'or, d'argent, de cuivre, de zinc, de fer, de bois, et chacun de ces objets fut reconnu sans que la vision ordinaire ou le toucher des doigts y eussent quelque part. La distinction avait lieu par la nature de la vapeur lumineuse qui entourait chaque objet. Cette vapeur était plus ou moins brillante, suivant tel ou tel métal, en sorte que je fus fort surpris de voir ces somnambules mettre l'or au premier rang, et le bois en dernier, intercalant par ordre l'argent, le cuivre, le fer et le zinc. C'était le véritable ordre électro-magnétique des métaux [2]. »

« Ayant quatre fioles de verre blanc, j'en magnétise une à l'insu du somnambule. Pour cela, tenant la bouteille d'une main, je charge son intérieur de fluide magnétique, en tenant pendant quelques minutes les doigts de l'autre main rassemblés en pointe sur l'orifice; puis, bouchant immédiatement, je mêle cette fiole avec les autres. Présentant ces quatre flacons au somnambule, il en distingue un comme étant rempli d'une vapeur lumineuse. C'est en effet celui qui a été magnétisé. Cette expérience, répétée un grand nombre de fois avec des sujets différents, a toujours donné les mêmes résultats... La présentation des flacons au somnambule doit être immédiate, parce que le

1. *Op. cit.*, p. 27-28.
2. *Op. cit.*, p. 30.

fluide magnétique s'évapore plus promptement que le fluide électrique [1]... »

A peu près à la même époque, un chimiste autrichien, le baron de Reichenbach, fit des expériences analogues, qu'il répéta un très grand nombre de fois sur des sensitifs, après les avoir fait séjourner (précaution indispensable) *plusieurs heures dans une obscurité absolue* : ces expériences lui ont toujours donné les mêmes résultats, et vraiment extraordinaires. « De chaque bout d'un barreau aimanté se dégage une flamme lumineuse, ardente, fumante et jetant des étincelles, bleue au pôle nord, jaune-rouge au pôle sud... Si vous posez le barreau verticalement, le pôle sud en haut, le sensitif vous dira que la flamme grandit. Si l'aimant est d'une force suffisante, la flamme s'élèvera jusqu'au plafond, et y produira un cercle lumineux de un, deux, jusqu'à trois pieds de diamètre, si clair que le sujet, s'il est assez sensible, pourra nous décrire les détails du plafond [2]. » — « Un jour, je posai un vase de fleurs devant M. Endlicher, professeur distingué de botanique, qui était un sensitif moyen ; il s'écria avec un étonnement mêlé de frayeur : « C'est une fleur bleue, c'est une gloxinie. » C'était effectivement une *Glocinia speciosa*, var. *cœrulea*, qu'il avait vue dans l'obscurité absolue et qu'il avait reconnue par la forme et la couleur. Mais sans la lumière, on ne peut rien voir dans l'obscurité ; il a fallu la

1. *Op. cit.*, p. 24.
2. *Lettres odiques et magnétiques*, 1856, 4e lettre. (Reichenbach appelle *od* le fluide magnétique).

présence de la lumière pour apercevoir la plante avec une telle évidence qu'on a non seulement pu reconnaître la forme, mais encore la couleur. D'où arrivait cette lumière ? Elle sortait de la plante elle-même qu'elle éclairait : germes, anthères, pistils, corolles, tiges, tout apparaissait finement illuminé ; on pouvait même apercevoir les feuilles, quoique plus sombres. Tout paraissait comme dans une douce incandescence : les parties génitales étaient les plus brillantes, puis la tige et enfin les feuilles...

» Bientôt le sensitif déclarera qu'il vous voit vous-même... Fixez son attention sur les mains, d'abord elles auront une faible ressemblance avec une fumée grise, ensuite elles ressembleront à une silhouette sur un fond faiblement éclairé, enfin les doigts paraîtront avec leur propre lumière ; il verra à chaque doigt un prolongement luisant, qui pourra parfois paraître aussi long que le doigt lui-même... Vous l'entendrez peut-être dire, avec une nouvelle surprise, que les couleurs dans les différentes parties du corps ne sont pas semblables, que la main droite luit d'un feu bleuâtre, pendant que la main gauche apparaît jaune-orange, et que par suite la première semble plus sombre que la seconde, que la même différence existe pour les deux pieds, que même tout le côté droit de votre figure et même du corps entier est bleuâtre et plus sombre que le gauche, qui est jaune rougeâtre et paraît sensiblement plus clair que l'autre[1]. » Il faut remarquer que l'indication des co-

1. *Op. cit.*, 5e lettre. Ces deux citations de Reichenbach sont

lorations n'est pas toujours la même chez les différents sujets : quelquefois ces colorations sont inversement disposées, sans que l'on connaisse la raison de ces divergences. Quoi qu'il en soit, un fait reste bien établi, c'est l'existence d'une perception lumineuse chez les sensitifs.

Les expériences de Reichenbach ont été reprises par M. de Rochas, avec une précision scientifique toute nouvelle, et des précautions de vérification très remarquables. Le problème posé nettement par lui est le suivant : « Cette sensation est-elle purement *subjective*, c'est-à-dire le simple résultat de l'imagination du sensitif, ou est-elle *objective*, c'est-à-dire l'action d'une cause matérielle externe, et dans cette dernière hypothèse, quelle peut être cette cause [1] ? » M. de Rochas a eu la bonne fortune de faire, en 1890, dans le service du Dr Luys à la Charité, et avec lui-même, des expériences particulièrement intéressantes, sur un sensitif qui était dessinateur de profession ; au lieu de descriptions vagues, ces messieurs ont pu avoir ainsi des dessins coloriés, faits avec précision et avec goût, d'après nature, et sans aucune question suggestive. D'après ces dessins, dont un est reproduit sans couleur par M. de Rochas, les effluves sortent des yeux, de la bouche, des narines et des oreilles [2]. M. de Rochas a communiqué, au commencement

reproduites d'après M. de Rochas, *Extériorisation de la sensibilité*, p. 4-5.

1. *Extériorisation de la sensibilité*, p. 9.

2. Le Dr Luys a pu, à l'aide de la description faite par ce sujet voyant, de la couleur des effluves oculaires de quelques malades, diagnostiquer certaines maladies nerveuses.

de 1891, à la Société de psychologie physiologique un certain nombre d'aquarelles dues au pinceau de ce jeune peintre, et représentant les *lueurs odiques* émises par des aimants, des cristaux, des végétaux, des animaux et diverses sources lumineuses.

Or voici, succinctement, les principaux résultats obtenus par M. de Rochas pour arriver à la certitude de l'objectivité des effluves.

1° Le sujet était placé devant un électro-aimant, dont le commutateur (soigneusement dissimulé, ainsi que les fils de communication, pour ne lui donner aucune indication sur le sens du courant) avait été tourné préalablement dans une position quelconque, « *sans chercher à déterminer cette position* ». Le sujet faisait sa description, aussitôt enregistrée ; puis à l'aide d'une petite boussole dissimulée au sujet, on voyait si le courant passait, et dans ce cas on déterminait le sens du courant et la nature des pôles. *Vingt-deux fois sur vingt-deux*, les résultats ont été exacts : les descriptions indiquaient « *dans chaque série*, c'est-à-dire *pour un même état du sujet* : un effluve bleu à une extrémité du noyau de fer de l'électro-aimant, et un effluve rouge à l'autre, toutes les fois que le courant passait dans la bobine ; un mélange de bleu et de rouge à chaque extrémité, lorsque le sens du courant était brusquement inversé ; puis, au bout de quelques secondes, un renversement de coloration des effluves, c'est-à-dire la substitution d'un effluve bleu à un rouge, et réciproquement ; enfin, plus rien si le courant était interrompu.

» L'interruption fut produite aussi plusieurs fois

sans toucher au commutateur, en détachant, à l'insu du sujet, un des fils de communication : aussitôt le sujet déclara qu'il ne voyait plus rien.

» On chercha encore à supprimer le courant en relevant les zincs de la pile de façon à les amener au dehors du liquide : on pensait ainsi dérouter le sujet : puisque le courant ne devait plus exister, le sujet ne devait plus rien voir. Or celui-ci déclara qu'il voyait toujours les deux effluves. La boussole fut approchée, et indiqua qu'il y avait en effet une polarisation encore énergique du noyau de fer, et par conséquent un courant très appréciable. On examina alors la pile, et il fut facile de constater que ce courant était dû à des gouttes de liquide qui avaient été entraînées par le zinc, et qui étaient restées adhérentes aux pièces d'ébonite destinées à séparer les zincs des charbons ; ces gouttes étaient en contact avec les zincs et les charbons, et suffisaient pour prolonger l'activité de la pile, ainsi que le montrait bien nettement le jeu du commutateur [1]. »

D'autres expériences de M. de Rochas, non moins minutieuses, et non moins probantes, selon nous, fondées sur la réfraction et la polarisation de la lumière, ont montré avec la même évidence l'objectivité des effluves ; elles sont malheureusement trop compliquées pour pouvoir être résumées ici [2]. M. de Rochas a donc résolu le problème tel qu'il l'avait posé, en constatant à plusieurs reprises

1. *Extériorisation de la sensibilité*, p. 15-16.
2. *Op. cit.*, voy. p. 16-22.

que « les descriptions du sujet correspondent à quelque chose de réel, qui persiste d'une façon indubitable dans de nombreuses expériences où l'on exerce sur le sujet un contrôle rigoureux, fondé sur des procédés scientifiques dont il ne peut avoir connaissance[1]. »

L'objectivité des effluves perçus par les sensitifs semble bien être mise hors de doute encore par l'emploi très ingénieux d'empreintes photographiques. Voici comment on peut, d'après M. de Rochas, obtenir ce genre d'empreintes : « Dans une chambre on installe une bobine de Ruhmkorff actionnée par une pile suffisamment puissante. L'un de ses fils est laissé en communication avec l'air ambiant ; l'autre, beaucoup plus long, se termine par une éprouvette en verre dans laquelle son extrémité est scellée. Une personne placée dans une chambre voisine complètement obscure prend dans une de ses mains cette éprouvette, et approche un doigt de l'autre main d'une plaque photographique que lui présente, du côté collodionné, une seconde personne sans communication directe avec la pile ; quand le doigt est suffisamment rapproché de la plaque, il s'en dégage un flux électrique qui s'inscrit de lui-même sur la pellicule sensible, et qui ressemble tout à fait aux effluves que les sensitifs voient se dégager des doigts d'un individu à l'état normal[2]. »

Une empreinte photographique de ce genre est reproduite en une figure très nette à la page 45 de

1. *Op. cit.*, p. 10.
2. P. 45-46.

l'*Extériorisation de la sensibilité* : on y voit en grandeur naturelle la phalange médiane et la phalange terminale d'un doigt ; de chaque côté de la phalange médiane apparaissent de petites radiations lumineuses irrégulières partant de différents points ; tout le pourtour de la phalange terminale, qui se présente du côté charnu, est entouré d'une atmosphère lumineuse qui va grandissant sensiblement jusqu'au sommet où elle dépasse un centimètre d'épaisseur, et l'intensité lumineuse va en décroissant du dedans au dehors.

Il y a là, par un procédé ingénieux, une sorte de grossissement visible pour tous, du phénomène décrit par les sensitifs, grâce au supplément de fluide électrique dont est chargé l'organisme du sujet qui sert à l'expérience.

M. de Rochas ajoute une remarque, qui doit être faite d'ailleurs pour tous les états magnétiques sans exception : c'est que la suggestion peut altérer de diverses manières la description de l'effluve, et qu'il faut par conséquent prendre contre elle toutes les précautions possibles.

CHAPITRE VIII

d) Des expériences de M. de Rochas et de M. Boirac sur l'extériorisation de la sensibilité. — Leur concordance avec la théorie des effluves.

Depuis longtemps, les divers auteurs qui ont traité du magnétisme vital avaient rapporté certaines expériences tendant à prouver que le fluide magnétique vital peut s'accumuler dans certains corps inorganiques et y rester pendant un temps plus ou moins long, sans modifications appréciables pour nos sens ; les corps ainsi magnétisés acquièrent et conservent la propriété de produire sur des sensitifs plusieurs des effets magnétiques faciles à constater. « Ces corps magnétisés, dit Charpignon, ne conservent pas tous aussi longtemps le fluide magnétique ; cela dépend sans doute de leur état moléculaire[1]. »

Voici l'une de ces expériences : « Les docteurs Lœwenthal et Reuss, de Moscou,... ayant magnétisé du verre, celui-ci détermina promptement le

1. *Physiologie, médecine et métaphysique du magnétisme*, p. 54.

somnambulisme ; ce corps vitreux lavé dans l'eau et frotté avec du linge, puis donné au même sujet, l'endormit en une minute et demie. Le même verre magnétisé, lavé dans l'alcool, l'ammoniaque, l'acide nitrique, l'acide sulfurique, produisit de même le sommeil, sans paraître avoir rien perdu du fluide magnétique. Ces savants ont fondu de la cire, de la colophane, du soufre magnétisé, et après le refroidissement ils ont constaté les mêmes effets. Les objets magnétisés, conservés avec soin, donnaient les mêmes résultats après six mois. Ces médecins firent plusieurs contre-épreuves avec des objets semblables, mais non magnétisés : il n'y eut pas de résultats[1]. » Charpignon dit, il est vrai, avoir répété l'expérience, et être arrivé à des résultats contradictoires ; cependant, il semble certain que différentes substances inorganiques, avec des degrés de conductibilité variables, peuvent être saturées de fluide magnétique, et devenir ainsi de véritables *condensateurs*. Prévôt de Genève put aimanter des aiguilles de fer doux en les plaçant *près* des nerfs d'un animal, sans même qu'il y eût contact, et perpendiculairement à leur direction, et en provoquant des contractions musculaires par l'irritation de la moelle[2].

Il n'est pas dès lors impossible que ces condensateurs puissent agir ensuite sur des organismes plus particulièrement impressionnables, et là est toute la question quand il s'agit de savoir si l'on

1. *Physiologie, médecine*, etc., p. 55.
2. Voy. *op. cit.*, p. 60-61.

doit croire aux traitements de Mesmer par son baquet magnétisé, et de Puységur par son fameux arbre. On est même allé plus loin dans la voie des hypothèses ; on s'est demandé si, quelqu'un ayant magnétisé volontairement ou non, un conducteur physique, il ne peut pas y avoir retour de l'action du fluide magnétique emmagasiné sur la personne elle-même : telle est la question que s'est posée M. de Rochas, et à laquelle il paraît bien avoir donné une réponse vraiment concluante dans le sens affirmatif. Il a fait ses expériences successivement sur de l'eau, de la cire, des plaques photographiques ; et les résultats en sont si extraordinaires que nous tenons à lui laisser la parole à lui-même, pour être certain de n'en altérer en rien l'exposé.

On vient de voir, dans le chapitre précédent, les expériences faites par M. de Rochas précisément sur les effluves lumineux que certains sensitifs voient sortir des animaux, des végétaux, des aimants, et qui chez l'homme sortent principalement « des yeux, des narines, des oreilles et de l'extrémité des doigts, pendant que le reste du corps est simplement recouvert d'une couche analogue à un duvet lumineux. Quand on extériorise la sensibilité d'un sujet, le sujet *voyant* voit cette couche lumineuse quitter la peau, et se porter précisément dans la couche d'air où l'on peut constater directement la sensibilité du patient par des attouchements ou des pincements.

» En continuant les manœuvres propres à produire l'extériorisation, j'ai reconnu, à l'aide de ces

divers procédés, qu'il se produisait successivement une série de couches sensibles très minces, concentriques, séparées par des zones insensibles, et cela jusqu'à plusieurs mètres du sujet. Ces couches sont espacées d'environ 5 à 6 centimètres, et la première n'est séparée de la peau insensible que de la moitié de cette distance.

» D'après la théorie des ondulations, qui sert aujourd'hui à expliquer la propagation et les propriétés de la lumière, du son et même de l'électricité, on peut supposer que ces couches sensibles et ces zones insensibles sont dues à des interférences d'ondes produisant des maxima et des minima, et il était naturel de chercher à voir si les ondes de vitesses ou de directions différentes, nécessaires pour produire ces interférences, n'étaient pas dues aux deux grands mouvements rythmiques du corps humain, les battements du cœur et la respiration.

» J'ai été ainsi conduit à essayer si ces ondes, auxquelles je donnerai, comme Reichenbach, le nom d'*od*, jouissaient de la propriété de se réfléchir et de se réfracter, comme les autres ondes étudiées en physique...

» .. Ce que je considère comme nettement établi, c'est que les liquides en général, non seulement arrêtent l'*od*, mais le dissolvent ; c'est-à-dire que, en faisant traverser par exemple un verre rempli d'eau par une des couches sensibles les plus rapprochées du corps, il se produit une *ombre odique*, les couches suivantes disparaissant derrière le verre sur une certaine étendue ; de plus, l'eau du verre devient entièrement sensible, et émet même, au bout d'un certain temps (probablement quand elle est saturée), des vapeurs sensibles qui s'élèvent verticalement de sa surface supérieure. Enfin, si l'on éloigne le verre, l'eau qu'il contient reste sensible jusqu'à une certaine distance au delà de laquelle le lien qui l'unit au corps du sujet semble se perdre après s'être graduellement affaibli. Jusqu'à ce moment, le sujet perçoit, sur la partie de son corps la plus rapprochée de l'endroit où était l'eau lorsqu'elle s'est chargée de sa sensibilité, tous les attouchements que le magnétiseur fait subir à cette eau, bien que la région de l'espace où l'on a transporté le verre ne contienne plus, en dehors de ce verre, de parties sensibles [1]. »

Cette curieuse expérience, que nous venons de rapporter, a été reproduite par M. Boirac, et il a raconté [2] les phénomènes qu'il a déterminés : nous allons résumer son récit aussi exactement que possible. — Un sujet, jeune ouvrier parisien de quinze ans, est endormi en quelques secondes par la fixation du regard : l'opérateur met entre ses mains un verre à moitié plein d'eau, et lui fait tenir pendant deux ou trois minutes sa main droite étendue au-dessus du verre, à une très petite distance ; puis il lui retire le verre, s'éloigne de trois ou quatre mètres, et trempe brusquement ses doigts dans l'eau : le sujet tressaille vivement, et crie que

1. *L'Initiation*, 17e volume, no 2, novembre 1892. Le texte est de M. de Rochas lui-même.

2. Voy. *l'Avenir artistique* de mars 1893.

l'on vient de le frapper sur la main droite. L'opérateur tord l'eau entre ses doigts ; le sujet crie qu'on lui tord la main et qu'on lui fait mal ; mêmes phénomènes lorsque l'opérateur se place à trois ou quatre mètres derrière son sujet. — Autre sujet, jeune montagnard de quinze à seize ans, originaire des Pyrénées : l'opérateur, le *laissant éveillé*, lui met entre les mains un verre à demi plein d'eau, et après quelques instants lui pince légèrement le poignet, en lui demandant s'il sent ; il répond : « pas beaucoup » ; deux minutes plus tard le même pincement réitéré n'est plus senti du tout. L'opérateur pince l'air à quelques centimètres au-dessus du poignet, le sujet crie qu'on lui fait très mal ; le verre est alors retiré, et la sensibilité reste extériorisée jusqu'à environ douze centimètres : lorsqu'on fait le simulacre de pincer l'air au-dessus de la peau, le sujet crie, tandis qu'il ne sent plus du tout les pincements faits sur la peau même. M. Boirac, s'éloignant à une certaine distance, effleure la surface de l'eau, et le sujet éprouve une sensation de choc à l'épigastre ; il sent au même endroit une piqûre faite sur l'eau, et les faibles chocs alternatifs correspondant au tic-tac d'une montre placée au-dessus du verre ; des mouvements giratoires produits dans le liquide « lui font tourner le cœur », selon son expression. Tout à coup l'opérateur ayant légèrement soufflé sur le verre, le jeune homme ferme les yeux et tombe endormi sur sa chaise. Puis le sujet est réveillé, et on le laisse se reposer un peu.

L'expérience est faite alors en sens inverse : l'opérateur influence le verre et le met dans la main gauche du sujet, en lui faisant tremper dans le verre deux doigts de sa main droite ; il lui jette un voile sur la tête, s'éloigne à environ huit mètres, et fait signe silencieusement à un des assistants de lui pincer à lui-même le poignet droit : le sujet n'a rien senti. On l'endort par quelques passes, et aussitôt il ressent au poignet droit le pincement fait au poignet droit de l'opérateur. Un écran est interposé, la sympathie instantanée est la même. Une nouvelle personne est introduite ; l'opérateur prend la main du précédent assistant, et fait signe au survenant de pincer le poignet de ce dernier; le sujet ressent le pincement, mais avec plus de vivacité. Puis l'opérateur réveille son sujet, en faisant des passes non autour de son front, comme la première fois, mais *au-dessus du verre*.

Il est intéressant de rapprocher des expériences précédentes celles qu'a faites aussi M. de Rochas en emmagasinant la sensibilité extériorisée du sujet dans de la cire et sur une plaque photographique. Ici encore nous voulons lui laisser la parole à lui-même : « J'essayai si la cire ne jouirait pas, comme l'eau, de la propriété d'emmagasiner la sensibilité, et je reconnus qu'elle la possédait à un haut degré, ainsi que d'autres substances grasses, visqueuses ou veloutées, comme le cold-cream et le velours de laine. Une petite statuette, confectionnée avec de la cire à modeler, et sensibilisée par un séjour de quelques instants en face et à petite distance d'un sujet, reproduisit les sensations des piqûres dont je la perçais, vers le haut du corps si je piquais la statuette à la tête, vers le bas si je la piquais aux pieds (c'est-à-dire que la piqûre était ressentie d'une manière plus ou moins vague dans les régions qui avaient envoyé le plus directement leurs effluves). Cependant, je parvins à localiser exactement la sensation, en implantant, comme les anciens sorciers, dans la tête de ma figurine, une mèche de cheveux coupée à la nuque du sujet pendant son sommeil. C'est là l'expérience dont notre collaborateur du *Cosmos* a été le témoin et même l'acteur ; il avait emporté la statuette ainsi préparée derrière les casiers d'un bureau, où nous ne pouvions le voir, ni le sujet, ni moi. Je réveillai Mme L. (le sujet) qui, sans quitter sa place, se mit à causer avec lui jusqu'au moment où, se retournant brusquement et portant la main derrière sa tête, elle demanda en riant qui lui tirait les cheveux ; c'était l'instant précis où M. X. avait, à mon insu, tiré les cheveux de la statuette[1]. »

Cette expérience est extrêmement curieuse, d'abord en elle-même, ensuite par ses analogies frappantes avec les « envoûtements » des sorciers du moyen âge. Mais voici maintenant l'expérience photographique : « Les effluves paraissant se réfracter d'une façon analogue à la lumière, qui peut-être les entraîne avec elle, je pensai que si l'on projetait, à l'aide d'une lentille, sur une couche visqueuse, l'image d'une personne suffisam-

1. *L'Initiation*, 17e volume, n° 2, novembre 1892, cf. *Extériorisation de la sensibilité*, p. 101.

ment extériorisée, on parviendrait à localiser exactement les sensations transmises de l'image à la personne. Une plaque chargée de gélatino-bromure et un appareil photographique m'ont permis de réaliser facilement l'expérience, qui ne réussit d'une façon complète que lorsque j'eus soin de charger la plaque de la sensibilité du sujet *avant* de la placer dans l'appareil. Mais, en opérant ainsi, j'obtins un portrait tel que, si le magnétiseur touchait un point quelconque de la figure ou des mains sur la couche de gélatino-bromure, le sujet en ressentait l'impression au point exactement correspondant ; et cela non seulement immédiatement après l'opération, mais encore trois jours après, lorsque le portrait eut été fixé et rapporté près du sujet. Celui-ci paraît n'avoir rien senti pendant l'opération du fixage, faite loin de lui, et il sentait également fort peu quand on touchait, au lieu du gélatino-bromure, la plaque de verre qui lui servait de support. Voulant pousser l'expérience aussi loin que possible, et profitant de ce qu'un médecin se trouvait présent, je piquai violemment, sans prévenir et par deux fois, avec une épingle, l'image de la main droite de Mme L., qui poussa un cri de douleur et perdit un instant connaissance. Quand elle revint à elle, nous remarquâmes sur le dos de sa main deux raies rouges *sous-cutanées* qu'elle n'avait pas auparavant, et qui correspondaient exactement aux deux écorchures que mon épingle avait faites en glissant sur la couche gélatineuse.

» Voilà les faits qui se sont passés le 2 août 1892...

devant trois fonctionnaires de l'Ecole (polytechnique) [1]..., qui se trouvaient ce jour-là réunis par hasard dans mon cabinet [2]. »

M. de Rochas a recommencé l'expérience avec le même sujet, deux mois après, le 5 octobre 1892, et elle a donné exactement les mêmes résultats. Le cliché n'était sensible qu'à ses attouchements ; ceux du photographe n'étaient perçus que lorsqu'il établissait le *rapport* en touchant M. de Rochas soit avec le pied, soit autrement. Ce qui est curieux, c'est qu'une épreuve tirée sur papier n'avait qu'une sensibilité confuse, sans localisation précise de la part du sujet ; et toute sensibilité disparut, dans le cliché aussi bien que dans l'épreuve, deux jours après [3]. Le Dr Luys, qui a voulu faire pour son propre compte l'expérience dont on lui avait parlé, a obtenu la transmission de la sensibilité à *35 mètres*, quelques instants après la pose, et il a fait part de ce résultat à M. de Rochas.

On pouvait objecter que les phénomènes observés n'étaient qu'un cas de suggestion ou de transmission de pensée pure et simple ; M. de Rochas écarte cette interprétation. Il a toujours piqué, *sans regarder*, à l'emplacement des mains, et le sujet ignorait encore plus que lui où allait se produire la déchirure qui se répercutait sur son épiderme ; il n'a du reste jamais pu produire avec

1. Dont M. le colonel de Rochas est administrateur.
2. L'*Initiation*, 17e volume, no 2, novembre 1892. Cf. *L'extériorisation de la sensibilité*, p. 102-104.
3. *Extériorisation...*, etc , p. 104-107.

Mme L. aucune transmission de pensée. La seule auto-suggestion supposable serait celle qui aurait trait à la production du stigmate sous l'influence de l'imagination, au point où la douleur aurait été ressentie.

Cette sensibilité extériorisée forme autour du sujet une zone d'émanation qui est comme un prolongement de son être, et qui peut s'étendre, selon M. de Rochas, jusqu'à plusieurs mètres de la périphérie du corps. Le mot de Mme de Sévigné à Mme de Grignan « j'ai mal à votre poitrine », cesserait-il donc d'être une charmante métaphore, pour devenir la simple exagération d'un fait scientifique constaté ?

Le philosophe italien Lombroso, entièrement convaincu par les travaux du savant expérimentateur français, a adopté sa théorie, et a même tenté d'expliquer l'influence mentale d'une personne sur une autre par l'extériorisation d'une *force psychique* assimilée ainsi au fluide nerveux. C'est là une hypothèse, ou plutôt une analogie très hasardeuse, et que nous n'avons pas à discuter ici.

CHAPITRE IX

c) Analogies des expériences précédentes avec celles de M. W. Crookes et celles du comte A. de Gasparin, sur une prétendue force psychique.

Il y a vingt-cinq ans environ, un savant qui a un nom illustre en Angleterre, s'était occupé de travaux qui présentent quelque analogie avec ceux de M. de Rochas : M. W. Crookes, membre de la Société royale de Londres, le même qui découvrit le thallium, et imagina l'hypothèse d'un « quatrième état » de la matière, l'*état radiant* [1], a fait des expériences très curieuses, très précises et très rigoureusement conduites, tendant à prouver l'émission d'une force spéciale hors des organismes humains, de *certains* organismes humains ; il fit ses expériences avec des préoccupations de spiritisme, et crut pouvoir attribuer à la force dont il constata les effets une nature psychique,

1. Voy. le ch. V de la 2e partie, intitulé : *L'hypothèse de l'état radiant de la matière de Crookes, et les rayons Rœntgen, et leurs rapports possibles avec l'hypothèse du magnétisme vital.*

au lieu d'y voir simplement, comme il nous semble assez naturel, une *extériorisation de l'énergie électro-magnétique.* M. Crookes publia d'abord ses expériences en 1871, dans une revue spirite, *The Spiritualist*, puis dans le *Quarterly journal of science* ; la *Revue de psychologie expérimentale*, qui existait alors, en a rendu compte à son tour en traduisant l'article du *Spiritualist* du 15 juillet, et nous lui empruntons à elle-même la description de l'appareil ingénieux et des expériences de M. Crookes.

Il y a eu trois séries d'expériences : les expériences des deux premiers groupes ont été faites avec le même appareil, dans la disposition duquel des modifications importantes avaient été apportées pour les expériences du deuxième genre ; celles de la troisième série ont été faites sur un appareil plus délicat. Nous laissons la parole à M. Crookes lui-même, que nous citons d'après la *Revue de psychologie expérimentale* [1].

A. Voici la description du premier appareil : « A B est une planche d'acajou, de 36 pouces (0^m 972) de long sur 9 pouces 1/2 (0^m 245) de large, et de 1 pouce (0^m 027) d'épaisseur. Cette planche est suspendue par l'extrémité B à une balance à ressort (ou dynamomètre) C, munie d'un enregistreur automatique D (fig. 1 et 2) » ; la balance elle-même est suspendue à un point fixe S.

1. Mai-décembre 1874. Les études de M. Crookes ont été ensuite réunies en un volume, sous le titre : *Recherches sur les phénomènes spirites et la force psychique*, à la librairie spirite, 12, rue du Sommerard.

» La pièce suivante de l'appareil ne se voit pas dans les figures. A l'index mobile O de la balance à ressort est fixée une fine pointe d'acier, qui se projette horizontalement au dehors. En avant de la

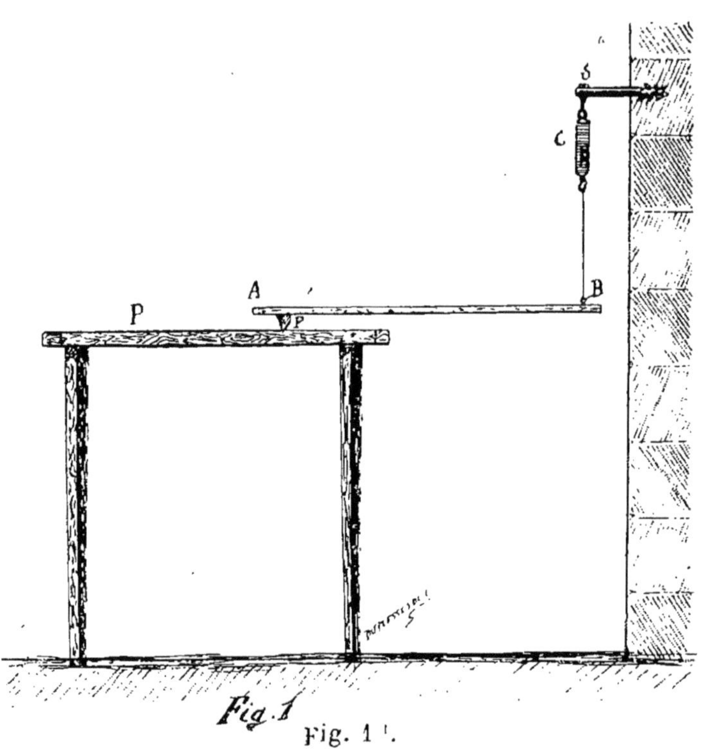

Fig. 1[1].

balance, et fortement attachée à celle-ci, est un châssis à coulisse, renfermant une boîte plate, semblable à celle de la chambre noire d'un appareil photographique. Cette boîte est disposée de façon

1. Nous devons à M. le Directeur de la librairie spirite l'autorisation aimable de reproduire ici les figures du livre de M. Crookes, et nous lui en exprimons toute notre gratiude.

à se mouvoir horizontalement, par un mécanisme d'horlogerie, en avant de l'index mobile, et elle renferme une plaque de verre, noircie préalablement à la fumée d'une flamme. La pointe d'acier

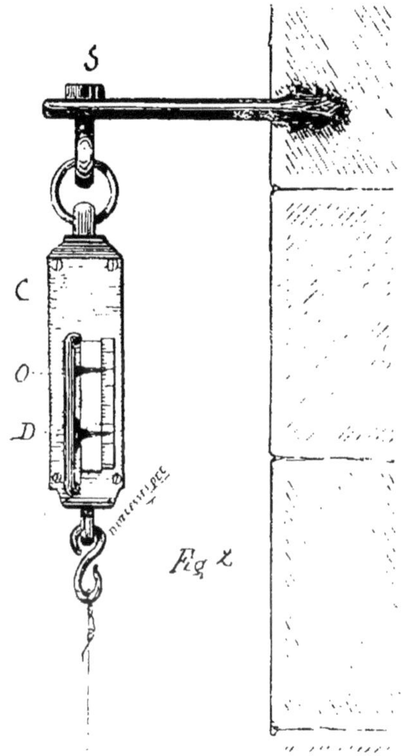

Fig. 2.

projetée en avant imprime une marque sur la surface noircie. Lorsque la balance est au repos, et que l'horloge marche, il en résulte une ligne droite, parfaitement horizontale. Si l'horloge est arrêtée, et que des poids soient placés sur l'extrémité B de la planche, il en résulte une ligne verticale, dont la longueur dépend du poids appliqué.

» Si, pendant que l'horloge entraîne la plaque de verre depuis le commencement jusqu'à la fin, le poids de la planche (ou la tension sur la balance) varie, il en résulte une ligne courbe, au moyen de laquelle la tension peut être calculée à tout moment pendant la durée des expériences.

» Cet instrument est capable d'enregistrer la diminution de la force de gravitation aussi bien que son augmentation. Les indications d'une semblable diminution ont été fréquemment obtenues. Néanmoins, pour éviter toute complication, je ne rapporterai ici que le résultat des expériences relatives à l'augmentation du poids.

» L'extrémité B de la planche étant supportée par la balance à ressort, l'extrémité A est supportée par une bande de bois F, vissée transversalement à sa face inférieure, et taillée en lame de couteau. Ce point d'appui est appliqué sur un guéridon en bois, pesant et solide[1]. »

Sur cet appareil M. Crookes obtint à plusieurs reprises l'accroissement de la pesanteur, en faisant *toucher* seulement l'extrémité A de la planche par un sujet qui lui servit pour toutes ses expériences. Ce sujet « plaça ses mains sur la partie la plus courte du levier, endroit où toute pression aurait diminué au lieu d'augmenter le poids enregistré à l'autre extrémité du levier ». En effet, si le sujet avait exercé la moindre pression de haut en bas au point A, l'extrémité B de la planche aurait été par cela même animée d'un mouvement de bas en haut (fig. 3) ; au lieu que, le contact ayant lieu

1. P. 242-244.

en A, l'extrémité B accusait immédiatement un mouvement de haut en bas (fig. 4).

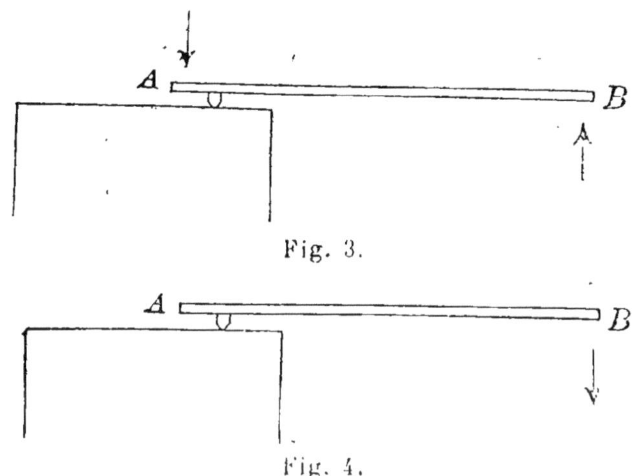

Fig. 3.

Fig. 4.

« M. Crookes plaça ses mains sur celles du médium [1] pour s'assurer qu'il ne les remuait point. L'autre extrémité de la planche descendit au moins une douzaine de fois, chaque oscillation durant au moins quatre secondes. La plupart des mouvements étaient équivalents à deux livres environ, mais quelquefois le poids fut plus considérable, et atteignit même six livres un quart. Chaque personne présente surveillait le médium et ses mains... Il était assis sur une chaise basse, et quatre paires d'yeux perçants et soupçonneux veillaient à ce qu'aucune pression ne fût exercée, et que les extrémités des doigts fussent posées délicatement sur

1. Nous avons déjà dit que ces expériences ont été faites avec la préoccupation de rechercher la présence d'une force psychique admise par les spirites : cela n'en change en rien les résultats.

l'appareil ;... les doigts étaient placés au bord extrême de la planche, et jamais près du point d'appui. Une ou deux fois, l'extrémité de la planche sous les doigts du médium (toujours au point A), se souleva au-dessus de la table avec le point d'appui, en même temps que l'autre extrémité était tirée en bas [1]. »

B. Telle est la première série d'expériences. M. Crookes ne voulut pas s'en tenir là ; pour écarter toute objection ou toute instance concernant la possibilité d'une influence musculaire quelconque exercée sur l'appareil, il en modifia la disposition de la manière suivante : « En faisant ces expériences pour la première fois, je pensais que le contact effectif qui avait lieu entre les mains de M. Home (c'est le sujet qui servait aux expériences) et le corps suspendu, dont le poids devait être modifié, était essentiellement nécessaire pour la production de la force ; mais je me suis aperçu dans la suite que ce n'est pas une condition indispensable, et j'ai complété mon appareil de la manière suivante :... Sur la planche, exactement au-dessus du point d'appui, était placé un large vase de verre I rempli d'eau. L est un support en fer massif, muni d'un bras et d'un cercle M, dans lequel est maintenu un vase hémisphérique en cuivre N, dont le fond est perforé de plusieurs trous (fig. 5).

» Le support en fer est à deux pouces ($0^{m}054$) de la planche, et le bras de cette tige M, ainsi que le vase de cuivre N, sont ajustés de telle sorte que

1. P. 228, 229, 234, 235.

ce dernier plonge de 1 pouce 1/2 (0m04) dans l'eau, à 5 pouces 1/2 (0m149) du fond du vase de

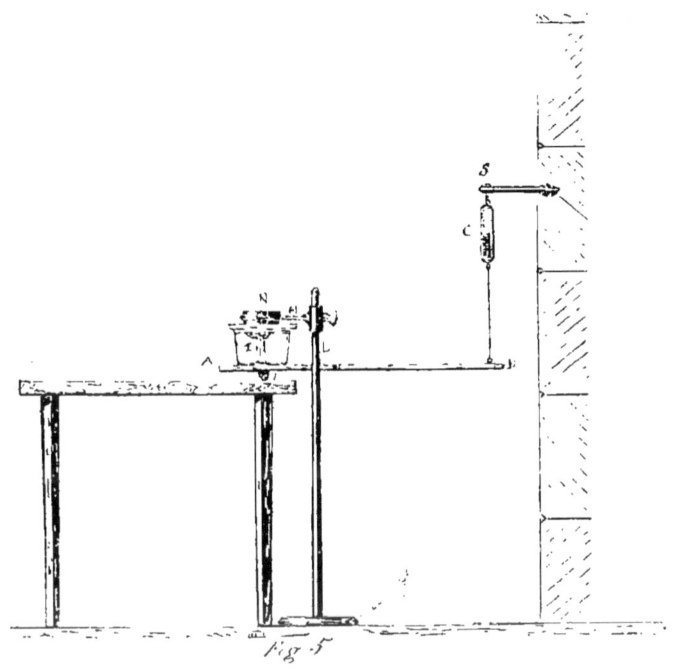

Fig. 5.

verre I, et à 2 pouces (0m054) de sa circonférence (fig. 6).

» En secouant, ou en frappant, soit le bras M, soit le vase de cuivre N, on ne produit sur la planche AB aucun effet mécanique appréciable et capable d'agir sur la balance. En plongeant la main tout entière dans l'eau du vase N, on ne produit pas non plus la moindre action appréciable sur la balance. La transmission de la force mécanique étant ainsi complètement interrompue entre le vase de cuivre N et la planche A B, l'action du pouvoir musculaire est par cela même entièrement éliminée.

» Pour plus de clarté, je diviserai les expériences en plusieurs groupes 1, 2, 3, etc. ; et je choisirai dans chacun d'eux un cas spécial pour le décrire en

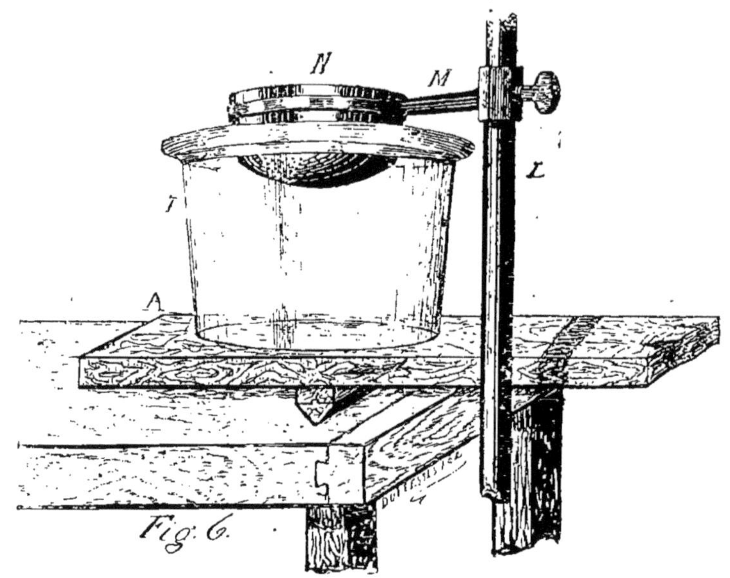

Fig. 6.

détail. Rien, cependant, ne sera mentionné sans avoir été répété plus d'une fois, et dans quelques cas vérifié en l'absence de M. Home, avec plusieurs autres personnes possédant une puissance semblable.

» Il y eut toujours une ample lumière dans la pièce (ma propre salle à manger) où se faisaient les expériences, afin qu'on pût voir tout ce qui se passait.

» *Expérience I.* L'appareil ayant été convenablement ajusté, avant l'entrée de M. Home dans la pièce, celui-ci fut introduit, et on le pria de mettre ses doigts dans l'eau du vase de cuivre N (fig. 6). Il se leva, et plongea dans l'eau les extrémités des doigts de sa main droite ; son autre main et ses pieds étaient tenus emprisonnés. Quand il eut déclaré qu'il sentait une puissance, force ou influence, procéder de sa main, je fis marcher l'horloge, et presque immédiatement le côté B de la planche descendit lentement, à la vue de tous, et resta abaissé pendant environ dix secondes ; il descendit ensuite un peu plus, et après cela il s'éleva à sa hauteur normale ; il redescendit encore, remonta brusquement, baissa ensuite graduellement pendant dix-sept secondes, et finalement reprit sa hauteur normale, qu'il conserva jusqu'à la fin de l'expérience.

» Le point le plus bas marqué sur l'indicateur en verre, équivalait à une traction d'environ cinq mille grains (à peu près une demi-livre). La fig. 7, qui accompagne ce mémoire, est la copie exacte de la courbe tracée sur le verre [1]. »

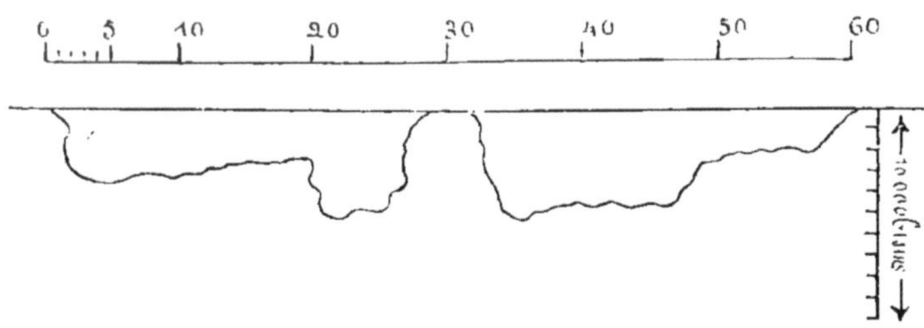

Fig. 7. — L'échelle horizontale des secondes indique le temps employé aux mouvements, l'expérience durant une minute. L'échelle verticale indique en grains la tension exercée sur la balance, à chaque moment. L'échelle est la même pour les figures suivantes.

1. P. 242, 245-246.

Le professeur Stokes, membre de la Société royale de Londres, avait adressé le 30 juin 1871 quelques objections à M. Crookes sur le bien fondé des conclusions physiques de ses expériences, et entre autres la suivante : « quand la main est plongée dans l'eau, la pression sur le fond du vase de verre (après un très petit espace de temps, si l'orifice de communication est étroit) est augmentée par le poids de l'eau déplacée, et peut par cela même déprimer la balance. » M. Crookes répondit le 1er juillet : « La profondeur de l'eau renfermée dans l'hémisphère de cuivre n'était que d'un pouce 1/2 (0m04), tandis que le vase de cuivre avait 9 pouces (0m243) de diamètre. J'ai vérifié moi-même l'expérience, en plongeant ma main tout entière dans le vase de cuivre (M. Home n'y plongeait que l'extrémité des doigts), et l'accroissement du niveau de l'eau est insuffisant pour produire n'importe quel mouvement sur l'index de la balance, le frottement de l'appareil étant suffisant pour absorber le poids d'une once ou deux ajouté à la pesanteur [1]. »

Nous croyons important de faire remarquer ici l'analogie frappante de l'expérience que vient de décrire M. Crookes, par laquelle il démontre l'influence de la force signalée par lui sur la pesanteur, avec l'expérience de M. de Puyfontaine, introduisant les doigts dans un récipient plein d'eau, où plongent également les extrémités des fils conducteurs de son galvanomètre, et faisant dévier ainsi l'aiguille de l'appareil. Le rapprochement de ces

1. P. 233, 235.

deux faits semble bien prouver la conductibilité parfaite, par l'eau, du fluide électro-magnétique.

« *Expérience II*. Après avoir démontré que le contact à travers l'eau était aussi effectif que le contact mécanique immédiat, je voulus voir si la puissance ou force pouvait influer sur la pesanteur, soit à travers d'autres parties de l'appareil, soit à travers l'air. Le vase de verre, le support en fer, etc., furent retirés, comme étant une complication inutile, et M. Home plaça ses mains sur le support de l'appareil au point P (fig. 1). Un gentleman présent posa sa main sur les mains de M. Home, et son pied sur les deux pieds de M. Home, et en outre je l'observai attentivement pendant tout le temps. Au moment propice je fis marcher l'horloge ; la planche descendit et remonta d'une manière irrégulière, et le résultat fut une ligne courbe tracée sur le verre ; la fig. 8 en donne la copie. »

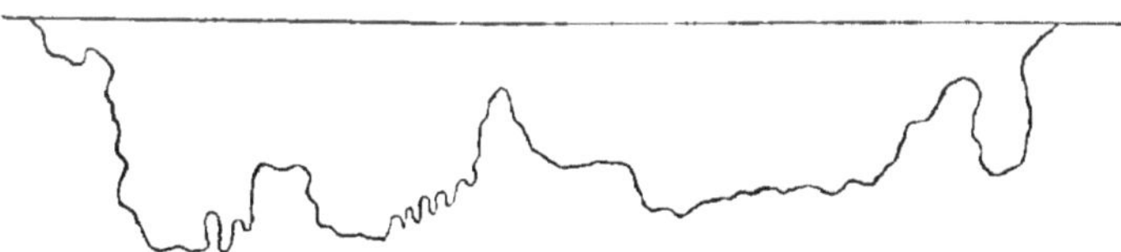

Fig. 8.

Les deux expériences suivantes ont été faites pour montrer la possibilité d'une influence sans contact, et sont à rapprocher évidemment des cas de communication de pensée à distance, dont nous aurons à parler dans le chapitre suivant.

» *Expérience III*. M. Home fut placé à un pied ($0^{m}324$) de la planche AB, sur un de ses côtés ; ses mains et ses pieds furent saisis par un des spectateurs, et une autre trace apparut sur la plaque de verre mobile. La fig. 9 en est la représentation.

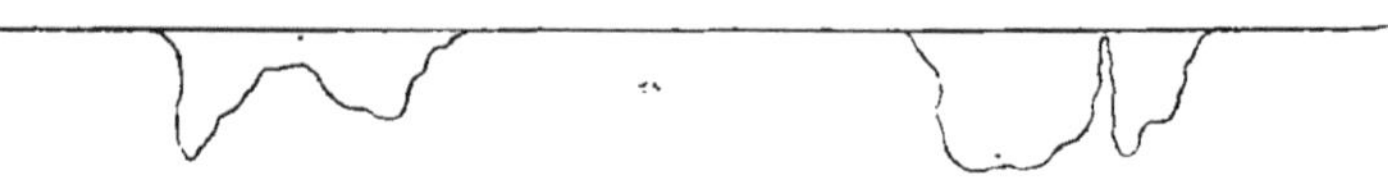

Fig. 9.

» *Expérience IV*. (Expérience faite dans une occasion où le pouvoir était plus fort que dans les occasions précédentes.) M. Home se plaça à trois pieds (presque 1 mètre, 0^m972) de l'appareil, ses pieds et ses mains étant tenus fortement. A un signal donné par lui, on fit marcher l'horloge, et l'extrémité B de la planche descendit incontinent et remonta ensuite d'une manière irrégulière, ainsi que le montre la fig. 10 [1]. »

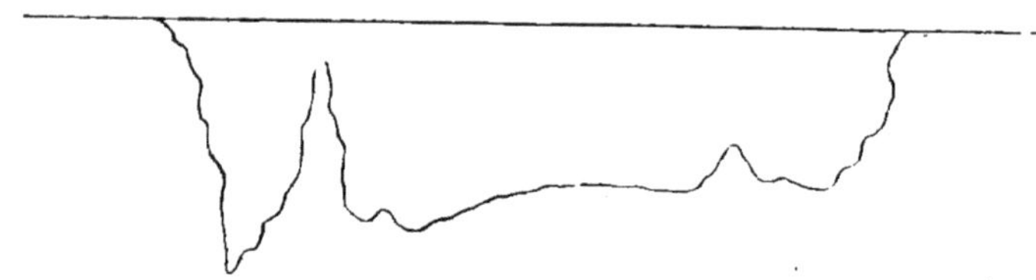

Fig. 10.

Dans sa lettre du 30 juin que nous avons mentionnée plus haut, M. Stokes contestait entre autres choses le caractère d'enregistrement physique des tracés que présentait la plaque de verre après les diverses expériences dont nous venons de reproduire les dispositions. « J'attache peu d'importance aux tremblements, car il faudrait une démonstration complète pour prouver qu'ils n'ont

1. P. 245-248.

pas été le résultat des vibrations produites par le passage d'un train ou d'un omnibus ou même par l'agitation de l'une des personnes de la compagnie. » M. Crookes répondit le 1er juillet : « Vous dites : *J'attache peu d'importance aux tremblements isolés* ; comme si dans l'expérience que décrit mon second mémoire les mouvements de l'appareil étaient seulement de cette nature. Ce n'est pas le cas : le tremblotement de l'appareil a toujours eu lieu avant les mouvements de l'index, et l'ascension ou l'abaissement de la planche et de l'index ont toujours présenté un caractère lent et accentué, chacun de ces mouvements en haut ou en bas exigeant plusieurs secondes. Le tremblement produit par le passage d'un véhicule est tout autre chose que la traction constante et dans le sens vertical, de 4 à 8 livres, durant plusieurs secondes [1]. »

C. Voici maintenant les expériences du troisième groupe : « La série suivante d'expériences fut faite avec un appareil plus délicat, et avec une autre personne, une dame, en l'absence de M. Home.

« Une feuille de parchemin mince A (fig. 11 et 12) est fortement tendue sur un cerceau de bois, de forme circulaire. BC est un levier léger, tournant sur le point D. A l'extrémité B est une aiguille verticale, dont la pointe touche la membrane A, et à l'extrémité C est une autre aiguille dont la pointe se projette horizontalement et touche une plaque de verre noircie EF. Cette plaque

1. P. 233-236.

de verre est entraînée dans la direction GH par un mouvement d'horlogerie K. L'extrémité B du levier est disposée de manière à suivre rapidement les mouvements du centre du disque A. Ces mouvements sont transmis et enregistrés, sur la plaque de verre EF, au moyen du levier et de la pointe de l'aiguille C. Des trous sont pratiqués sur le pourtour du cerceau pour permettre à l'air de passer librement sous la partie inférieure de la membrane.

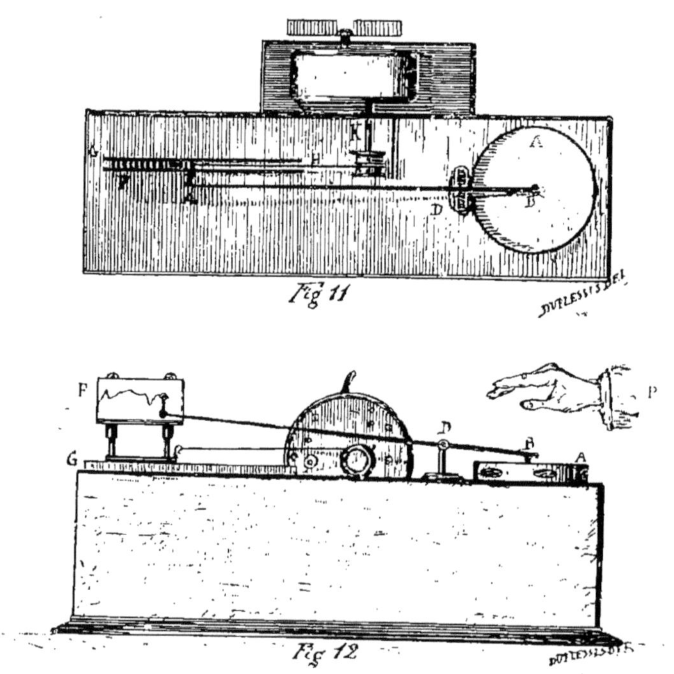

Fig 11

Fig 12

» L'appareil fut essayé d'avance par moi et par d'autres personnes, afin de nous assurer qu'aucune secousse ou vibration imprimée à la table ou au support ne pouvait influer sur les résultats. La ligne tracée par le point C, sur le verre noirci, lorsqu'on fit marcher le mouvement d'horlogerie, fut parfaitement droite, en dépit de notre attente, car nous pensions tous que le levier serait influencé lorsqu'on ébranlerait ce support, et qu'on piétinerait sur le parquet.

» *Expérience V.* Sans avoir expliqué à la dame médium[1] l'objet de l'instrument, on l'introduisit dans la chambre, et on la pria de placer ses doigts sur le support en bois, aux points LM[2]. Je posai ensuite mes mains sur les siennes, pour être à même de découvrir tout mouvement conscient ou inconscient qu'elle pourrait faire. On entendit immédiatement, sur le parchemin, des bruits de percussion qui semblaient produits par la chute successive de grains de sable sur la surface de cette membrane.

» A chaque percussion, un fragment de graphite, qui avait été placé sur la membrane, était projeté d'une manière visible à une hauteur de $\frac{1}{50}$ de pouce, et l'extrémité C du levier se déplaçait légèrement de haut en bas. Quelquefois les bruits étaient aussi rapides que ceux qui sont produits par une bobine d'induction, tandis que d'autres fois ils étaient séparés par des intervalles de plus d'une seconde.

1. Nous faisons ici la même réserve que nous avons faite plus haut (note de la p. 111), sur les préoccupations de spiritisme qui dominent ces recherches.

2. Au bas et à droite de la fig. 11, à peu de distance du tambourin : ces deux points ne sont pas marqués sur la figure.

» Cinq ou six tracés furent obtenus, et toujours on vit que le mouvement de l'extrémité C du levier correspondait à chaque vibration de la membrane.

» Dans quelques cas, les mains du médium ne furent plus si près de la membrane qu'elles l'étaient en LM (fig. 11), et furent placées en NO (fig. 12)[1].

» La figure 13 donne les tracés obtenus sur les plaques de verre employées dans ces occasions.

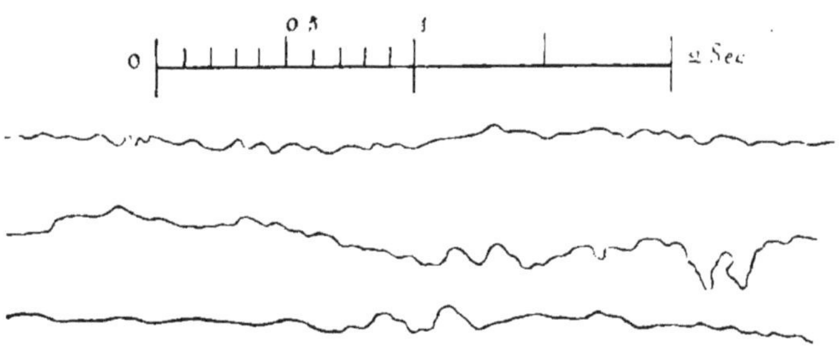

Fig. 13. — (Echelle des secondes.)

» *Expérience VI.* Comme j'avais obtenu ces résultats en l'absence de M. Home, j'étais très désireux de voir quelle action serait produite sur l'instrument en sa présence. En conséquence, je le priai de faire une expérience, mais sans lui donner d'explication sur l'instrument. Je saisis son bras droit, au-dessus du poignet, et je tins sa main au-dessus de la membrane, à dix pouces (0^m27) environ de sa surface, dans la position représentée au point P (fig. 12). L'autre main était tenue par un ami. Après être resté dans cette position environ une demi-minute, M. Home dit qu'il sen-

1. Au bas et à droite de la fig. 12, à une distance du tambourin plus grande, par conséquent, que dans la fig. 11 : ces points ne sont pas marqués sur la figure.

tait le passage d'une certaine influence. Je fis alors marcher l'horloge, et nous vîmes tous l'index C monter et descendre. Les mouvements furent plus lents que dans le premier cas, et ne furent presque pas accompagnés par les vibrations percussives dont j'ai parlé précédemment. Les fig. 14 et 15 montrent les courbes produites sur le verre dans deux de ces expériences. (Les fig. 13, 14 et 15 sont grossies.)

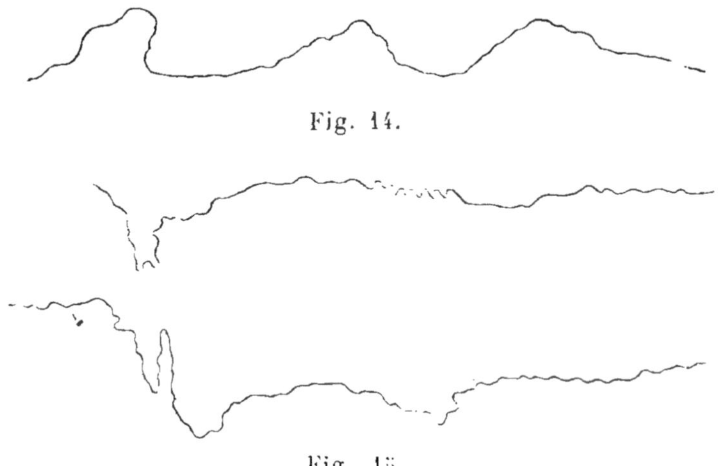

Fig. 14.

Fig. 15.

» Ces expériences *confirment, d'une manière indubitable*, les conclusions auxquelles je suis arrivé dans mon premier mémoire, particulièrement l'existence d'une force associée, on ne sait encore comment, à l'organisation humaine, force capable de communiquer une augmentation de poids aux corps solides, sans contact physique.

» Chez M. Home, le développement de cette force varie non seulement d'une semaine à l'autre, mais même d'une heure à l'autre. Je me suis assuré que cette force est quelquefois inappréciable pendant une heure ou plus, et qu'elle reparaît tout à coup avec une grande énergie. Cette même force peut agir à distance chez M. Home (assez souvent, par exemple, à 2 ou 3 pieds), mais elle est toujours plus forte lorsqu'il est tout près [1]. »

Entre autres objections qui ont été faites à M. Crookes de différents côtés, il en est une qui a été souvent répétée, et il devait s'y attendre : c'est que ses résultats, pour avoir vraiment quelque valeur scientifique, auraient dû être vérifiés par d'autres personnes. Mais cette objection s'évanouit, quand on réfléchit qu'il y a eu de nombreuses vérifications portant sur des faits en tout semblables à ceux signalés par M. Crookes ; à vrai dire même, il n'a fait que reprendre pour les continuer ou les perfectionner, et leur donner plus de rigueur et d'autorité scientifique, des expériences entreprises bien avant lui. Déjà en 1855, le Dr R. Hare, médecin et professeur de chimie à l'Université de Pensylvanie, avait publié à New-York des *Recherches expérimentales sur les phénomènes spirites* [2] ; dans ce livre il rend compte d'expériences analogues à celles de M. Crookes, faites avec beaucoup de soin et de compétence, sur un appareil qui ressemblait beaucoup au sien, et il rapporte des résultats identiques à ceux que le savant anglais devait obtenir plus tard. Le sujet avec lequel il expérimentait, influençait l'appareil, comme le faisait Home, à travers une couche d'eau, et pro-

1. P. 248-252.
2. New-York, lib. Partridge et Brittan, 1855.

duisit quelquefois un accroissement de pesanteur accusé par la balance à ressort comme équivalent à dix-huit livres. Le Dr R. Hare communiqua le résultat de ses expériences, en août 1855, à l'Association américaine pour l'avancement des sciences.

Vers le même temps, le comte Agénor de Gasparin avait raconté, dans un livre publié à New-York en 1854 et à Paris en 1857 [1], de nombreuses expériences physiques, faites avec plusieurs amis, pour produire, sous les conditions du contrôle le plus rigoureux, des mouvements de corps pesants sans contact musculaire ; ces expériences de gravitation et de lévitation prouvèrent, par des mesures exactes sous forme d'enregistrement, que dans certains états organiques, la volonté peut agir à distance sur la matière. Les conclusions sont très nettement opposées aux doctrines spirites, et sa conviction est qu'on peut expliquer ces phénomènes, si extraordinaires qu'ils paraissent, sans supposer l'intervention d'esprits, ni de causes surnaturelles ou diaboliques, mais par le simple jeu de forces naturelles dont les lois sont encore mal connues.

Un professeur à l'Académie de Genève, nommé Thury, appréciant dans une brochure publiée en 1855 [2], les expériences du comte de Gasparin, rapportait en même temps les résultats des expériences qu'il avait faites de son côté, et qu'il avait dirigées avec tout le soin et la circonspection dé

1. *Science versus spiritualism.*
2. *Une brochure sur les tables tournantes.*

sirables : lui aussi donne des exemples indiscutables de mouvements d'objets sans contact en dehors de toute influence possible d'une action mécanique quelconque. « Dans l'état ordinaire du corps, dit-il, la volonté n'agit directement que dans la sphère de l'organisme ; » dans certains cas spéciaux encore mal définis, un fluide *sui generis*, probablement de nature nervo-magnétique, peut, sous l'influence de la volonté, traverser les substances organiques ou inorganiques ; quand ce pouvoir agit à distance, Thury propose de lui donner le nom de force *ecténéique* (ἐκτενεία, tension). Le mot est ingénieux et ne préjuge d'ailleurs rien sur l'essence et la nature intime de cette force.

Ces diverses expériences concordent d'une façon très remarquable. Nous avons vu que M. Crookes avait fait ses recherches avec l'intention de déterminer la réalité de certains phénomènes spirites : aussi donne-t-il le nom significatif de *force psychique* à la force reçue, selon lui, par les médiums avec lesquels il a expérimenté, et communiquée par eux aux objets matériels ; le nom de *psychode* (ψυχή, *âme* ; ὁδός, *chemin*) que Thury donne à sa force *ecténéique* semble bien répondre aux mêmes préoccupations. Quant à nous, il nous semble parfaitement légitime d'interpréter au profit et dans le sens de l'hypothèse du fluide électro-magnétique vital les conclusions des expériences de M. Crookes, du comte de Gasparin, et des savants professeurs Thury et Hare. D'ailleurs M. Crookes semble bien admettre lui-même nettement que les manifestations de la force dont il parle sont étroitement liées à l'état de l'organisme. « Fermement convaincu, dit-il, qu'il ne pouvait y avoir de manifestation de force sous une forme, sans une dépense correspondante de force sous une autre forme, j'ai cherché vainement pendant longtemps la preuve que quelque force ou puissance était mise en œuvre pour produire ces résultats.

» Aujourd'hui cependant, après avoir observé plus complètement M. Home, je crois apercevoir les éléments du développement de la force psychique. En employant les termes *force vitale*, ou *énergie nerveuse*, je n'ignore pas que j'emploie des expressions qui, pour beaucoup d'investigateurs, ont des significations très différentes ; mais, après avoir été témoin de *l'état pénible d'énervement et de prostration corporelle* dans lequel tombait M. Home à la suite de quelques-unes de ces expériences, après l'avoir vu *couché à terre*, *presque défaillant*, *pâle et sans voix*, — il m'était difficile de ne pas croire que l'évolution de la force psychique est accompagnée *d'un épuisement correspondant de la force vitale*. »

Et il ajoute un peu plus loin : « Pour être témoin des manifestations de cette force, il n'est pas nécessaire d'avoir recours aux *psychiques* connus : la force elle-même est probablement possédée par tous les êtres humains, bien que les personnes qui en sont douées à un degré extraordinaire, soient indubitablement en petit nombre. Depuis un an, j'ai rencontré dans des familles particulières cinq ou six personnes qui possédaient un développement de cette force suffisamment énergique pour me donner la certitude que des résultats semblables à ceux que j'ai rapportés ici, pourraient être produits avec l'aide de ces personnes, pourvu que l'expérimentateur opérât avec un appareil plus délicat [1]. »

Si, comme le dit M. Crookes, après certaines expériences son sujet présentait des signes de grande *prostration corporelle* et d'*énervement*, au point d'être *presque défaillant*, ne sommes-nous point autorisés à attribuer cet état d'affaiblissement à une dépense excessive de force *nervo-magnétique*, pour reprendre l'expression de Thury ? Il y a là une remarquable coïncidence avec les phénomènes de nature magnétique et leurs conséquences analogues bien connues. Cette ressemblance si frappante autorise l'hypothèse qui rattache à la même cause ces différentes sortes de phénomènes.

Il paraît bien, d'après toutes les expériences faites par M. Crookes avec son sujet M. Home, que ce dernier était doué d'un pouvoir magnétique exceptionnel : l'analogie est manifeste avec quelques autres faits tout aussi surprenants. Charpignon reproduit le compte-rendu des étranges phénomènes électriques présentés par deux jeunes filles de 18 à 20 ans, jouissant d'ailleurs d'une bonne santé, et déterminant par leur seule présence des mouvements violents de déplacement dans une table, accompagnés de bruits de détonations. La supposition la plus vraisemblable serait « que les deux jeunes personnes dont il s'agit sont

1. *Revue de psychologie expérimentale*, mai-décembre 1874, p. 252-253.

douées de la propriété d'un fluide électrique spontané, à un degré inconnu jusqu'à nos jours, et qui ne pourrait se comparer qu'à la dose de la bouteille de Leyde. Chez l'une, le fluide électrique serait positif, et chez l'autre négatif à peu près au même degré [1]. » Il cite un autre cas, celui « d'un enfant qui, semblable à la torpille, donnait une espèce de commotion électrique au médecin qui le mit au monde. Il fut aussitôt placé dans un berceau d'osier supporté par des pieds de verre, et il donna des signes d'électricité. Il a conservé cette propriété remarquable l'espace de vingt-quatre heures, à tel point qu'on put charger une bouteille de Leyde, tirer des étincelles et faire une foule d'expériences. La cause de ce phénomène insolite était due, suivant nous, à la constitution du système nerveux de l'enfant qui, pendant la vie fœtale, n'avait pu élaborer que du fluide électrique, sans pouvoir arriver au fluide nerveux [2]. » Lafontaine raconte l'histoire d'Angélique Cottin, qui en 1846 fut présentée à l'Académie des Sciences: cette jeune fille dégageait des décharges électriques spontanées, variables dans leur apparition, qui communiquaient de violentes secousses aux objets voisins ; ces décharges étaient notablement influencées par les émotions morales qu'elle éprouvait. Des chaises, des tables étaient repoussées quand elle s'en approchait ; un piano éprouva ainsi une secousse subite et sauta à un pied de

1. *Physiologie*, etc., p. 14.
2. *Ibid.*, p. 13.

haut ; lorsque son poignet gauche approchait d'une bougie allumée, la flamme devenait horizontale. Il est curieux de noter que les premiers effets s'étaient produits après un violent orage [1]. Enfin, il n'est pas sans intérêt de rapprocher de tous ces faits les expériences si curieuses faites dans ces derniers temps à Naples, à Rome, à Milan, à Varsovie, à Cambridge, et tout récemment par MM. de Rochas, Dariex, Maxwell, Sabatier, etc., avec la célèbre Eusapia Paladino, pour constater la réalité de mouvements d'objets sans contact, déterminés par une action à distance d'Eusapia, sans aucune communication matérielle. Les *Annales des sciences psychiques* ont rendu compte de ces très intéressantes expériences dans les dernières années ; nous regrettons que les limites restreintes de notre travail ne nous permettent pas d'en parler ici comme elles le méritent. Eusapia est un sujet extrêmement sensitif ; les efforts qu'elle fait pour réaliser ses résultats sont « pénibles et parfois même douloureux » (*Annales des sciences psychiques*, janvier-février 1896, p. 4) ; et si, comme les dernières expériences autorisent à le croire, les phénomènes sont réels et sans supercherie, il est permis de penser qu'ils sont obtenus par une influence analogue à celle de M. Home, la dépense de fluide entraînant une fatigue et un épuisement.

1. *L'art de magnétiser*, 2e édit., 1852, p. 276-279.

CHAPITRE X

f) De la communication de la pensée et de la télépathie, a rapprocher de l'extériorisation de la sensibilité. — Parallélisme du moral et du physique, qui permet de rattacher les faits de télépathie, etc., au magnétisme vital. — Différents cas : 1° inconscience du transmetteur et du récepteur (cas Martial-Lagrange et Guinard) ; 2° conscience du transmetteur et du récepteur, voisins l'un de l'autre, avec et sans contact (expérience personnelle, expériences de M. Ch. Richet avec Pickman) ; 3° télépathie a grande distance avec conscience réciproque (expériences de MM. Desbeaux et Hennique). — Expériences du Dr Gibotteau.

Par une association d'idées assez naturelle, la réalité de l'extériorisation de la sensibilité et de l'accroissement de la pesanteur, obtenues dans les conditions que nous venons de rapporter, fait songer aux phénomènes si étranges, bien difficiles cependant à nier en tant que faits, de la transmission de pensée et de la télépathie.

Dès le début, il nous faut répondre à une objection. L'assimilation, ou simplement l'analogie, pourra-t-on nous dire, est très hasardeuse et très risquée ; à la rigueur, on conçoit l'extériorisation de la sensibilité physique ou d'une force nerveuse, parce que, étant étroitement liées à des conditions organiques, elles ont comme un véhicule matériel qui les porte au dehors ; mais comment un phénomène exclusivement psychique ou idéal peut-il se séparer du sujet pensant qui en est l'auteur ou la cause, pour s'objectiver et entrer dans le groupe d'idées ou de phénomènes psychiques appartenant à un autre sujet ? — Nous répondrons que sans matérialiser en rien (ce qui est bien loin de notre intention) le phénomène mental de la pensée, on peut contester qu'il soit un fait exclusivement idéal, et absolument indépendant de toute condition organique qui en détermine, au moins partiellement, l'apparition. Comme nous le rappelions au début de cette étude, l'homme est à la fois corps et âme, et *quels que soient les faits qui sont étudiés dans sa nature*, il faut toujours chercher ce parallélisme. Sans doute la pensée n'est pas une fonction cérébrale, mais du moins dans la vie actuelle, elle est liée à des déterminants cérébraux, et n'en étudier que le point de vue mental, c'est méconnaître l'un des deux facteurs indispensables du fait complexe total. Puisque nous ne pouvons faire sur la corrélation intime du physique et du moral que des hypothèses, qu'y a-t-il d'impossible, d'absurde *a priori*, à supposer, dans le cas de la transmission de la pensée, ou de la télépathie, une extériorisation organique analogue à celle que l'on suppose se produire dans le cas de l'extériorisation de la sensibilité et de l'accroissement de la pesanteur sans effort musculaire, avec la production concomitante du fait mental ou intellectuel, comme il y a production concomitante du fait sensible ?

Quoi qu'il en soit des difficultés théoriques sur l'explication du fait de la transmission de pensée, il n'en reste pas moins des faits très intéressants à étudier, mais sur l'authenticité desquels il faut se montrer très exigeant. Nous avons voulu grouper ici quelques-uns de ces faits, en les répartissant sous trois titres : 1° Inconscience des phénomènes produits, chez les deux individus qui sont tous deux à la fois transmetteurs et récepteurs. — 2° Conscience du transmetteur et du récepteur, voisins l'un de l'autre, avec ou sans contact. — 3° Télépathie à grande distance, avec conscience du transmeteur et du récepteur.

1° *Cas de la rue de Rennes* [1]. — Note de M. Guinard : « J'ai habituellement pour dentiste un de mes amis, installé loin de chez moi, dans le quartier de l'Opéra. Comme sa clientèle a pris une extension considérable, je n'ai pas le temps de faire de longues stations dans son salon d'attente, et je me suis décidé, au commencement de cette année, à demander quelques soins à un de ses collègues qui exerce à quelques pas de chez moi, M. Martial-Lagrange.

» Je donne ces détails pour bien montrer que

1. Extrait des *Annales des sciences psychiques*, n° de mai-juin 1893, p. 140-142.

je n'étais pas en relations avec ce dernier, car je l'ai vu pour la première fois au début de cette année, 1891.

» Un soir du mois de septembre, je me couchai comme d'ordinaire vers onze heures et demie ; je suis pris, vers deux heures du matin, d'une rage de dents des plus insupportables, et je reste éveillé tout le reste de la nuit. Je souffrais assez pour ne pas pouvoir m'endormir, mais non pas au point d'être dans l'impossibilité de penser à mes affaires courantes. Comme j'étais sur le point de terminer un mémoire sur « le traitement chirurgical du cancer de l'estomac », je passai une partie de la nuit à méditer sur ce sujet, et à faire le plan de mon dernier chapitre. Souvent mon travail de tête était interrompu par une poussée douloureuse plus aiguë, et je prenais la ferme résolution d'aller dès le lendemain matin trouver mon voisin, M. Martial-Lagrange, pour le prier d'arracher la dent malade.

» J'insiste sur ce point : pendant cette longue insomnie, ma pensée a été absolument concentrée sur ces deux objets (et cela avec d'autant plus d'intensité que tout était dans le calme et l'obscurité autour de moi) : d'une part mon mémoire sur le traitement chirurgical du cancer de l'estomac, où j'étudie l'extirpation de la tumeur au bistouri, et de l'autre le dentiste en question et l'ablation de ma mauvaise dent.

» Dès dix heures du matin, j'arrive dans le salon d'attente, et dès que M. Martial-Lagrange soulève la portière de son cabinet, il s'écrie : « Tiens, comme c'est bizarre, j'ai rêvé de vous toute la nuit. » — Je lui réponds en plaisantant : « J'espère au moins que votre rêve n'a pas été trop désagréable, bien que j'y fusse mêlé. — Mais au contraire, reprend-il, c'était un horrible cauchemar : j'avais un cancer de l'estomac, et j'étais obsédé de l'idée que vous alliez m'ouvrir le ventre pour me guérir. »

» Or, j'affirme que M. Martial-Lagrange ignorait absolument que cette nuit-là j'étudiais précisément cette question ; je ne l'avais pas rencontré depuis plus de six mois, et nous n'avons aucun ami commun. — J'ajouterai que c'est un homme de quarante-cinq ans environ, névropathe, très émotif.

» Voilà le fait dans toute sa simplicité. Ce n'est pas un racontar de seconde ou de troisième main, puisque c'est de moi-même qu'il s'agit. Est-ce une simple coïncidence ? Cela me paraît bien improbable. Ne serait-ce pas plutôt une observation à rapprocher des cas authentiques de télépathie ? Ce qu'il y a de particulier ici, c'est mon état de veille à moi, et c'est la pensée du dentiste influencé ou suggestionné pendant le sommeil.

» On dit couramment, probablement depuis des siècles, lorsqu'on s'occupé avec insistance de quelque absent : « Les oreilles ont dû lui tinter ». Ce dicton serait-il basé sur des faits de télépathie analogues au mien ? C'est une simple interrogation que je fais : je laisse à d'autres le soin d'y répondre. — Octobre 1891. — Dr Aimé Guinard, chirurgien des hôpitaux de Paris. »

Lettre de M. Martial-Lagrange : « Voici le

récit de mon rêve, ou plutôt de mon cauchemar.

» Il m'arrive souvent d'avoir un point douloureux à l'estomac. Ce soir-là pourtant, je me couchai sans avoir souffert ; ce qui ne m'empêcha pas toute la nuit de rêver que j'étais atteint d'un cancer du pylore. — Aussitôt je priai ma femme de vouloir bien prévenir le docteur Guinard pour qu'il vienne m'opérer. Ma femme et mon fils se mirent contre moi en me disant qu'il valait mieux, dans mon intérêt, prendre un chirurgien plus expérimenté et ayant plus de pratique. Mais je n'avais confiance que dans un seul homme, le docteur Guinard.

» Bref M. Guinard vient, me donne le chloroforme et m'endort. Comme dans tous les rêves, une parfaite guérison eut lieu. J'étais débarrassé de mon cancer, grâce à l'entêtement que j'avais mis à ne vouloir être opéré que par M. Guinard.

» La suite est plus curieuse : le matin, vers onze heures, je vois entrer dans mon cabinet le docteur Guinard, qui venait me trouver pour le soulager d'une douleur que lui causait une molaire. Quand je le vis, je fus un peu étonné, et mon rêve me revint à la mémoire. Je lui en fis part ; et de son côté il m'avoua qu'il avait rêvé que sa dent le taquinait[1], et qu'il fallait qu'il vînt me voir ce matin-là pour recevoir mes soins.

» Je sus alors que M. Guinard s'occupait d'écrire un traité sur le cancer de l'estomac, ce dont j'étais absolument ignorant, n'ayant pas vu le doc-

1. D'après la note du docteur Guinard, ce n'était pas un rêve, mais bien la réalité.

teur depuis trois semaines ou un mois. — Martial Lagrange, 17 novembre 1891. »

2° Les observations et les expériences du second groupe sont un peu différentes : il s'agit de transmission de pensée, le sujet et l'expérimentateur ayant tous deux conscience de la communication établie. Nous pouvons distinguer encore deux cas, selon qu'il y a ou non contact organique entre le transmetteur et le récepteur.

A. *Communication de pensée avec contact.* — Qu'on me permette de rapporter ici une expérience que j'ai faite moi-même en 1890 ou 1891, avec un suggestionneur et liseur de pensée, M. Albertini. C'était pendant les vacances ; je passais le mois d'août, comme je fais tous les ans, dans un petit pays au bord de la mer, dans la Somme. M. Albertini vint donner une séance dans la salle des fêtes de l'hôtel : c'était la première expérience à laquelle j'assistais. M. Albertini commença sa soirée par plusieurs tours de prestidigitation, de mnémotechnie prodigieuse, et quelques expériences de suggestion et de catalepsie sur une jeune femme qui voyageait avec lui, et qui lui servait de sujet. Il avait réservé la lecture de pensée pour la fin, et annonça qu'il pouvait deviner la pensée d'un des assistants qui consentirait à être de bonne volonté le transmetteur ; il lui demandait seulement, après avoir annoncé à voix basse et dans le secret à une ou deux personnes de l'assistance, l'acte qu'il lui ordonnerait mentalement d'accomplir, de vouloir intérieurement d'une façon continue et énergique l'accomplissement de cette action ; il lui demandait aussi de lui toucher simplement la main, et de le suivre partout, en ayant soin de se garder, pendant tout le temps de la recherche, d'aucun tressaillement intérieur, qui compromettrait tout. Puis il se fit bander largement et fortement les yeux. Nous étions là une cinquantaine de voisins habitant la même plage, et aucun soupçon de compérage ne pouvait planer sur la séance : un des assistants, que nous connaissions tous, prévint à voix basse son entourage de l'ordre mental qu'il formulait intérieurement, à une distance beaucoup trop grande pour être entendu de M. Albertini, et l'expérience commença dans le plus grand silence.

Au bout de quatre ou cinq minutes, le sujet, qui avait tâtonné à l'aventure, avec des mouvements brusques et nerveux, releva brusquement son bandeau, en déclarant qu'il ne pourrait rien trouver, parce que son suggestionneur ne voulait ni avec assez de suite ni avec assez d'énergie. Quelques rires discrètement incrédules firent comprendre au liseur de pensée qu'on prenait son explication pour une défaite. Il se déclara prêt à renouveler l'expérience avec une autre personne, en la priant instamment de faire tous ses efforts pour remplir, de son côté, les conditions indispensables au succès. Je me proposai, et M. Albertini accepta aussitôt. Trois personnes que je connaissais particulièrement étaient assises auprès de moi ; je leur confiai à voix basse l'ordre que je donnais mentalement à M. Albertini : il s'agissait de monter sur une chaise pour prendre au-dessus d'une des tables, autour de laquelle étaient assises plusieurs personnes, un béret accroché à un porte-manteau, et de le mettre sur sa tête. Je quittai ma place, et dis à M. Albertini que j'étais prêt ; il se fit bander les yeux avec deux serviettes, ma main droite toucha sa main gauche, et nous voilà partis. Le liseur de pensée s'orientait mal et lentement ; nous piétinâmes plusieurs minutes presque à la même place, lui semblant réfléchir fortement en lui-même comme quelqu'un qui cherche à rappeler un souvenir rebelle. Enfin, il s'approcha plus décidément du billard autour duquel il avait tourné, et demanda une chaise : nous étions à une certaine distance de la table à laquelle je songeais, il ne pouvait donc avoir trouvé ce que je lui ordonnais ; cependant il savait déjà qu'il y avait à monter sur une chaise, c'était donc une première étape dans la voie où il devait s'engager. Il monta sur le billard, lentement, comme quelqu'un qui n'est pas bien sûr de ce qu'il fait : il y avait au-dessus de ce billard un appareil d'éclairage au gaz à deux branches horizontales dirigées en sens contraire dans le même plan, et chacune de ces branches avait un abat-jour mobile en porcelaine ; une fois debout sur le billard, il prit un des abat-jour par la partie supérieure, mais le replaça presque aussitôt. Cette seconde analogie était frappante ; il savait maintenant qu'il lui fallait prendre un objet qui servait à en recouvrir un autre : l'idée était vague encore, mais cependant elle se dessinait de plus en plus dans son esprit. Il était convenu que je ne devais pas dire un mot ni faire un geste s'il se trompait : je ne bronchai donc pas, et il redescendit un peu désappointé. Il ne fit ensuite qu'aller et venir pendant deux ou trois minutes dans un espace restreint ; puis il se rapprocha un peu davantage de la table à laquelle je pensais toujours. Lorsqu'il fut auprès, il manifesta une certaine agitation, et frappa plusieurs fois le sol du pied. Quatre ou cinq personnes étaient assises autour de la table, et l'une d'elles seulement, une dame, avait un béret : M. Albertini après quelques instants posa la main sur le béret, et presque aussitôt le tira vivement à lui, décoiffant la dame un peu confuse : un instant il hésita avant de s'en coiffer lui-même, puis le remit décidément sur la tête de la dame qui, heureusement, n'avait pas bougé. Enfin il demanda une chaise, et vivement, sans hésiter, il prit au-dessus de la table le béret accroché et le mit sur sa tête.

J'ai voulu reconstituer aussi exactement que me le permettaient mes souvenirs très présents, l'expérience avec toutes ses phases : elle avait duré longtemps, assurément dix minutes au moins, et j'attribue les lenteurs de M. Albertini et ses incertitudes à ce qu'il était très fatigué, autant par le travail de toute sa soirée que par cette dernière épreuve. De mon côté, c'était la première fois que je voulais en autrui, et j'étais forcément un peu novice. L'expérience me semble, en tout cas, très intéressante et très probante, car il me paraissait clair que mon sujet avait déchiffré lentement et laborieusement ma pensée.

M. Ch. Richet, le distingué collaborateur des *Annales des sciences psychiques*, rapporte une expérience toute semblable faite avec le liseur de pensée Pickman dans une séance publique, que nous ne croyons pas sans intérêt de rapprocher de notre expérience personnelle: « Bien qu'il eût les yeux bandés, je le fis se tourner du côté de la scène, et m'éloignai un peu de lui, afin qu'il ne pût trouver aucune indication dans les quelques mouvements que je pourrais faire pendant que j'arrêterais, dans ma pensée, l'acte qu'il devait accomplir.

» Je décidai en moi-même de ne faire aucun mouvement, et je renonçai par conséquent à aller cacher quelque chose quelque part. Après avoir promené les yeux quelques secondes dans la salle, j'avisai un spectateur qui occupait le troisième fauteuil de l'avant-dernier rang, du côté gauche de la salle ; ce monsieur avait une superbe cravate qui tirait l'œil, et qui me permettait de guider mentalement Pickman sans la moindre hésitation: je m'arrêtai à l'idée de faire aller celui-ci toucher cette magnifique cravate.

» Je dis à Pickman : « J'ai choisi, vous pouvez aller. » Il me prit la main pendant quelques secondes, la porta à sa tempe, suivant son habitude, et partit. Il s'engagea d'abord, bien malgré moi, dans une rangée de fauteuils qui n'était pas la bonne ; j'employai ma volonté à l'en faire sortir et à lui faire suivre le bon chemin. Il me prit de nouveau la main, fit quelques pas de plus, et entra là où il fallait. Il porta d'abord sa main sur le premier spectateur ; je m'efforçai de l'en éloigner et de le faire avancer jusqu'au troisième. Il alla enfin devant lui, et après avoir tâté sa poitrine, puis sa tête, ses mains s'arrêtèrent sur sa cravate. Je suspendis alors l'action de ma volonté, mais Pickman ne s'arrêta pas, continua à tâtonner, puis revint à la cravate qu'il toucha de nouveau, et dont il fit mine d'arranger le nœud.

» Ma volonté avait été constamment et très énergiquement employée à le faire aller où il fallait, et pour y mieux parvenir, sans cesser de penser au but, je m'efforçais d'actionner, par impulsion mentale, ses jambes quand il fallait qu'il marche, ses mains quand il devait toucher l'objet.

» Quand je dis quel était l'acte à accomplir, le public trouva l'expérience réussie et applaudit. J'étais moins satisfait: je m'étais rendu compte que Pickman n'avait *pas toujours* bien saisi ma pensée, puisqu'il s'était d'abord engagé dans une fausse piste, et puisque tandis que j'avais cessé d'agir, il continuait à chercher sans se rendre compte s'il avait réussi, ni si je cessais de le guider... Donc, Pickman s'est trompé : 1° en s'engageant dans la mauvaise rangée ; 2° en s'arrêtant au premier spectateur de la bonne ; 3° en accomplissant, sur la personne choisie, plusieurs actes sans distinguer lequel était le véritable, et sans se rendre compte s'il avait réussi, ni à quel moment il avait atteint le but fixé.

» Il serait pourtant injuste de ne pas reconnaître qu'il a fini par trouver la personne voulue, et que c'est à sa cravate qu'il s'est le plus arrêté ; mais si je considère comme imprudent de nier qu'il a été influencé par ma pensée, je considère qu'il serait plus imprudent encore d'admettre que la divination tient, dans cette expérience, une plus grande place que le hasard. Il m'a pris la main à plusieurs reprises, en effet, avant d'entrer dans la bonne rangée et d'arriver devant la personne choisie, et il serait téméraire d'affirmer qu'il n'y a pas eu, de ma part, quelques mouvements inconscients, qui lui ont fourni les indications nécessaires ; cela étant admis, tout le reste, demeuré fort vague, reviendrait évidemment au hasard [1]. »

M. Ch. Richet, par excès de scrupule scientifique, est peut-être un peu trop exigeant sur la valeur des conclusions à tirer de son expérience : il n'en est pas moins vrai que le fond de ses observations et de ses réserves reste juste. L'objection la plus grave à faire, et qu'on a faite souvent, est la possibilité d'indications fournies au *liseur de pensée*, par la perception de contractions fibrillaires infiniment petites, pendant le contact des mains. A propos des séances données par M. Stuart Cumberland un peu partout en Europe, il y a quelques années, le professeur Preyer et M. Ch. Richet précisément ont expliqué les résultats obtenus par la perception, grâce à une hyperesthésie tactile, de mouvements musculaires involontaires, et imperceptibles pour un système nerveux normal ; M. Gley a même inscrit par un appareil enregistreur les contractions et les pressions.

Dans ces conditions, il n'y aurait aucun fond à

1. *Annales des sciences psychiques*, mars-avril 1893, p. 104-106.

faire, en réalité, sur les expériences de communication de pensée avec contact : il y a trop d'indéterminations et trop d'inconnues dans le problème. Voyons du moins si la transmission de pensée sans contact nous donnera de meilleurs résultats.

B. *Communication de pensée sans contact.* — *a*) Expériences de M. Desbeaux avec M. G. [1].

« Le 23 mai 1891, je fais asseoir dans un coin obscur du salon M. G., agrégé ès sciences physiques, pour qui ces sortes d'expériences étaient absolument inconnues. Il est neuf heures du soir ; M. G. a les yeux bandés et la face tournée vers le mur. Je me place à 4 mètres de lui, devant une petite table où reposent deux lampes.

» *Première expérience.* Sans bruit et à l'insu de M. G., je prends un objet et je le tiens en pleine lumière. J'y concentre mes regards et je veux que M. G. voie cet objet. — Au bout de 4 minutes 30 secondes, M. G. m'annonce qu'il voit un *rond métallique.* Or l'objet était une *cuillère d'argent* (petite cuillère à café) dont le manche disparaissait dans ma main, et dont je ne fixais que la palette d'un *ovale peu allongé.*

» *Deuxième expérience.* M. G. voit un *rectangle brillant.* Je tenais une tabatière en argent.

» *Troisième expérience.* M. G. voit un *triangle.* J'avais dessiné, à gros traits, sur un carton, un *triangle.*

» *Quatrième expérience.* M. G. voit un *carré avec arêtes lumineuses* et avec des *perles brillan-*

1. Nous reproduisons cette série d'expériences d'après les *Annales des Sciences psychiques*, année 1891, p. 260-262.

tes; tantôt il voit deux perles seulement, tantôt il en voit plusieurs. — Je tenais un objet dont il n'était guère possible de soupçonner chez moi la présence : c'était un gros *dé* en carton blanc, la lumière éclairait vivement ses *arêtes*, et donnait aux *points* gravés dessus des reflets *brillants* de perles noires.

» *Cinquième expérience*. M. G... voit un *objet transparent avec filet lumineux formant ovale au fond*. — Je tenais une *chope à bière en cristal taillé, à fond ovale.*

» Voilà, je pense, cinq expériences faites dans des conditions excellentes de contrôle et de sincérité, qui peuvent être considérées comme ayant réussi. » Viennent ensuite deux expériences, où M. G... devient transmetteur, et M. Desbeaux récepteur ; l'une manque, et l'autre réussit à moitié seulement.

b) Expériences faites par Pickman dans les bureaux du *Petit Journal*. — Le *Petit Journal* raconte ainsi, dans son numéro du 21 mars 1892, les expériences auxquelles s'était prêté Pickman, quelques jours auparavant, dans les bureaux de la rédaction :

« On enveloppe la tête de Pickman dans une ouate épaisse que recouvre une épaisse serviette. Il ne peut ni voir ni entendre. — Ordonnez, me dit-il. Dites à l'un de ces messieurs [1], à voix basse, hors de la pièce où nous sommes, ce que vous vou-

1. « Nous étions là, dit le narrateur, une quinzaine, tous de la maison, sans que l'ombre d'un soupçon pût effleurer la bonne foi de chacun de nous. »

lez que je fasse. Et cet ordre que vous aurez donné, je l'exécuterai comme si je l'entendais de votre bouche. La personne à qui vous l'aurez communiqué, me suivant pas à pas dans la recherche que je ferai pour vous obéir, n'aura qu'à penser au but final. C'est tout ce que je lui demande. La pensée, je la suivrai ; c'est à elle que j'obéirai ; le but, je l'atteindrai presque immédiatement, comme si la personne en question me l'indiquait par le geste ou la parole.

» — Je veux, murmurai-je à l'oreille du paisible Cyclamor, je veux que M. Pickman sorte de cette pièce où nous sommes, qu'il trouve le chemin de notre bureau télégraphique, qu'il en ouvre la porte, qu'il aille à l'un des appareils Hughes, celui de droite, et qu'il mette le doigt sur la touche où est représentée la lettre M.

» Etait-ce assez compliqué ? — Moins de deux minutes après, Pickman s'était orienté, avait ouvert trois portes, franchi deux couloirs, pénétré dans le bureau télégraphique, au grand ébahissement des employés de service, marché droit à l'appareil Hughes, et touché la lettre M de son index, absolument comme si c'était à lui que j'eusse donné verbalement ces indications.

» Pour renouveler l'expérience, on lui donne mentalement l'ordre d'aller dans une autre pièce où se trouve un grand meuble que nous appelons entre nous le *columbarium*, par analogie avec celui du Père La Chaise. C'est un vaste bahut à vingt-quatre tiroirs énormes, où sommeillent, en attendant le réveil de l'actualité, les portraits clichés de gens qui ne sont pas tous morts — au contraire, — mais qui sont, hélas ! destinés à mourir un jour, suivant la commune loi. Ils sont là tout prêts, non seulement en vue de cette échéance funeste, mais encore en prévision d'un événement qui les mette en lumière, et qui justifie l'apparition ou la réapparition de leur portrait dans le *Petit Journal*.

» On donne donc mentalement à Pickman l'ordre d'aller à ce meuble, d'y ouvrir le tiroir étiqueté A, et d'en extraire le premier cliché qui lui tombera sous la main.

» Aussitôt dit, aussitôt fait. Avec une précision effrayante, tout nerveux, comme s'il souffrait d'un effort surhumain, Pickman arrive dans la pièce, va au meuble, ouvre le tiroir A et y prend un cliché. — On bat des mains, mais ce n'est pas tout. — Je tiens, nous dit-il, une boîte dans lequel il y a un objet lourd (le cliché de plomb). Il y a quelque chose d'écrit sur cette boîte ? — Oui, répond le suggestionneur Cyclamor. (En effet, chaque cliché est mis dans une boîte qui porte indiqué à l'encre le nom du personnage représenté.) — Eh bien ! asseyez-moi sur une chaise, devant une feuille de papier, je vais vous l'écrire, ce nom.

» Pickman trace alors d'une main fiévreuse cette ligne :

EMP.... IMPÉRAT... D'AUTRICHE.

» Nouveaux bravos, c'est bien cela. — Mais, ajoute Pickman quand on l'a délivré de son bandeau, mon suggestionneur (il l'appelle son guide) a dû laisser flotter sa pensée ; c'est pourquoi j'ai hésité entre *empereur* et *impératrice*, alors que je vois maintenant sur ce bout de carton : *Impératrice d'Autriche*. — En effet, dit alors notre collaborateur. J'avais lu sur le couvercle : ... *d'Autriche*, mais je n'avais pas pris la peine de remarquer s'il y avait *empereur* ou *impératrice*. Mon esprit n'était pas fixé sur ce point.

» C'est donc l'hésitation de son guide mental qui a fait hésiter Pickman. Rien ne saurait mieux établir le procédé de suggestion auquel un tel cerveau est soumis à l'état de veille.....

» Bien mieux. Un de nos collaborateurs lui ayant demandé s'il devinerait le nom écrit sur une carte de visite qu'il avait dans sa poche, Pickman a sur-le-champ tracé le nom, le prénom, tels qu'ils étaient gravés sur la carte de visite !

» Enfin, quelqu'un ayant dessiné, hors de la vue de Pickman, une ligne capricieuse à la craie, avec des marques d'arrêt de place en place, le liseur de pensée, introduit dans la pièce les yeux bandés, a suivi pas à pas les contours de la ligne blanche, faisant une pause exactement à tous les endroits marqués. »

Cependant le même Pickman, qui a si souvent émerveillé le public accouru à ses séances, n'a pas toujours réussi aussi bien à deviner la pensée. Voici une expérience faite avec lui par M. Richet, et qui en somme n'a guère donné qu'un résultat incertain. Nous laissons la parole à M. Richet : « M. Pickman est venu chez moi, en février, un soir, vers 9 heures, et m'a trouvé seul. Il était avec un jeune homme que je ne connais pas. Il m'a proposé de me montrer diverses expériences de transmission de pensée, mais je ne lui ai pas caché que les expériences faites devant un nombreux public ne me satisfaisaient aucunement, et que d'ailleurs, pour bien rigoureusement démontrer la transmission de la pensée, il était nécessaire, et *absolument nécessaire*, que la chose à deviner fût devinée sans que le transmetteur pût assister aux incertitudes du divinateur.

» Après quelques hésitations, M. Pickman accepta de tenter l'expérience telle que je la lui indiquais. Il me paraît que de cette manière on élimine rigoureusement et sans contestation possible toute hypothèse autre que la transmission mentale (ou lucidité) et le hasard.

» Un jeu de cartes de 52 cartes est étalé sur une table : je prie M. Pickman et son compagnon de sortir de la chambre. Les cartes sont rangées par quatre séries de treize cartes disposées au hasard. Avec un livre quelconque, dans lequel je cherche, en l'ouvrant au hasard, le nombre qui se rapproche le plus de 13, puis le nombre qui se rapproche le plus de 4, j'arrive en deux tirages à déterminer une des 52 cartes étalées. Bien entendu, je ne touche pas à cette carte, ni à aucune autre, et je me contente de regarder quelques secondes la carte indiquée par le sort. Cela fait, j'ouvre la porte à M. Pickman, et je l'introduis dans ma bibliothèque, en ayant soin de tourner le dos aux cartes étalées sur la table, et de ne pas les regarder ; de sorte que rien ne peut indiquer à M. Pickman, quand il touche successivement les cartes étalées sur la table, qu'il est en bonne ou en mauvaise voie. A partir du moment où M. Pickman est entré dans la bibliothèque, je n'ai pas regardé les cartes. Voici le résultat de cette expérience qui, je le répète, me paraît, quant à la méthode, irréprochable.

» La première fois, M. Pickman me désigne deux cartes; or, il s'est trouvé que l'une de ces cartes était bien celle que le sort avait désignée. C'était là un résultat très remarquable, et j'avoue que j'en ai été surpris, et très agréablement surpris, pensant que c'était enfin la démonstration formelle du fait de la lucidité. Malheureusement, dans trois expériences qui suivirent, M. Pickman désigna encore deux cartes : il s'est trompé ainsi six fois. Cela fait donc, en tout, sur huit expériences, avec une probabilité de $\frac{1}{32}$, un succès et 7 échecs ; et il n'est pas possible de dire que le succès n'est pas dû au hasard.....

» Malheureusement, je ne sais pour quelle cause, M. Pickman n'a pas recommencé cette expérience avec moi, quoiqu'elle constitue en somme plutôt un succès qu'un échec. »

Cette expérience laisse à l'état de problème la question de savoir si la transmission de pensée est possible. M. C. Richet explique d'une manière assez plausible cependant, les insuccès répétés de M. Pickman. « A vrai dire, il semble que dans cet ordre de phénomènes la lucidité, si tant est qu'elle existe, s'épuise vite; de sorte qu'il n'est pas bon de répéter souvent les expériences. Il vaut mieux s'arrêter au bout d'une ou deux tentatives, et recommencer le lendemain, alors que l'esprit n'est pas troublé par les apparences et les images des cartes antérieures qui s'enchevêtrent dans l'esprit. »

Et il ajoute, pour finir, cette réflexion très juste: « Il me paraît, en définitive, pour que la démonstration de la transmission mentale soit établie d'une manière irréprochable, que les conditions suivantes doivent être réalisées :

» 1° La chose à deviner doit se calculer facilement (par le calcul des probabilités) ; 2° elle doit être désignée par le sort ; 3° le transmetteur ne doit pas assister à la recherche faite par le divinateur ; car, s'il y assiste, il ne manquera pas, par ses mouvements inconscients (tremblements, jeux de physionomie, regards, respiration, etc.), de mettre le divinateur sur la voie de ce qui est à trouver [1]. »

Il en résulterait que parmi les conditions les meilleures à réaliser pour que la communication de pensée fût démontrable, serait l'éloignement du transmetteur et du divinateur : ce sont les cas que nous allons examiner à présent.

3° *Communication de pensée à longue distance.* — L'incrédulité envers le magnétisme se manifeste non moins vivement à l'égard de la télépathie. « Qu'on nous montre, nous demande-t-on, qu'on nous montre donc une fois un fait bien constaté de télépathie, de communication de pensée à dis-

1. *Annales des Sciences psychiques*, mars-avril 1893, p. 101-103.

tance : alors nous croirons, et encore? » Mais il n'est pas malaisé d'en découvrir dans les ouvrages spéciaux; il ne faut seulement que les accueillir sous la réserve et la garantie d'une critique sévère. Ces faits sont plus curieux encore à étudier que ceux qui précèdent, à cause de l'éloignement du transmetteur et du récepteur, l'un et l'autre conscients d'ailleurs des expériences qu'ils font en collaboration. Le récit en est emprunté aux *Annales des Sciences psychiques*, année 1891 : sur quatre expériences tentées, une a échoué, voici le compte rendu des trois autres :

« *Expériences de MM. E. Desbeaux et L. Hennique.* — Avec mon ami Léon Hennique, j'ai essayé de faire de la télépathie à longue distance : Hennique se trouvant en villégiature à Ribemont (Aisne), moi restant à Paris, séparés tous deux par 171 kilomètres. Il a été convenu qu'Hennique serait, ou mieux tâcherait d'être le transmetteur, et que notre premier essai aurait lieu dans la nuit du 11 au 12 juin dernier, à minuit et demi. Je ne saurais mieux faire que de transcrire ici les lettres que nous avons échangées au sujet de ces expériences :

» *Première expérience.* — « Paris, nuit du 11 au
» 12 juin 1891. Mon cher Hennique, il est minuit
» et cinquante-cinq minutes, et je vous apprends
» ce que je viens de voir. A minuit trente, je m'ins-
» talle dans un fauteuil, tourné autant que pos-
» sible dans la direction de Ribemont. J'ai les yeux
» bandés : la lampe est derrière moi sur la table.
» Au bout d'un certain temps, je vois un V bril-

» lant; puis de légers nuages, semblables à une
» phosphorescence scintillante, paraissent, dispa-
» raissent, reparaissent, sans forme appréciable ;
» une interruption, et soudain, très brillant, très
» visible, mais restant à peine deux secondes, un
» bouquet, une *gerbe de fleurs*.

» J'attends dans la même position assez long-
» temps, mais plus rien ne se montre. Je me dé-
» cide à retirer mon bandeau : il est douze heures
» cinquante-cinq. Je suis bien curieux de savoir
» ce que vous avez voulu me transmettre.
» — Em. Desbeaux. »

» R. — Ribemont, 13 juin 1891. Mon cher Des-
» beaux, j'ai pris un livre, et j'attends l'heure de
» la communication. Le livre est assommant, et je
» m'assoupis. A minuit quarante, réveil brusque,
» sans raison aucune. J'ai décidé que vous verriez
» ma lampe, et, tourné vers Paris, je veux qu'elle
» vous apparaisse chez vous où va ma pensée. Ma
» lampe a un abatjour japonais où se trouvent
» peints, d'un côté un martin-pêcheur sur un pi-
» quet, de l'autre une *gerbe de fleurs*. La lampe
» est éteinte, mais presque sous elle une veilleuse
» fait transparaître *les fleurs*. J'ai voulu environ
» six minutes, puis ma volonté s'est épuisée.

» Je reçois votre lettre. D'après ce qui précède,
» il y aurait donc eu commencement du phéno-
» mène, une réussite partielle. J'y ajoute que dans
» la cage ovale du verre de ma lampe, je le vé-
» rifierai, la veilleuse devait se refléter en V. —
» L. Hennique.

» *Deuxième expérience*. — « Paris, 18 juin 1891,

» 11 h. 1/2 du soir. Mon cher Hennique, j'ignore » si vous avez eu ma lettre à temps, et si vous » avez pu tout à l'heure « faire de la télépathie » » avec moi ?

» Pour ma part, à 11 heures, assis dans mon » fauteuil, tourné dans votre direction, les yeux » bandés, tenant votre dernière lettre dans mes » mains, j'ai bientôt vu une petite ampoule de » verre d'un dessin très net ; puis de légers nuages » se sont succédé, cherchant à prendre forme ; » enfin un dernier nuage phosphorescent s'est con- » densé *en boule*, *en sphère*, *pleine et lumineuse*.

» Après un temps que, les yeux bandés, j'évalue » à six minutes, peut-être à dix, je n'ai plus rien » vu. J'ai attendu néanmoins, et quand j'ai retiré » mon bandeau, la pendule marquait 11 h. 20. » Je suis donc resté 10 ou 14 minutes sans plus » rien voir.

» Il est intéressant pour moi de savoir : 1° si » vous avez fait l'expérience ; 2° si vous l'avez » faite dans ce laps de temps, de 11 h. à 11 h. 6 » ou 10 minutes. J'attend votre réponse. — » Em. Desbeaux.

» R. — Ribemont, 18 juin 1891. Mon cher Des- » beaux, ce soir 18 juin, 11 heures sonnent. C'est » l'heure convenue. Je prends un *globe de lampe*, » et je le dépose *en pleine lumière*, sur ma table, » sous mon abat-jour. Aussitôt, je me mets à » penser à vous : tourné vers Paris, je suis les » principales stations qui nous séparent, Saint- » Quentin, Tergnier, Chauny, Compiègne, Creil, » Chantilly, Paris. J'arrive dans votre rue, et ma

» pensée monte chez vous, dans votre salon. Là, » je commence de vouloir que mon *globe* soit vu » par vous. Dix minutes au moins, j'ai persisté » dans ce vouloir.

» 19 juin. Je reçois votre lettre. L'expérience a » parfaitement réussi, puisque vous m'apprenez » que vous avez vu *une boule, une sphère pleine et* » *lumineuse*. C'est extraordinaire ! — L. HENNIQUE.

» *Quatrième expérience*[1]. Paris, 2 septem- » bre 1891. — Mon cher Hennique, il est » 11 h. 1/2 du soir. Je retire le bandeau, chambre » noire où depuis 11 heures mes yeux attendaient » une image télépathique, et rien n'est venu !

» Je n'ai vu que du noir ! Ne suis-je plus assez » entraîné ? Avez-vous oublié ? Renseignez-moi. » — EM. DESBEAUX.

» R. — Ribemont (Aisne), 4 septembre 1891. » Mon cher Desbeaux, *ce que je voulais a par-* » *faitement réussi*. Il s'agissait de savoir si des » images télépathiques ne se présenteraient pas à » vous contre ma volonté. J'ai tâché de vous » isoler, c'est-à-dire de vous débarrasser des » préoccupations ambiantes, j'ai voulu que vous » soyez (*sic*) seul, bien seul, mentalement. Vous » n'avez rien vu. Donc la preuve de ma volonté » vous suggérant des dessins dans les expériences » précédentes me semble près d'être faite. — » L. HENNIQUE[2]. »

Il est permis de rapporter à cette forme de télé-

1. La troisième a complètement manqué, comme nous l'avons dit.
2. *Annales des Sciences psychiques*, année 1891, p. 262-265.

pathie qu'on peut appeler *télépathie active*, les deux cas suivants rapportés par M. le Dr A. Gibotteau, ancien interne des hôpitaux de Paris. Il avait rencontré dans un hôpital une nommée B... J..., qui lui avait semblé un excellent sujet ; après avoir exercé son influence sur elle avec succès, en provoquant chez elle le sommeil à distance, il essaya avec plus de succès encore de se soumettre à son tour à son influence, et il trouva aussitôt en elle, grâce sans doute à l'intervention énergique de la volonté dont il avait constaté chez elle des exemples nombreux, un *agent* remarquable : ce rôle actif de la volonté, par parenthèse, distingue absolument B... J... de la plupart des sujets analogues, qui sont ordinairement tout spontanés. Voici donc les deux exemples de télépathie rapportés par le Dr G... :

1° « B... prétendait m'empêcher de remonter le boulevard Saint-Michel vers l'Observatoire, place où je ne passais pas très souvent ;... à plusieurs reprises, sur ce chemin, je sentis son influence, et sous deux formes très diverses : une fois je sentis une faiblesse spéciale dans les jambes, qui étaient comme paralysées. C'était comme si j'avais eu sur les épaules un poids trop lourd. Si je revenais sur mes pas, je me sentais léger et alerte. D'autres fois, j'avais une certaine difficulté à avancer, comme si j'eusse lutté contre un vent très fort, ou plutôt — la sensation étant limitée aux jambes, — contre un courant d'eau où j'eusse été jusqu'à la ceinture. Je me suis amusé à observer cet effet que je rapportais très bien à B... Si je me retournais, l'effet était inverse, le courant m'entraînait vers la Seine, et j'avais de la peine à m'empêcher de courir. J'ai eu chacune de ces impressions trois ou quatre fois [1]. »

2° Voici maintenant le second fait, non moins curieux que le précédent : « Un soir d'été, vers 8 heures, je l'attendais chez moi. J'étais sur le balcon, regardant la rue. Je sentais très vivement sa présence, depuis quelques minutes, et je supposais qu'elle s'attardait dans le voisinage. Je vis alors passer derrière moi, comme sur le mur, un reflet blanc. La réverbération du soleil, sur une fenêtre que l'on déplace, imite bien cela, mais il n'y avait ni soleil, ni lune, ni lanternes allumées, car il faisait encore grand jour. Je sentais très vivement l'influence de B... Presque aussitôt, je crus entendre dans la chambre un ou deux petits cris aigus comme ceux d'une souris. Je supposais toujours que c'était B... Elle arriva presque aussitôt, et interrogée avec les formes convenables, elle me raconta qu'elle avait voulu d'abord se montrer elle-même sur le balcon, ensuite me faire entendre des cris comme ceux de son bébé, un enfant de quelques mois [2]. » Ces expériences, et plusieurs autres analogues, ont été faites avec B... J... de septembre à décembre 1888.

Ce qui distingue nettement ces deux faits des expériences précédentes réalisées par MM. Desbeaux et Hennique, c'est que, dans le cas des hallucinations télépathiques provoquées par B... chez

1. *Annales des Sciences psychiques*, septembre-octobre 1892, p. 264-265.
2. *Ibid.*, p. 263.

le Dr Gibotteau, le transmetteur seul était conscient de la transmission, le récepteur étant toujours surpris à l'improviste. — L'éloignement du transmetteur et du récepteur peut être parfois considérable. Dans d'importantes expériences, faites récemment au Havre, MM. Gibert et P. Janet ont pu endormir seize fois un sujet, à des distances qui variaient de 6 ou 7 mètres à 2 kilomètres.

Ne peut-on pas aussi considérer comme des cas de télépathie bien et dûment constatés, les exemples que cite Charpignon [1], de consultations de somnambules à distance, avec des mèches de cheveux, pour traiter des malades ? Il en rapporte un certain nombre, surtout aux pages 201-202, 254, 255, 256-257, 257-262, 262, 263, 264 : voilà huit observations dans lesquelles il y a eu télépathie à n'en pas douter ; et dans les cas où il y a eu sympathisme, la télépathie se double d'extériorisation de la sensibilité.

Nous trouvons encore un exemple bien caractéristique de transmission de pensée, *sans volonté de la part du transmetteur*, à la page 250 de Charpignon : une somnambule, magnétisée par lui, avait ordonné des remèdes qu'il avait jugés trop violents, et il avait dédoublé les doses ; le lendemain, le premier mot de la somnambule, une fois mise dans l'état de rapport par le magnétisme, fut pour dire : « Il est inutile de m'endormir maintenant, puisque vous n'avez pas confiance en moi ;

1. Voy. à la fin du volume, la note A, sur *un cas de vision à distance, et un cas de rétrovision sympathique*, d'après W. Gregory.

vous n'avez donné que la moitié de ce que je voulais.... »

Voilà, assurément, de très étranges phénomènes [1] : assurément aussi, ils n'ont rien de surnaturel, et il faut en chercher une explication positive ; que cette explication soit aisée à trouver dans l'état actuel de nos connaissances, c'est une autre question. L'hypothèse peut ici se donner libre carrière, mais entre les suppositions proposées, on peut faire une place d'honneur, pourrait-on dire, à celle qui cadre le mieux avec les connaissances acquises sur la nature de l'homme et de l'univers, et qui repose sur des analogies prudentes et légitimes. C'est bien le cas, il nous semble, pour l'hypothèse du magnétisme vital, et c'est ce que nous espérons montrer à présent dans la seconde partie de ce travail, où nous allons rapprocher l'hypothèse mesmérienne, plus ou moins modifiée, des résultats les plus récents des sciences physiques et naturelles principalement.

1. *Physiologie*, *médecine*, etc.

SECONDE PARTIE

INDUCTIONS SCIENTIFIQUES

CHAPITRE PREMIER

A. INDUCTIONS BIOLOGIQUES. — DE L'ÉLECTRO-MAGNÉTISATION DE TOUS LES CORPS VIVANTS. — ANALOGIES DES ANIMAUX AUX PLANTES. — DU MÉMOIRE DE J.-P. GASC SUR L'INFLUENCE DE L'ÉLECTRICITÉ DANS LA FÉCONDATION DES PLANTES ET DES ANIMAUX. — DU VIEILLISSEMENT ARTIFICIEL DES VINS PAR L'ÉLECTRICITÉ.

La conclusion à laquelle aboutit la première partie de notre travail est donc celle-ci : nous avons rencontré quatre ordres connexes de faits, déviations de l'aiguille du galvanomètre à fil d'argent de M. de Puyfontaine, produites par le courant corporel ; effluves magnétiques visibles par des sensitifs, dans des conditions qui équivalent à un enregistrement physique des phénomènes ; extériorisation de la sensibilité par M. de Rochas ; divers cas de transmission de pensée et de télépathie. Tous ces faits nous semblent pouvoir s'expliquer seulement par l'hypothèse d'un fluide que la volonté est capable de diriger, et auquel les autres organismes dans certaines circonstances sont particulièrement sensibles. Mais en dehors des efforts à faire pour arriver à une vérification *directe* de l'hypothèse, nous pouvons tenter, par voie d'analogies et d'inductions, une vérification *indirecte*. Nous chercherons d'abord quels sont les faits physiologiques, soit chez les animaux, soit chez les végétaux, analogues aux faits étudiés, et dans lesquels il serait légitime de faire rentrer ceux-ci, comme des cas particuliers dans la règle générale.

C'est un lieu commun, que tout être vivant emprunte au milieu ambiant où il naît et se développe, les éléments nécessaires à sa formation et à sa croissance ; et c'est ainsi que tous les agents physiques, chaleur, électricité, lumière, fournissent leur contingent pour la naissance, la nutrition et le développement complet du vivant, animal ou plante. Il est donc assez naturel d'admettre l'électro-magnétisation de tous les êtres vivants, et de faire une large place à l'électricité et au magnétisme dans l'explication des faits organiques. C'est ce qui ressort avec une forte évidence d'un *Mémoire*, publié en 1823, par mon grand-père, J.-P. Gasc, *sur l'influence de l'électricité dans la fécondation des plantes et des animaux* [1] : tout en réservant les conclusions trop mécanistes de l'auteur,

1. Paris. Imprimerie de J. Tastu, rue de Vaugirard, n° 36, in 8°.

qui n'admet pas un principe vital spécial, et a une tendance exagérée à expliquer physiquement les lois de la vie [1], nous croyons qu'il y a beaucoup à retenir de cette étude, quant aux faits signalés.

« J'avais cru trouver, dit-il, dans la nature du pollen, et dans l'état des étamines et du pistil, assez de motifs de regarder la fécondation comme déterminée par un phénomène électrique, ou du moins l'électricité comme le véhicule au moyen duquel la vie se transmettait, lorsque, en 1805, j'osai le dire publiquement dans un cours d'histoire naturelle que je faisais à Cahors. La commotion dont l'ovaire était le terme, semblait porter dans la graine une certaine quantité de fluide électrique qui aussitôt exerçait son action et la continuait jusqu'à une époque variable, selon les espèces des plantes et selon les circonstances.

» Cette action expansive perfectionnait l'organisation de la graine, et en disposait les matériaux pour former l'embryon. Ces deux effets commen-

1. Comme par exemple ces déclarations, auxquelles il nous est impossible de souscrire : « *La force de cristallisation* est inconnue dans sa nature comme les autres, et on la regarde, en attendant, d'après les apparences, comme un genre d'attraction. Pourquoi ferait-on plus de difficulté pour les plantes ?... La constance des formes dans les corps organisés est absolument la même que celle des cristaux ; et l'on peut la considérer comme entièrement indépendante de tout principe de vie... » On peut ainsi réduire « la végétation à un simple mécanisme, et on *la fait rentrer dans la classe des phénomènes physiques* ;... on se met dans le cas de l'étudier avec plus de succès qu'en établissant un être que nous ne comprenons point, un *principe vital* » (p. 30-32). On sent dans tout cela l'influence de l'esprit ultra-positif du XVIIIe siècle, si nettement hostile à toute vue métaphysique.

çaient au même instant, et étaient ensuite toujours simultanés. La plante avait donc commencé à exister dans la graine avec la commotion elle-même : elle avait consisté d'abord en un point qui s'était insensiblement étendu. Comme toutes les parties de cette plantule étaient molles, flexibles, élastiques, elles devaient céder à l'impulsion puissante qu'elles avaient reçue, et la plante s'organisait de plus en plus. Cette impulsion ne cessait de produire son effet que lorsque toute la graine, privée de son humidité par la maturité, avait cessé elle-même de lui céder en perdant son élasticité »[1].

Ainsi donc l'électricité serait la force impulsive qui détermine la fécondation. L'auteur va plus loin : « Si la vie de la graine et sa germination étaient des phénomènes électriques, la végétation devrait en être un, puisqu'elle n'est que la suite de la germination. C'est en effet ainsi que je la considérais. Le fluide électrique, disais-je, par sa force expansive tend à multiplier les surfaces, à les étendre ; les substances nécessaires à la composition de la plante lui sont fournies en abondance ; et ces substances... se rangent dans l'ordre qui leur est assigné,... et se combinent d'une manière plus ou moins inconnue. Ainsi se concevraient assez bien la tendance qu'ont toutes les parties des plantes à affecter la forme lamelleuse, le développement des tubes, la formation des pores, la propriété électrique des arbres et de certains *produits immédiats* de la végétation, tels que

[1] P. 23-24.

les corps résineux et le succin, dans lequel on a reconnu pour la première fois le fluide électrique[1], etc. ».

Voilà l'hypothèse nettement formulée : tous les phénomènes de la végétation dépendent étroitement de l'électricité, qui en est tout au moins un facteur essentiel. Quels faits peuvent être invoqués à l'appui ? D'abord celui-ci : « Des graines électrisées ont constamment germé plus vite. Peut-être même que leur germination serait plus accélérée encore si, aux conditions ordinaires, l'on pouvait joindre l'accumulation du fluide électrique sur la graine dans la terre même, où si on l'arrosait avec de l'eau chargée d'électricité[2]. » Ce seraient là assurément des expériences curieuses à tenter, et des plus instructives. Mais les vérifications les plus importantes devaient venir des expériences directes. Ce n'était pas assez, dit J.-P. Gasc, de signaler « l'influence aujourd'hui bien reconnue de l'électricité dans la germination et la végétation, la rapidité avec laquelle les orages font germer certaines plantes, l'action que le fluide électrique exerce sur toute la nature... Il fallait des expériences.... J'enlevai, avant l'ouverture des fleurs, les étamines d'un lis, de haricots et d'autres plantes, et j'électrisai les pistils. Quelques fleurs périrent, autant sans doute par l'effet d'une électricité trop abondante, que par le déchirement de quelques pétales et la suppression des étamines.

1. P. 27-28.
2. P. 27.

Quelques-unes de celles qui se conservèrent donnèrent des graines fécondes.

» Ces faits n'étaient point encore suffisants, parce qu'il était possible que quelque anthère se fût ouverte avant l'amputation [1]... » D'autres expériences montrèrent à l'auteur comment les étamines et les pistils pouvaient être considérés comme des instruments électriques. « Dans l'anthère est renfermée une substance résineuse, balsamique ; et cette substance, appelée *pollen* ou *poussière fécondante*, devait être électrique. Je soupçonnai même qu'elle l'était infiniment plus que la résine ordinaire. Dans le stigmate, ni dans le reste du pistil, on ne remarque rien que de muqueux ou d'humide : j'en conclus que le fluide électrique devait s'y trouver à peu près nul... J'établis un pôle positif dans l'anthère et un pôle négatif dans le stigmate ; et l'approche de ces deux organes présentait d'avance l'effet d'un électromoteur. Ainsi s'expliquaient les mouvements de vibration observés dans les organes sexuels des *Opuntia*, lors de la fécondation ; l'inclinaison des pistils vers les étamines, et l'explosion que font les anthères, en lançant leur pollen, etc. On expliquait aussi pourquoi des plantes femelles sont fécondées à des distances considérables des mâles ; pourquoi le pollen, conservé dans des fioles, peut encore féconder longtemps après avoir été recueilli ; pourquoi la fécondation a lieu par le seul contact du pollen [2]... »

1. P. 33-34.
2. P. 37.

« L'électromètre aurait peut-être levé tous les doutes : il n'a pas été employé, et je ne sais si nous en trouverions un assez sensible. Mais j'ai approché de plusieurs fleurs, et à différentes époques, une bouteille de Leyde chargée avec nos machines ordinaires, et dans quelques cas j'ai vu les étamines reculer promptement en se dirigeant dans tous les sens, et les pistils, au contraire, s'approcher et suivre tous les mouvements de la bouteille, décrire même un cercle à volonté. Les anthères qui avaient jeté leur pollen étaient dans le cas des pistils, et si le phénomène était constant, on concevrait aisément pourquoi elles se comporteraient ainsi. Ces phénomènes sont déjà parfaitement conformes aux idées que nous avons précédemment exposées. Peut-être même suffiraient-ils pour autoriser la théorie que nous n'avons pu donner que comme probable, quand même nous ne pourrions pas féconder les végétaux avec nos machines électriques [1]. »

Un fait très curieux, qui malheureusement n'a pu être vérifié d'une façon positive, est encore cité par l'auteur à l'appui de cette théorie : « Hagren assure avoir vu, en 1763, des éclairs sur des fleurs, dans un temps serein. Il est vrai que depuis on n'a pu les observer : ce qui a fait douter de son assertion. Ceux qui y ont cru, et nous voyons qu'on peut y croire, ont attribué ce phénomène à l'électricité. Il est malheureux qu'on n'ait pas été plus loin ; ce fait ne rentrerait-il pas dans la classe de ceux qui ajoutent en quelque sorte à la jus-

1. P. 38-39.

tesse de notre manière de voir[1] ? » Il nous semble qu'il y a, en faveur du fait signalé, plus qu'une simple possibilité ou probabilité. Si nous rapprochons de l'affirmation de Hagren les expériences faites par Reichenbach sur des sensitifs, nous trouvons dans les résultats obtenus par ce dernier une vérification qu'on peut considérer comme acquise. Nous avons déjà parlé précédemment de ces expériences dans le chapitre (chap. VII) sur les effluves magnétiques aperçus sous forme lumineuse : dans la plante aperçue par le sensitif dont parle Reichenbach, « germes, anthères, pistils, corolles, tiges, tout apparaissait finement *illuminé* ; on pouvait même apercevoir les feuilles, quoique plus sombres. Tout paraissait comme dans une *douce incandescence ;* les *parties génitales étaient les plus brillantes*, puis la tige et enfin les feuilles[2]. » — N'y a-t-il pas là une confirmation frappante du fait signalé par Hagren ? On peut admettre en effet que la plante, étant chargée de fluide électrique par suite d'influences quelconques, a pu émettre dans l'obscurité un peu de fluide dont la manifestation a été faiblement lumineuse ; et cette déclaration du sensitif, que les *parties génitales* de la plante aperçue dans l'obscurité apparaissaient *plus brillantes*, ne vient-elle pas à l'appui de la thèse précédente sur le rôle de l'électricité dans la végétation en général, et surtout dans la fécondation des plantes ?

Autre remarque relativement à un désideratum

1. P. 40.
2. Reichenbach, *Lettres odiques et magnétiques*, 1856, 5e lettre.

exprimé plus haut par J.-P. Gasc, à propos des graines qui germent plus vite par l'électricité : « Peut-être même, dit-il, que leur germination serait plus accélérée encore, si, aux conditions ordinaires, l'on pouvait joindre l'accumulation du fluide électrique sur la graine dans la terre même, ou si on l'arrosait avec de l'eau chargée d'électricité [1]. » Les expériences qu'il voudrait voir faire ont été faites, ou tout au moins des expériences équivalentes: il ne s'agit pas d'un arrosage fait avec de l'eau électrisée, mais d'une magnétisation faite par le fluide électro-magnétique vital ; elle est racontée dans un extrait du rapport d'un médecin de Saint-Quentin, nommé Picard, et que reproduit Charpignon : « Le 5 avril, je greffai en fente six rosiers sur six beaux et vigoureux églantiers. Je les avais choisis au même point de végétation.

» J'en abandonnai cinq à leur marche naturelle, et je magnétisai le sixième, matin et soir, environ cinq minutes seulement. Le 10, le magnétisé, que je désignerai sous le numéro 1, avait déjà développé deux jets d'un centimètre de long, et le 20 les cinq autres entraient à peine en végétation.

» Au 10 mai, le n° 1 avait deux beaux jets de 40 centimètres de haut, surmontés de dix boutons ; les autres avaient de 5 à 10 centimètres, et les boutons étaient loin de paraître. Enfin le premier fleurit le 20 mai, et donna successivement dix belles roses. Les feuilles avaient environ le double d'étendue de celle des autres rosiers.

1. P. 27.

» Je le rabattis aussitôt la fleur passée, et en juillet il avait acquis 42 centimètres, et me donnait le 25 huit nouvelles roses. Je le rabattis de nouveau à 15 centimètres, et aujourd'hui 26 août, il forme une belle tête par douze rameaux florifères de 64 centimètres de haut.

» Ainsi, cette greffe faite le 5 avril, ayant donné en deux floraisons dix-huit belles roses, est sur le point de fleurir pour la troisième fois, et j'ai tiré, des rameaux que j'ai rabattus, 38 écussons, dont plusieurs ont déjà donné des fleurs depuis trois semaines, tandis que les cinq autres n'ont fleuri qu'à la fin de juin, et leurs rameaux n'avaient acquis que 15 à 20 centimètres; un seul en avait acquis 20.

» Enfin, je voulus pousser à l'extrême, et savoir si je pourrais agir seulement sur une partie d'un végétal. — A cet effet, sur un beau pêcher de grosse mignonne en espalier, je choisis un rameau du centre sur lequel il y avait trois pêches; je les magnétisai tous les jours pendant environ 5 minutes, et au bout de quelques jours seulement ces trois pêches se faisaient déjà remarquer par leur volume. Je continuai, et le 24 août je cueillis ces trois pêches en parfait état de maturité; elles avaient 24, 22 et 21 centimètres de circonférence, grosseur que presque jamais cette espèce de pêche n'atteint dans notre pays froid et retardataire; les feuilles de ce rameau étaient sensiblement plus épaisses que les autres, et leurs nervures étaient le double de grosseur; le reste du fruit du pêcher est d'une belle venue; il est au même point de maturité que celui des autres jardins du pays, c'est-à-dire que les pêches ont toutes environ 14 à 15 centimètres de circonférence, et que très probablement on n'en cueillera pas avant le 20 ou 25 septembre, ce qui fait près d'un mois d'avance sur le même arbre et sur tous ceux des environs[1]. »

Etant donné ce que nous avons dit dans notre chapitre (ch. VI de la première partie) sur le galvanomètre de M. de Puyfontaine, le fluide électro-magnétique humain est très semblable au fluide fourni par une source d'électricité physique. Il y a donc là une électrisation ou magnétisation de la plante, semblable à celle dont J.-P. Gasc demandait la réalisation.

« Toutes les analogies nous poussent à croire, ajoutait mon grand-père, que l'électricité joue dans les phénomènes de la vie animale un rôle non moins important que dans les phénomènes de la vie végétale, surtout dans l'acte de la génération. Des faits nombreux attestent l'influence indéniable du fluide électrique sur les animaux : le malaise qu'ils éprouvent par les temps d'orage, les variations dans leur manière d'être physique, leur excitabilité plus ou moins grande ; un acte aussi important que le rapprochement des sexes ne saurait être indépendant des influences électriques, qui y ont sans doute une part considérable. On peut rappeler que si, comme il a été dit plus haut, les temps orageux favorisent la fécondation végétale, il en est de même pour beaucoup de micro-organismes animaux que nous voyons se dé-

1. Charpignon, *Physiologie, médecine*, etc., p. 52-54.

velopper beaucoup plus vite dans les liquides où leurs germes sont en suspension, par un temps d'orage ; suivant une expression vulgaire, le bouillon et beaucoup d'autres liquides organiques « tournent » plus vite que par les temps où l'atmosphère est moins chargée d'électricité. »

Et J.-P. Gasc conclut en ces termes : « De ce que nous avons dit, il ne résulte point encore que l'électricité soit le *seul* agent de la fécondation ; je me serais laissé entraîner par une raison trop facile, si j'eusse tiré cette conséquence absolue : mais il en résulte qu'elle y joue un rôle important, surtout chez les végétaux. Peut-être la nature ne l'emploie-t-elle que comme véhicule de la puissance qui anime [1], ou comme moyen de transmettre la vie. Mais si l'observation des effets du fluide électrique sur les êtres animés depuis leur formation jusqu'à leur mort, ne peut nous conduire à la connaissance de leur vie, elle nous découvrira sans doute plusieurs phénomènes de la vitalité ; et plus cette étude fera de progrès, plus aussi nous connaîtrons les êtres organisés... Il est temps de puiser à cette source intarissable de précieuses découvertes, et de tirer parti, pour mieux connaître la génération, des faits importants qu'on a trouvés depuis la fin du dernier siècle, dans l'électricité, le magnétisme, le galvanisme [2]. »

Si nous avons cité abondamment cette brochure,

1. Voilà une correction importante aux doctrines trop organicistes et à demi-mécanistes exprimées plus haut ; je préfère ce vitalisme, — dont acte.

2. *Mémoire sur l'influence de l'électricité*,... etc., p. 48-49.

vieille de plus d'un demi-siècle, c'est moins pour rendre un hommage familial à celui qui fut un savant modeste mais consciencieux, que parce que ce mémoire est vraiment très curieux à étudier ; l a été l'un des premiers écrits, au commencement du siècle, où l'on trouve non seulement des vues nouvelles, mais surtout des expériences méthodiques dans cet ordre de questions.

Donc l'électricité est un des éléments physiques de la vie, une des forces que le vivant emprunte au milieu, comme la chaleur et les composés chimiques, qu'il élabore ensuite. Une contre-épreuve négative des faits qui précèdent est le phénomène suivant, rapporté par M. Nizet : « Dans les *Annales de Chimie* de Wœhler et Liebig est narrée l'expérience de Reichenbach conduisant pendant la nuit, sans avertissement préalable, une demoiselle Reichel, sujet très sensible, dans le grand cimetière de Vienne, au milieu de plusieurs milliers de tombes. De quelque côté que le sujet tournât les yeux, il se disait entouré de flammes odiques : — Cette apparence, dit Reichenbach, se montrait surtout sur les tombes les plus nouvelles, et ressemblait à un brouillard lumineux. Elle s'élevait parfois jusqu'à quatre pieds au-dessus du terrain[1]. » — Il est à peine besoin de dire qu'il ne faut pas confondre ces *flammes odiques*, visibles seulement pour les sensitifs, avec les *feux follets* produits par l'inflammation spontanée des gaz de phosphure d'hydrogène. — Il est, d'après cela, bien croyable que pendant la lente décom-

1. Nizet, *L'Hypnotisme*, in-12, lib. Alcan, 1893, p. 73.

position organique qui suit la mort, l'électricité se dégage peu à peu, en même temps que se fait, d'une manière analogue, la séparation des éléments formant les composés chimiques organiques : donc l'électricité faisait partie des forces de ce corps maintenant en dissolution.

Aux aperçus qui précèdent sur le rôle de l'électricité dans les phénomènes organiques, viennent se joindre, par une association d'idées assez naturelle, les récentes découvertes sur le vieillissement artificiel des vins par l'électricité. Le vieillissement du vin résulte d'un travail organique qui demande un certain temps lorsqu'on laisse faire la nature : si l'on se substitue à elle, on ne peut le faire qu'en se servant des forces qu'elle fournit elle-même [1] ; et en accumulant dans un temps plus restreint un dosage plus fort d'électricité pour arriver aux résultats qu'elle obtient, il est à supposer qu'on ne fait pas autre chose que ce qu'elle fait dans un temps plus long.

La *Revue de Chimie industrielle* [2] a publié dans son numéro du 15 décembre 1894 une très intéressante étude de son directeur, M. A.-M. Villon, sur l'électrisation des vins, et nous nous servirons beaucoup de ce travail pour indiquer les faits ; nous verrons ensuite quelles conséquences nous croyons pouvoir en tirer, relativement à notre étude générale.

L'électrisation produit sur les vins des effets assez différents, entre autres une aptitude à se con-

1. Bacon disait : « On dirige la nature en obéissant à ses lois ».
2. Tignol, éditeur, 53 *bis*, quai des Grands-Augustins, Paris.

server plus longtemps ; mais son action la plus curieuse peut-être, sur laquelle on est le mieux fixé, et en tout cas sur laquelle seule nous avons à insister ici, est le *vieillissement artificiel.* Quand un vin a vieilli en bouteilles, il prend un *bouquet* particulier, un goût spécial, auquel les amateurs et les connaisseurs ne se trompent pas : ce qui produit le bouquet est l'éthérification au contact de l'alcool, des acides contenus dans le vin, autres que l'acide tartrique ; ce travail se fait lentement, dans les conditions ordinaires, et demande plusieurs années, parce que l'alcool est dilué, et parce que les acides aussi sont dilués. L'électrisation a pour but de produire cette éthérification très activement et dans un temps très court. « La théorie de l'électrisation des vins, dit M. Villon, est la suivante : l'eau est décomposée en hydrogène et oxygène ozonisé. Le premier agit peu, mais le second a une action énergique sur le bouquet des vins et sur les germes-maladies... L'oxydation par l'oxygène de l'air facilite singulièrement l'éthérification des acides du vin, et aide au développement de son arome, en agissant sur les éthers formés et sur les aldéhydes. L'oxydation a un autre effet et des plus importants : il oxyde le tanin contenu dans les vins, et rend ceux-ci moins âpres, moins amers, plus moelleux. Comme les matières colorantes du vin apppartiennent à la classe des tanins, elles sont oxydées ; c'est pourquoi le vin perd de sa couleur en vieillissant [1]. »

Comme il est arrivé bien souvent, c'est le hasard

1. P. 291, 288.

qui a mis sur la voie des intéressantes expériences concernant le vieillissement des vins. La *Revue de Chimie industrielle* raconte ainsi, dans l'article que nous analysons, d'après le journal *L'Electricité*, comment, en 1869, on a eu pour la première fois l'idée que l'électricité pouvait avoir une influence sur les vins : « Un propriétaire de Digne avait eu sa maison frappée par la foudre ; ses futailles avaient été brisées par la foudre, le vin s'était écoulé dans une fosse voisine. On fut tout surpris de la transformation qui s'était opérée : le vin avait pris un bon goût de vieux, le goût de rancio. Le Dr Scötteten et M. Rouchette, attribuant ce phénomène à l'électricité, soumirent du vin à l'action du courant électrique dans des voltamètres à lames de platine, et constatèrent la formation du bouquet du vin vieux [1]. »

Le fait désormais était certain ; l'électricité transforme les vins, en les améliorant et les vieillissant tout à la fois ; restait à multiplier les expériences, et à imaginer des appareils. Après MM. Scötteten et Rouchette, dit M. Villon, M. Angelier, dans un appareil semblable à celui dont ils s'étaient servis, et avec un courant de trois ou quatre ampères, est arrivé aux mêmes résultats en traitant des vins âpres et verts. « Actuellement, des études sont poursuivies par M. le professeur Mangarini, de Rome, à l'Institut chimique de Panispermo. On a trouvé que les vins acquièrent une saveur et un parfum très agréables par l'électricité.

1. P. 290.

» M. de Méritens a fait breveter un procédé d'électrolysation des vins au moyen de courants alternatifs. Les courants alternatifs changeant de sens 12.000 et 15.000 fois par minute, reconstituent les molécules autant de fois qu'ils les décomposent dans l'unité de temps. Ce qu'il y a de certain, c'est que les vins traités pendant un certain temps par une machine de Méritens, prennent un bouquet particulier : ils sont devenus vieux, comme on a coutume de le dire. De plus, le vin est complètement débarrassé de tous les germes, causes premières de toutes les maladies...

» M. Martinotti a appliqué le courant électrique au traitement des vins malades, et reconnu que ceux-ci s'améliorent d'une façon notable [1]. »

Un rapprochement instructif peut être fait, il nous semble, entre ces curieux phénomènes du

1. Voici, pour ceux de nos lecteurs que ces indications peuvent intéresser, comment M. Villon décrit l'appareil qu'il recommande pour l'électrisation des vins : « On se sert d'un électrolyseur composé d'une cuve en bois dans laquelle sont disposées verticalement une série de plaques de cuivre dorées, séparées entre elles par des bandes de caoutchouc. Le couvercle de la cuve est hermétiquement clos, et traversé par les deux fils amenant le courant. Toutes les plaques de nombre pair sont en communication avec le pôle positif. Le vin arrive constamment par le bas de la cuve, et s'échappe par le haut. Ce qu'il y a de mieux, c'est de disposer les plaques servant d'électrodes en chicanes, de façon que le vin les suive toutes avant de sortir de la cuve. Un serpentin, dans lequel circule de l'eau chaude, doit maintenir la masse liquide à la température de 20° à 25°. Une ampère-heure suffit pour le traitement de 100 litres de vin.

« Le vin, au sortir de l'électrolyseur, est immédiatement mis en bouteilles. Nous pouvons affirmer que l'électrisation des vins donne des résultats aussi concluants que le chauffage pour la conservation, et meilleurs au point de vue du vieillissement. » (P. 290.)

vieillissement artificiel des vins par l'électricité, et tous ceux qui précèdent : il paraît bien résulter de là, comme des expériences sur l'influence de l'électricité dans la fécondation des plantes, que, parmi les forces emmagasinées dans les organismes, le fluide électrique joue un grand rôle. N'est-ce pas ce que montre le fonctionnement du galvanomètre, auquel malgré nous nous reportons toujours notre pensée, parce que c'est là, selon nous, l'expérience-type à laquelle se rattachent, comme à un centre, toutes les autres observations et expériences?

CHAPITRE II

B. Inductions thérapeutiques. *a*) Médecine magnétique. — L'action curative du fluide magnétique vital est une hypothèse plausible, a rapprocher des expériences faites sur le galvanomètre de M. de Puyfontaine. — Expériences de M. Boirac sur Jean M... et Gustave P... — Du procédé neuroscopique du Dr Moutin. — Exemple du traitement magnétique a distance. — Supériorité thérapeutique en général de l'électricité statique sur l'électricité dynamique.

Si, comme nous l'avons vu, on peut constater, par le galvanomètre, l'émission d'un fluide électro-magnétique hors de l'organisme ; si l'extériorisation de la sensibilité, ainsi que nous l'avons montré plus haut, est un fait réel ; si l'électricité et l'électro-magnétisme jouent un rôle aussi important que nous l'avons dit dans la formation, le développement et les transformations des êtres vivants, il n'y a pas loin, il nous semble, de tous ces faits à la médecine magnétique.

On sait que Mesmer n'avait formulé son système de physiologie générale que pour en tirer toute une médecine nouvelle, qu'on peut appeler d'un mot *médecine magnétique*. On trouve dans ses *Mémoires et Aphorismes*[1] les *aphorismes* suivants :

« 1° Il existe une influence mutuelle entre les corps célestes, la terre et les corps animés.

» 2° Un fluide universellement répandu et continué de manière à ne souffrir aucun vide, dont la subtilité ne permet aucune comparaison, et qui, de sa nature, est susceptible de recevoir, propager et communiquer toutes les impressions du mouvement, est le moyen de cette influence.

» 3° Cette action réciproque est soumise à des lois mécaniques inconnues jusqu'à présent.....

» 13° L'action et la vertu du magnétisme animal... peuvent être communiquées à d'autres corps animés et inanimés. Les uns et les autres en sont cependant plus ou moins susceptibles.....

» 17° Cette vertu magnétique peut être accumulée, concentrée et transportée.....

» 23° On reconnaîtra par les faits, d'après les règles pratiques que j'établirai, que ce principe peut guérir immédiatement les maladies des nerfs, et médiatement les autres. »

Tels sont les principes les plus essentiels de la médecine magnétique. Ce mode spécial, et tant contesté, de thérapeutique, n'est qu'une forme particulière et une application raisonnée de l'influence que peut exercer, par le moyen de certaines passes, une personne sur une autre, soit avec contact direct, soit à distance.

1. Nouv. édition, 1846, gr. in-8, p. 42-43.

Dans un très intéressant article de la *Nouvelle Revue* [1], M. Boirac rapporte les curieuses expériences qu'il a faites lui-même sur un jeune garçon de quinze ans, d'une extrême sensibilité hypnotique, Jean M..., qui a été son domestique pendant quelques mois, et sur un autre jeune homme de vingt ans, Gustave P... Un jour, en rentrant (janvier 1893), il trouve Jean M... couché sur son lit et dormant paisiblement, les pieds pendant légèrement : à une distance de trois mètres, il étend sa main droite dans la direction et à la hauteur des pieds du dormeur, puis l'élevant lentement, il voit les pieds de Jean se lever eux-mêmes et suivre le mouvement ascensionnel de sa main ; l'expérience, recommencée trois fois, réussit avec la même précision. Lorsque le sujet s'éveilla, une demi-heure après, il se plaignit de vives douleurs dans les jambes, et de mouvements convulsifs dans les genoux, qui furent calmés non sans peine par des frictions et des suggestions.

Autres expériences, aussi curieuses, faites avec l'autre sujet, Gustave P..., en février 1894 : la main *droite* présentée vis-à-vis du front produit au bout de trente secondes un premier état, caractérisé par l'amnésie, la suggestibilité, la persistance de la sensibilité et de la motilité volontaire ; au bout d'un certain temps, une nouvelle présentation de la main droite au front pendant trente secondes produit la catalepsie, et abolit la motilité volontaire et la sensibilité ; la même manœuvre, après

1. N° du 1er octobre 1895.

un certain intervalle, détermine enfin le somnambulisme. Ce sont exactement les trois états de la Salpêtrière. Pendant que le sujet est en somnambulisme, la présentation de la main *gauche* vis-à-vis de son front pendant trente secondes le fait retomber dans le second état cataleptoïde ; la même manœuvre le fait alors repasser dans le premier état, et enfin la même présentation de la main gauche, une troisième fois, le réveille complètement. M. Boirac n'a pas constaté chez d'autres sujets « cette singulière polarité de la main *droite* provoquant les différents degrés du *sommeil*, et de la main *gauche* provoquant les différents degrés du *réveil* ». Sur le même sujet, ayant les yeux bandés, il reproduisit les mêmes faits que sur Jean M... : la main *droite* approchée sans bruit de telle ou telle partie du corps choisie au hasard, l'attirait *invariablement*, M. Boirac l'a constaté dans plus de dix séances : l'approche de la main *gauche* au contraire amena des tremblements, des secousses dans le membre visé, provoqués par des sensations de picotements. Les deux mains appliquées intérieurement l'une contre l'autre, et approchées du corps, produisaient dans la région correspondante une sensation complexe, où le patient distinguait l'attraction et le picotement. Les résultats obtenus furent presque invariablement constants. L'expérience faite en interposant entre M. Boirac et son sujet un fil de cuivre isolé, donna exactement les mêmes indications : M. Boirac tenait une extrémité du fil mise à nu, et l'autre extrémité mise à nu également, et enroulée autour d'une règle de bois, était approchée de telle ou telle partie du corps du patient par une autre personne.

Il est intéressant de rapprocher des expériences précédentes le curieux *procédé neuroscopique* du Dr Moutin, qu'il emploie pour savoir si un malade est hypnotisable ou suggestible, et qui repose sur un fait physiologique inconnu avant lui. Voici comment il le décrit lui-même : « Nous prions la personne que nous voulons soumettre à ce procédé, de se tenir debout devant nous ; nous plaçant alors derrière elle, nous lui appliquons légèrement les deux mains ouvertes sur les omoplates, le plus près possible de leur bord spinal, les doigts aboutissant vers le tiers interne de la fosse sus-épineuse.

» Le plus souvent, après 30 à 40 secondes d'imposition, le patient, que nous n'avons nullement prévenu des effets que nous cherchons à produire, éprouve une sensation de chaleur plus ou moins vive qui ne tarde pas à se propager dans tout le dos. D'autres fois ce sont des frissons qu'il ressent dans la même région, avec une sorte de pesanteur sur les épaules, ou d'autres fois encore une impression de froid glacial.

» Parfois enfin, aucune sensation ne se produit, tant que les mains restent appliquées. Mais dans tous les cas, du moins lorsque nous avons affaire à un sujet impressionnable, suggestible, au moment même où nous retirons nos mains il se sent fortement attiré en arrière, et cette attraction est souvent si soudaine et si irrésistible qu'il en perd l'équilibre et que, si nous ne le soutenions pas, il tomberait tout d'une pièce. Ce qui est peut-être plus extraordinaire, c'est que ce même phénomène d'attraction se produit encore sans contact, lorsque nous présentons nos mains, vis-à-vis des omoplates, à une distance qui peut varier de 5 centimètres à 1 mètre ou même davantage. Malgré la distance, le sujet avait senti la chaleur rayonnée par nos mains, et, chaque fois que nous nous déplaçons lentement en arrière, il a l'illusion de fils qui le tirent dans notre direction.

» Nous n'avons pas besoin de dire que tous ces effets s'obtiennent à travers les vêtements, et par conséquent sans faire déshabiller le sujet.

» ... Le nombre de personnes sensibles à l'action de ce procédé est beaucoup plus considérable qu'on ne serait d'abord tenté de le croire. Nous avons personnellement expérimenté sur plus de dix mille individus des deux sexes et de tous les âges : nous en avons trouvé en moyenne 50 p. 100 sur lesquels ce procédé produisait des effets plus ou moins marqués, et 25 p. 100 chez lesquels il révélait et développait, presque instantanément, une suggestibilité extraordinaire. On voit combien sont nombreuses les personnes qui peuvent, le cas échéant, devenir justiciables du traitement psycho-thérapeutique [1]. »

La distance du magnétiseur et du sujet peut être assez grande : M. Durville, l'un des défenseurs les plus distingués du magnétisme vital [2],

1. *Le diagnostic de la suggestibilité*, par le Dr L. Moutin, Paris, Société d'éditions scientifiques, 1896, p. 52, 53, 59.

2. M. Durville est secrétaire général de la Société magnétique de France, et directeur de l'Ecole pratique de magnétisme.

affirme avoir observé des sensitifs ressentant l'influence de l'action des mains à 60 mètres[1], tandis que Reichenbach affirme que quelques hauts sensitifs la ressentent à plus de 100 mètres.

Mais comment expliquer l'action curative spéciale du fluide magnétique vital ? — La conception dynamiste de l'univers nous autorise à penser que la vie, laquelle est une activité, est normale dans un être animé, toutes les fois que la tension intérieure des énergies vitales est adaptée harmonieusement et en état d'équilibre avec les énergies extérieures qui forment le milieu ambiant du vivant. Lorsque cet équilibre est rompu, la santé est compromise plus ou moins gravement ; le traitement magnétique s'efforce de le rétablir, en réparant les brèches et les pertes, et faisant passer d'un organisme sain et vigoureux, par une sorte de transfusion, quelques éléments d'énergie vitale, dont la transmission régularise les répartitions nerveuses.

Dans un livre récent, *le Magnétisme curatif, psycho-physiologie*[2], M. Bué a fait ressortir les bienfaits de la médecine magnétique, comparée aux traitements par l'hypnotisme. « L'hypnotisme, dit-il, agit sur le cerveau, son action est toujours brusque et a le plus souvent pour conséquence l'ébranlement et la désorganisation du système nerveux ; par suite, il extériorise le sujet et le rend susceptible de l'influence du premier venu, et en

1. *Traité expérimental du magnétisme*, Paris, 1895, in 32, p. 157.
2. Paris, libr. Chamuel, 1894.

outre altère plus ou moins profondément par contre-coup sa personnalité psychique ; — au lieu que le magnétisme exerce son action sur le plexus solaire et le système nerveux ganglionnaire ; son influence est douce, rétablit l'équilibre des activités nerveuses, met le sujet en rapport seulement avec son magnétiseur, et respecte sa personnalité psychique.

« La magnétisation, dit Charpignon, opérée pour le soulagement d'une souffrance, est toute différente par son but, ses moyens et ses effets, de celle qui tend seulement à obtenir une modification dans le magnétisé. Dans le dernier cas, en effet, peu importent les procédés : il suffit que la circulation nerveuse soit envahie par un fluide étranger, et les phénomènes physiologiques ou psychologiques apparaissent ; mais dans une maladie, ce n'est plus seulement la modification nerveuse qu'on doit provoquer ; il faut que l'action soit calculée, réfléchie et dirigée suivant les besoins du corps désharmonisé. Ainsi, qu'on ait à traiter une maladie aiguë ou une maladie chronique, cela demandera de la part du magnétiseur des connaissances bien arrêtées sur le mode d'agir de l'action magnétique [1]. » Il résulte de là, que le premier venu ne doit pas entreprendre de magnétiser, pour soigner une maladie, et qu'une telle médication entreprise à l'aventure pourrait présenter les plus graves dangers.

« *Le fluide magnétique*, continue Charpignon, comme tous les autres fluides, est *dynamique*,

1. *Physiologie, médecine*, etc., p. 173-174.

c'est la force vitale ; *l'accumuler dans le système nerveux, c'est donc augmenter les puissances de la vitalité.* Par conséquent, si cette excitation vitale est faite sans discernement, et qu'un organe déjà surexcité reçoive un accroissement d'irritabilité, assurément c'est favoriser sa désorganisation. Mais si, après avoir reconnu l'organe qui concentre l'irritation, on fait usage de la faculté qu'a le magnétiseur d'établir des courants magnétiques, soit sur l'électricité qui se développe au foyer organique, soit sur celle qu'il émet de lui, alors le danger est évité, et le soulagement accompli [1]. »

La magnétisation, au lieu d'être provoquée par l'établissement d'un courant direct entre le magnétiseur et le malade, peut être produite en chargeant de fluide un liquide, par exemple, absorbé et servant ainsi de véhicule : c'est ainsi que « la saturation de l'eau par le fluide magnétique rend ce liquide très propre à faire un grand bien dans certaines maladies. L'agent vital se trouve en effet directement porté dans les viscères. Les anciens magnétiseurs employaient ce puissant auxiliaire bien plus souvent que nous, et nous croyons qu'ils avaient grandement raison [2]. »

Le mode d'action du fluide doit être combiné diversement, selon qu'il s'agit des maladies aiguës ou des maladies chroniques. Le même auteur donne un exemple bien frappant de ce que peut le traitement magnétique sur une affection aiguë : « Dans une fièvre adynamique, où l'on avait

1. *Physiologie, médecine*, etc., p. 171.
2 *Ibid.*, 256, en note.

épuisé les traitements ordinaires, sans avoir pu entraver la marche progressive de la maladie, nous fûmes appelé. Quand nous arrivâmes, la garde nous dit que le malade était mort ; en effet, il était froid, pâle, le cœur ne donnait aucun battement. Cet état durait depuis deux heures; heureusement, nous ne crûmes qu'à une de ces lipothymies si fréquentes dans ces maladies où le système nerveux est toujours compromis ; et, dans le but d'exciter la circulation nerveuse, et par suite celle du sang qui était suspendue, nous magnétisâmes avec force le cerveau et le cœur. En peu de minutes, l'effet était obtenu, et nous n'eûmes plus qu'à répartir l'activité vitale que nous venions de donner. Au bout de peu de jours, en effet, toute médication active étant cessée, le malade fut sauvé [1]. »

« Le magnétisme, appliqué dans ce qu'on nomme maladie aiguë, peut être d'un secours majeur; seulement il est de toute nécessité d'être à même de savoir le but qu'on doit imprimer à l'action, et cela ne peut être fait que par l'homme que ses études ont mis à même de connaître l'anatomie des organes, leurs fonctions et les caractères de leurs maladies. En dehors de ces conditions, nous doutons qu'on puisse recourir avec avantage au magnétisme dans des cas graves, car on risque d'accroître le mal, de refuser à tort un médicament indispensable, ou de prendre une exacerbation des désordres pour une crise salutaire, ou bien encore de voir dans un effort de la nature,

1. *Physiologie, médecine*, etc., p. 176-177.

suscité par le magnétisme, un danger que l'on arrêtera quand il faudrait soutenir cet effet critique.

» L'action magnétique pouvant être sédative, calmante, tonique ou excitante, suivant les qualités du magnétiseur et selon les moyens qu'il emploie, il n'est plus douteux aujourd'hui que l'application du magnétisme puisse être nuisible quelquefois, pour celui qui s'y soumet[1]. »

Le traitement des maladies chroniques peut être fait également avec beaucoup de chances de succès, mais en prenant certaines précautions d'un autre ordre que pour les maladies aiguës : « Dans une maladie ancienne, on doit tendre surtout à *augmenter les forces médicatrices de la nature*, qui font sans cesse effort pour opérer les *crises nécessaires* au rétablissement de l'équilibre. Il faut bien encore ici certaines connaissances d'anatomie et de physiologie ; mais on n'a pas à craindre d'augmenter la maladie, à moins toutefois qu'il n'y ait désorganisation prononcée, car alors le surcroît de vitalité que le magnétisme apporterait hâterait singulièrement le travail de désagrégation moléculaire et celui d'élimination[2]. »

Charpignon cite, entre autres exemples de crises salutaires provoquées par la magnétisation, un traitement fait par lui-même sur un malade paralysé du côté droit, et souffrant de douleurs névralgiques très vives dans le même côté de la face, avec irradiations sur le crâne et dans le cerveau.

1. *Physiologie, médecine*, etc., p. 179-180.
2. *Ibid.*, p. 181.

Cet état durait depuis neuf ans, et s'était peu à peu empiré. Le diagnostic de la médecine était une névralgie du nerf facial avec paralysie du nerf optique; le diagnostic somnambulique [1] indiquait un abcès de la grosseur d'un petit œuf dans l'hémisphère cérébral gauche. Le traitement magnétique n'endormit jamais le malade, mais lui donna chaque fois des nausées, une augmentation de la paralysie et une atténuation des douleurs. Après quinze séances, il eut une fièvre très forte, du délire et des élancements très violents dans la tête, pendant vingt heures; ceux qui le soignaient pensaient qu'il allait mourir, et n'allèrent même pas chercher le Dr Charpignon. Puis vinrent de grands vomissements et une diarrhée pendant douze heures; après quoi le malade, très faible, s'endormit profondément, et cette crise fut le point de départ décisif d'une parfaite guérison [2].

D'après ce que nous avons dit plus haut de l'extériorisation de la sensibilité et de la télépathie, il était naturel de supposer que la magnétisation curative peut se faire à distance: c'est ce qui en effet a été constaté plusieurs fois, et entre autres faits nous ne citerons qu'un exemple insigne, les expériences si curieuses et si concluantes faites en 1820-1821 par le magnétiseur du Potet, à l'Hôtel-Dieu: ces expériences ont été constatées par les procès-verbaux du Dr Husson, médecin en chef de l'Hôtel-Dieu, hostile d'abord au magnétisme, et qui finit

1. Nous parlerons plus loin, à part, de la médecine somnambulique.

2. *Physiologie, médecine*, etc., 182-183.

par en reconnaître, dans son rapport de 1831 à l'Académie de médecine, l'efficacité comme agent thérapeutique.

Une demoiselle Samson, 18 ans, était au lit depuis cinq mois, avec une faiblesse extrême, et des vomissements de sang qui l'empêchaient de garder le moindre aliment ; les médecins désespéraient tous de sa vie. Dès la première séance de magnétisation, le 26 octobre, les vomissements furent arrêtés ; au bout de quelques séances, du Potet l'endormait par sa seule volonté, et elle disait que le magnétisme était le seul remède qui pût la guérir. Le Dr Husson, pour écarter l'objection classique de la suggestion, demanda à du Potet d'endormir la malade sans qu'elle le vît, et sans être prévenue de son arrivée : le magnétiseur entra dans un cabinet noir, voisin de la chambre d'expériences, et à un signal du Dr Husson, convenu entre lui et du Potet seul, celui-ci commença à magnétiser la malade, qui s'endormit au bout de trois minutes ; l'expérience, plusieurs fois répétée, réussit toujours. Un des médecins témoins du fait, Bertrand, soutenant que l'imagination seule peut déterminer ce sommeil, on pria du Potet de retarder son arrivée, et la malade, au lieu de s'endormir à l'heure ordinaire, ne tomba en somnambulisme qu'au moment précis de l'arrivée du magnétiseur : l'expérience était concluante.

L'amélioration s'accentuait dans l'état de la malade ; malheureusement le Dr Husson quitta l'hôpital, et son successeur, comme médecin en chef, interdit à du Potet de continuer le traitement magnétique. Le jour même les vomissements recommencèrent, et la malade pleurait et se désolait de ce qu'on refusait de lui appliquer le seul remède qui, pensait-elle, pouvait la guérir. Enfin le médecin en chef, pris de pitié, permit à l'un des internes de la magnétiser; les vomissements cessèrent aussitôt, l'état s'améliora sensiblement, grâce aux séances journalières, et la malade sortit de l'Hôtel-Dieu le 20 janvier 1821 avec une santé satisfaisante ; en 1832, du Potet put la présenter complètement rétablie à une commission de l'Académie de médecine [1].

Voilà certes des phénomènes bien extraordinaires; ils ne semblent cependant pas inexplicables, si l'on réfléchit que l'hypothèse de l'action curative du fluide magnétique vital, affirmée si nettement par Mesmer, le marquis de Puységur, Deleuze et d'autres, peut avoir un très solide appui expérimental dans les faits constatés sur le galvanomètre de M. de Puyfontaine. Nous avons vu comment toutes les expériences faites sur cet appareil prouvent, par un enregistrement physique aussi indubitable que toutes les indications fournies par un appareil enregistreur quelconque, la production d'un fluide, émis par l'organisme, semblable au fluide électrique ; nous nous rappelons que les déviations de l'aiguille ont lieu tout aussi aisément lorsque l'expérimentateur prend une électrode d'une main, et donne l'autre main à une seconde personne, en faisant prendre à cette

1. Voy. Aubin Gauthier, *Histoire du somnambulisme*, t. II, p. 315-321, in-8, Paris, lib. Germer-Baillière, 1842.

dernière dans la main qui reste libre l'électrode vacante : le corps de cette seconde personne joue ainsi le rôle de conducteur, et est traversé par le courant que l'expérimentateur dégage, à moins que sa volonté puisse faire obstacle et échec à la volonté de l'expérimentateur. Le fluide passe donc d'une personne dans l'autre, le galvanomètre ne sert ici qu'à signaler d'une façon certaine son passage, et si on le supprime rien n'est changé au phénomène lui-même.

Or, Charcot traitait des malades atteints d'anesthésie ou d'hémi-anesthésie par l'application d'électro-aimants ; le fluide électro-magnétique vital ne peut-il se substituer au fluide électro-magnétique physique et produire des effets analogues ? *A priori*, on ne voit aucune raison pour ne pas admettre l'hypothèse, étant données l'étroite analogie entre les deux courants, et la similitude parfaite entre les effets produits par l'un et par l'autre sur le galvanomètre. *A posteriori*, on a à l'appui de l'hypothèse tous les faits, et ils sont nombreux, semblables à ceux que nous venons de rapporter.

Mais il y a une différence très importante à faire, au point de vue thérapeutique, entre les effets produits par l'électricité statique et ceux de l'électricité dynamique. On sait qu'on appelle électricité *statique* l'électricité *naturelle*, qu'on peut tirer, soit par le frottement, soit autrement, des corps où elle est emmagasinée, et accumuler sur des conducteurs, et qui s'écoule ensuite par décharges successives ; tandis que l'électricité *dynamique* est produite *artificiellement* sous forme de courant continu par un élément rhéomoteur ou une série d'éléments rhéomoteurs appelée *pile* ; le principe bien connu de l'électricité dynamique est le suivant : quand un acide attaque un métal, l'acide s'électrise positivement, le métal s'électrise négativement. Or, l'électricité dynamique, née de la décomposition, décompose l'organisme, désorganise et désagrège les forces vitales, et est par conséquent souvent impropre et même nuisible en thérapeutique ; tandis que l'électricité statique, semblable par sa nature et ses effets au fluide magnétique vital, ne saurait avoir qu'une influence heureuse en thérapeutique, et communique en les renforçant le mouvement et la vie.

CHAPITRE III

B. INDUCTIONS THÉRAPEUTIQUES. *a*) (*Suite*). — L'ÉLECTROTHÉRAPIE ET LA MÉTALLOTHÉRAPIE RAPPROCHÉES DE LA MÉDECINE MAGNÉTIQUE. — LE BIOMÈTRE ET LA MÉTHODE BIOMÉTRIQUE DU Dr H. BARADUC.

L'expérience si simple, si féconde, si décisive, de M. de Puyfontaine, nous permet d'établir une analogie étroite entre l'*électrothérapie* et la *métallothérapie* d'une part, et l'électro-magnétisme vital d'autre part, spécialement envisagé au point de vue de la médecine magnétique. Voici d'abord ce que dit Charpignon du rapprochement à faire entre la métallothérapie et les doctrines de la thérapeutique mesmérienne: « Les métaux sont les corps les plus électro-magnétiques; cela tient à ce que leurs molécules ont plus d'affinité pour concentrer le principe vital et lui imprimer la modification électro-magnétique. Selon la nature des molécules, la modification est plus ou moins parfaite; elle a plus ou moins de rapports avec celle que l'organisme humain fait subir au fluide générateur.

» Cette propriété les a fait classer dans un certain ordre de puissance électro-magnétique, et c'est justement cet ordre qui saisit les systèmes nerveux et les impressionne à la manière du magnétisme animal. Ainsi tous les somnambules magnétiques ou cataleptiques sont d'autant plus désagréablement affectés, que le métal qui les touche occupe un rang plus inférieur, tandis que leur souffrance diminue en remontant l'échelle; en sorte que l'or et le platine, les premiers des métaux, leur font éprouver un sentiment de bien-être et augmentent leurs forces [1]. »

Avant de signaler la comparaison à faire entre l'électrothérapie et le magnétisme vital, il n'est peut-être pas inutile de rappeler brièvement comment l'électricité entra dans la thérapeutique; nous verrons, par parenthèse, que comme presque toute chose nouvelle en ce monde, elle fut reçue par l'incrédulité et le sarcasme. — Faraday avait découvert qu'en créant des interruptions sur le trajet des *courants continus* ou courants de piles, on en modifiait notablement la nature; les *courants d'induction*, comme il les appela, donnaient des secousses convulsives et contracturantes. Le premier, le Dr Duchesne de Boulogne eut l'idée d'en faire l'application à la médecine; les bobines d'induction qu'il adaptait à diverses piles y produisaient automatiquement de fréquentes interruptions, et il traita ainsi certaines paralysies

1. *Physiologie, médecine*, etc., p. 10.

traumatiques, ramena à la vie des asphyxiés en appliquant ses courants à la région du cœur, et inventa le diagnostic électrique en utilisant pour certaines explorations d'ingénieuses sonneries. Il fut longtemps traité de charlatan; néanmoins il persista, avec quelques disciples, à employer dans la thérapeutique les courants induits. Dans ces derniers temps l'électrothérapie revint aux courants continus: Broca s'en servit pour coaguler les anévrismes; d'autres avec lui et après lui, appliquant à l'organisme la décomposition produite par les courants continus, employèrent *l'électrolyse* (dès 1860) à décomposer et détruire les tissus morbides. L'appareil électrolyseur se compose de deux plaques, ou de deux tiges, ou de deux aiguilles, selon les cas, qui sont les deux électrodes, dont chacune est reliée à l'un des pôles de la pile: suivant les affections, on applique au siège du mal, ou l'on y introduit, l'électrode positive ou l'électrode négative; l'autre est fixée en une autre partie du corps, pour fermer le circuit; il est rare que les deux électrodes soient placées sur la partie malade. On obtient ainsi la *sclérodermie* ou mortification de la peau, en enfonçant très légèrement dans la partie malade de la peau plusieurs aiguilles reliées au pôle positif; on traite certaines tumeurs en employant tantôt un pôle tantôt l'autre. La nature des métaux qui composent les électrodes peut être différente, selon les cas. Le Dr Foveau de Courmelles a employé la *bi-électrolyse* en surajoutant au contact certaines substances médicamenteuses, dont l'ingestion pourrait léser certains organes, et qui agissent localement par des décompositions chimiques au sein du tissu morbide ; on peut traiter ainsi avec succès notamment la goutte, le rhumatisme, et certains eczémas.

Le passage organique des courants induits est en général plus ou moins douloureux : le Dr d'Arsonval a remédié à cet inconvénient en découvrant les *courants sinusoïdaux* et les *courants de haute fréquence*, qui permettent de rendre ce passage insensible : ces courants ont une force considérable, puisqu'ils peuvent allumer d'énormes lampes à incandescence, et ils se répètent plusieurs billions de fois par seconde ; à l'avantage qu'ils présentent de traverser le corps sans aucune douleur, il faut ajouter celui d'augmenter les combustions organiques, et d'activer l'assimilation des aliments.

Dans les analogies mêmes que l'on peut établir entre l'électrothérapie et la médecine magnétique, apparaissent des différences importantes à signaler. Le traitement électrothérapique peut se faire ou par l'électricité *statique*, qui vient des corps naturels, et est produite par les machines, ou par l'électricité *dynamique* fournie par les piles ; or, les effets physiologiques ne sont pas du tout les mêmes dans l'un et l'autre cas, l'électricité dynamique décomposant les corps vivants comme les corps inertes, l'électricité statique au contraire, qui n'est pas elle-même le résultat d'une décomposition, ne décomposant pas les tissus, et étant plutôt reconstituante. Les courants électro-magnétiques qui sortent de l'organisme humain et peuvent servir dans certains cas à un usage thérapeutique, sont au contraire d'une seule sorte : ils se rapprochent évidemment, par leur origine, de l'électricité physique statique, avec la probabilité d'une action mieux adaptée qu'avec cette dernière, puisque les courants dont il s'agit sont ceux d'une électricité vivante, en quelque sorte, et dont les affinités doivent être plus étroites avec l'organisme vivant sur lequel on veut la faire agir.

Il faut mentionner parmi les découvertes importantes de la thérapeutique par l'électricité, deux instruments de diagnostic, qu'il est très intéressant de rapprocher du galvanomètre de M. de Puyfontaine. Voici d'abord comment le Dr Foveau de Courmelles décrit l'appareil ingénieux qu'il a inventé pour servir à l'électroscopie organique : « Le plateau d'un électroscope à feuilles d'or reçoit un aliment imbibé de salive ou de suc gastrique, et, selon que l'individu est en bon ou en mauvais état de santé, ses réactions chimiques plus ou moins actives font diverger diversement les feuilles d'or. Le diagnostic électrique créé par Duchesne de Boulogne avec l'induction est donc étendu par la découverte de *l'électroscopie* qui mesure cette électricité vitale[1]. » C'est ensuite le *magnétomètre* de l'abbé Fortin, qui mérite d'être étudié de près, comme tout ce qu'a imaginé le savant curé de Chalette : les déviations de l'aiguille varient avec les personnes, et peuvent donner des indica-

1. *L'électricité médicale au XIXe siècle*, brochure, à la librairie Ampère, 76, rue de Rennes. — Nous avons beaucoup emprunté à cette brochure, pour les indications qui précèdent.

tions sur les différences entre leurs états physiologiques.

C'est ce second appareil que le Dr Baraduc a utilisé pour en faire son *biomètre*, dont les indications ont servi de base à sa *méthode biométrique*. Il nous a semblé intéressant et utile de montrer la comparaison qui peut en être faite avec l'appareil et avec les expériences de M. de Puyfontaine.

Le problème que s'est posé le Dr Baraduc est, dans son fond essentiel, le problème même du magnétisme vital : « Introduction de la force de vie en nous, condensation, groupement et tonalisation de cette force vitale (corps fluidique), extérioration de notre fluide vital[1] », voilà ce qu'il s'est efforcé de démontrer expérimentalement à l'aide d'un appareil enregistreur. Qu'est-ce autre chose que la doctrine mesmérienne d'une force universelle circulant dans tous les êtres créés, avec la préoccupation particulière de montrer un enregistrement physique de phénomènes produits, comme avait tenté de le faire, d'une autre manière, M. de Puyfontaine ?

Tout d'abord, une différence capitale doit être signalée entre les deux appareils : le galvanomètre de M. de Puyfontaine (comme du reste les deux appareils qui ont servi aux expériences de M. Crookes), n'a qu'un but, faire voir comment un courant vital sort du corps pour actionner une aiguille ; tandis que le biomètre du Dr Baraduc montre à la fois *l'introduction* en nous de la force de vie universelle, et

1. *La force vitale*, par le Dr Baraduc, lib. G. Carré, p. 20.

l'extériorisation de notre fluide vital, après que cette force induite a été élaborée intérieurement et tonalisée d'une façon propre dans notre organisme.

Après avoir rappelé les expériences de M. Crookes que nous avons rapportées nous-même en détail, le Dr Baraduc ajoute : « Crookes avait pressenti qu'avec un appareil plus délicat on pouvait trouver chez bien des gens une force d'expansion, susceptible d'enregistrement, agissant sous l'influence de la volonté sans contact.

» Avec un appareil *très délicat*, j'ai pu constater cette force d'expansion, non seulement sous l'influence de la volonté, se traduisant par un déplacement répulsif de l'aiguille, mais encore par un déplacement spontané, sans intervention volontaire, en rapport avec l'exubérance de la force vitale s'échappant, pour ainsi dire, par le trop-plein, chez toutes les personnes présentant une dose marquée de vitalisme. »

Mais ce n'est là qu'un aspect du problème, une moitié, pour ainsi dire, de la question, dont le biomètre met en lumière l'autre point de vue, nécessairement complémentaire. « Ces auteurs n'ont vu que l'extérioration de notre dynamisme volontairement émis; ils n'ont pas parlé de la pénétration de la force cosmique, ni du mode d'alimentation de cette force echténique[1]. Ils ont bien vu ce qui sortait du corps, ils n'ont pas vu ce qui y entrait; ils n'ont pas su qu'à ces périodes, qu'ils appelaient des périodes d'émission nerveuse, suc-

1. C'est la « *force ecténéique* » de Thury de Genève.

cédaient des périodes de réfection dynamique, et qu'après avoir projeté leurs forces sur un tambourin produisant coups, chocs et déviation du levier, il arrivait un moment où la décharge cessait par besoin de recharge... Nous voyons la nature, dans un mouvement spontané d'intelligence, combiner chez l'homme ces deux phases, d'attraction d'un côté, de répulsion de l'autre, aspirer pour donner, attirant du mouvement universel, d'une part, pour le rendre, d'autre part, au mouvement universel. Ainsi la force vitale générale, l'âme du monde, nous pénètre et nous rattache par deux nouveaux pôles à l'ensemble de la vie générale... [1]. »

Voici maintenant la description du biomètre : « L'appareil que j'ai employé est le magnétomètre de l'abbé Fortin, tel qu'il l'a fait fabriquer lui-même, c'est-à-dire composé essentiellement d'un fil de cocon de 0 m. 25 environ de longueur, très fin, non tordu, fixé en haut à un plateau de verre, et terminé en bas par une aiguille de fil de cuivre recuit, autour de laquelle le fil de cocon vient s'enrouler sur la partie médiane sans aucune ligature ou boucle à cet endroit. Le cadran, divisé en 360 degrés, surmonte une bobine de fil fin, entourant un petit cylindre en verre. Le tout est contenu dans un cylindre en verre de diamètre suffisant, destiné à isoler l'appareil de tout courant d'air et de la chaleur; c'est à travers ce cylindre que les phénomènes d'attraction et de répulsion ont lieu, sans qu'il y ait contact, par les doigts placés à 0 m. 05 du cylindre. L'appareil est

1. *La force vitale*, p. 66-67.

mis dans un coin sur une planchette triangulaire, fixée dans l'angle dièdre de deux murs épais qui ne peuvent être ébranlés par la trépidation des voitures ; l'angle dièdre est dans une obscurité relative, de telle façon que le radiomètre de Crookes ne soit pas impressionné, et que la chaleur solaire n'y arrive pas directement.

» L'appareil est orienté dans la ligne sud-nord, de façon à ce que cette ligne passe par le plan médian du corps de la personne observée ; ses bras sont appuyés contre le mur, ou mieux soutenus par des accoudoirs comme M. le professeur Richet en a fait installer dans son laboratoire ; la personne présente l'extrémité digitale de la main, soit droite, soit gauche, à l'une des extrémités de l'aiguille, de telle façon qu'à travers la convexité du verre le plan de la main soit perpendiculaire au plan de l'extrémité de l'aiguille.

» La durée de l'observation est de deux minutes ou cent vingt secondes ; on observe l'écart ou l'angle chiffré par le nombre de divisions, dès que l'aiguille a décrit dans le sens attractif ou répulsif tout son cours, et qu'elle s'est *fixée* dans un point différent de celui où on l'avait observée avant l'expérience. Quel que soit le sens du mouvement produit, l'allure de ce mouvement est différente suivant les personnes ; tantôt très lente à la fin des deux minutes, tantôt très rapide au début, ou présentant des oscillations, c'est-à-dire donnant, dans l'unité de temps, une attraction et une répulsion ; tantôt restant après l'opération plus ou moins fixée au point obtenu, ou revenant de suite au point qu'elle occupait primitivement : l'aiguille reflète d'une façon mathématique le mouvement qui se produit en nous, comme allure, comme chiffrage, et donne une formule biométrique *bien particulière* à chaque personne.

» Il faut avoir soin de prendre la formule en dehors de tout travail digestif, au moment de calme physique et moral où la personne est le plus elle-même. Je la prends d'habitude vers dix heures du matin et de deux à cinq heures du soir, et laisse de deux à cinq minutes entre chaque prise.

» J'ajoute que la formule biométrique est l'expression de l'état *vital*, de l'état d'*être* au moment où elle est prise ; cette formule peut être variable ou fixe, suivant les tempéraments et les dispositions, mais il ne faut pas la considérer comme une formule absolument *une, invariable* ; elle peut refléter, au contraire, des états momentanés différents, très variables pour les uns, fixes pour les autres, suivant la caractéristique de chacun, la *dominante personnelle* [1]. »

M. le Dr Baraduc a bien voulu nous montrer son appareil, et nous lui exprimons ici tous nos remercîments pour la complaisance aimable avec laquelle il nous a donné, en nous le présentant, les explications nécessaires. Afin de faciliter la détermination immédiate de la formule biométrique où se trouvent indiquées simultanément l'attraction ou la répulsion de la main droite et de la main gauche, il a disposé à très peu de distance

1. *La force vitale*, p. 20-22.

l'un de l'autre deux magnétomètres Fortin identiques, dans des positions telles que la ligne joignant leurs centres soit perpendiculaire à une ligne passant entre eux, laquelle serait elle-même dans le plan de la ligne médiane du corps de la personne observée: la main droite est présentée

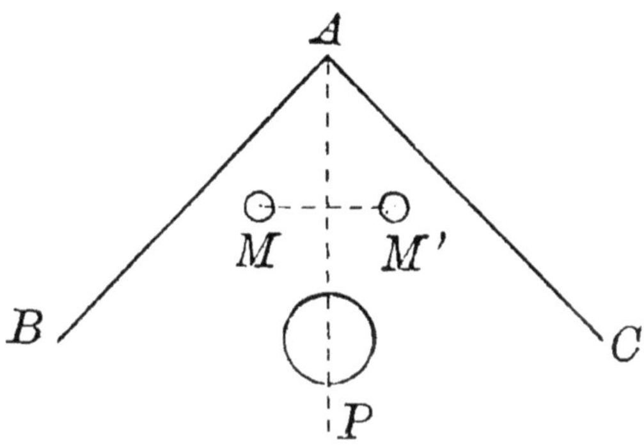

BAC, l'angle dièdre des deux murs, où est installé l'appareil. — MM', les deux magnétomètres. — P, la personne servant à l'expérience.

à l'appareil de droite, et la main gauche à l'appareil de gauche, dans la position indiquée ci-dessus. L'avantage de l'observation faite sur les deux biomètres simultanément est évident: d'abord avec un seul appareil, il faudrait faire l'observation pour chaque main successivement, ce qui serait une perte de temps; il faudrait ensuite laisser un certain intervalle entre les constatations de l'effet produit par la première, puis par la seconde main, pour être assuré que tout mouvement de ballant, si faible qu'il soit, ait cessé; enfin l'inconvénient le plus grave serait que les deux observations, puisqu'elles seraient successives, ne se rapporteraient pas exactement au même moment, ni par conséquent au même état de la personne observée, ce qui est indispensable pour établir la formule biométrique.

Toutes les diverses formules déterminées par le Dr Baraduc, et qui se ramènent à 17 types principaux, supposent préalablement admis le principe de la polarité, qu'elles semblent bien vérifier ensuite *a posteriori*. *Plus d'un millier* d'expériences, dit-il, prouvent qu'à l'état normal, « la moitié du corps droit fluidique attire la vie cosmique, tandis que la moitié du corps gauche repousse [1]». La proportion est de *Att.* 3/*Rép.* 1 ; deux unités de force vitale restent donc en nous, pour former le « capital-vie » nécessaire au fonctionnement normal de l'organisme. « Lorsque le corps vital est dans un état ou en un mouvement, il détermine dans l'appareil un état ou un mouvement analogue de l'aiguille, voilà le critérium [2]. » Chaque formule biométrique commence par l'indication de l'effet de la main droite, et se termine par l'indication de l'effet de la main gauche, la barre verticale entre deux indiquant le corps. Ainsi la formule normale est *Att.*/*Rép.* ; la formule *O*/*O* indique l'équilibre physique entre la tension de la force vitale en nous et la tension de la force universelle, et au moral la froideur, la nonchalance, l'indifférence; la formule *Rép.*/*Rép.* veut dire exubérance de vitalité physique, et marque l'intensité des mouvements

1. *L'âme humaine, ses mouvements*, etc., par le Dr H. Baraduc, lib. G. Carré, p. 12.
2. *Ibid.*, p. 13.

expansifs de l'âme, joie, colère, enthousiasme; *Att./Att.* au contraire indique la faiblesse de la vitalité physique, et l'atonie de la vitalité psychique; etc. Comme contrôle de l'exactitude de ces formules, le Dr Baraduc fait cette remarque importante qu'elles ont pu être souvent reproduites en suggérant à certains sujets d'expérience l'état d'âme correspondant à la formule préalablement interprétée.

Des objections avaient été faites sur la réalité de l'origine psycho-physiologique du déplacement de l'aiguille; le Dr Baraduc y répondit en montrant que la force vitale invoquée par lui n'était ni de la chaleur ni de l'électricité.

1° On sait que les espaces raréfiés sont traversés difficilement par la chaleur, puisque la température des espaces intersidéraux est très basse, et que le contact d'un récipient soumis à une brusque raréfaction produit de la glace : le magnétomètre placé sous une cloche où le vide relatif avait été fait par une pompe à eau, fut néanmoins influencé par la force vitale (laboratoire du professeur Richet). D'ailleurs, M. Raoul Pictet a pu soumettre des organismes vivants à 200° de froid, en suspendant seulement leur vie sans la détruire. — Autre expérience. L'influence vitale de plusieurs personnes se fait sentir, *avec des formules biométriques très différentes*, sur l'appareil, à travers un bloc de glace de 0 m. 10 d'épaisseur, de 0 m. 20 de hauteur, et de 0 m. 16 de largeur, placé à 0 m. 10 du biomètre, la main étant présentée à 0 m. 02 de la glace. — Troisième expérience : L'alun en solution concentrée étant énergiquement adiathermique, la cage de verre de l'appareil est enveloppée d'un manchon de toile à voile dont chaque face est recouverte d'une couche de un 1/2 millim. d'alun, préparation obtenue par le séjour prolongé de la toile dans une solution concentrée, l'écaillement étant empêché par un revêtement de collodion; et les mouvements de l'aiguille se produisent de la même manière[1];

2° Pour prouver que l'électricité n'est pas la cause des oscillations de l'aiguille, l'appareil a été enveloppé d'une cuirasse adiaélectrique de mica, et les attractions ou répulsions résultant de la présentation des mains se sont produites à travers l'isolateur selon les indications ordinaires[2].

« J'ai définitivement alors constitué le biomètre, ajoute le Dr Baraduc, avec une double cuirasse d'alun collodionné adiathermique qui ne laissait pas passer la chaleur, et avec une cuirasse de mica adiaélectrique qui ne laissait pas passer l'électricité, le tout revêtu de soie. — Pour bien confirmer le caractère de la force vitale, comme force indépendante de la chaleur et de l'électricité avec l'appareil à double cuirasse, j'ai pris, pendant quatre-vingt-dix jours, ma propre formule biométrique; je l'ai comparée avec le méridien cosmique ou magnétisme sidéral, exprimé par la position spontanée prise par l'aiguille sur le cadran divisé en 360°, et indiqué en prenant son pôle sud comme point de départ de son mouvement vers l'ouest à

1. *La force vitale*, p. 71-76.
2. *L'âme humaine, ses mouvements*, etc., p. 21-22.

sa gauche, vers l'est à sa droite; le degré d'électrométrie, les phases lunaires, la moyenne d'humidité de la journée, la moyenne de la température, la moyenne barométrique et la direction des vents, au moment où ma vie a été péniblement agitée, et où j'ai pu vérifier la valeur de la formule biométrique, par la conscience de mon état d'âme, ont été notés en un tableau...

»... Il ressort nettement de ces expériences que ce ne sont ni des conditions *extrinsèques* à nous climatériques, ni les phénomènes *intrinsèques* caloriques, électrogéniques, de notre corps matériel qui mouvementent l'aiguille, mais bien nos propres mouvements animiques, ceux de l'âme dans ses manifestations physiques et psychiques. »

« Je ne nie pas cependant que la communion qui existe entre notre âme physique et la force vitale [1] ou les conditions générales cosmiques, ne puissent influencer une âme humaine faible, malade, et y produire des troubles enregistrables; mais là encore, le mouvement de l'aiguille est bien personnel; il dépend de notre vitalité déficiente; ce ne sont pas les conditions cosmiques qui agissent au moment de l'approche de la main, c'est un facteur nouveau qui vient modifier l'état statique momentané de l'aiguille, et donner notre formule biométrique [2]. »

Telles sont les expériences fondamentales faites par le Dr Baraduc sur son biomètre. Nous avons déjà indiqué une première différence entre elles

1. L'auteur veut dire la force vitale universelle.
2. *L'âme humaine, ses mouvements*, etc., p. 22-27, passim.

et celles de M. de Puyfontaine sur son galvanomètre, en ce que l'enregistrement du biomètre témoigne à la fois de l'introduction en nous et de l'extériorisation du fluide vital, tandis que le galvanomètre en montre seulement l'émission extracorporelle. Une autre différence consiste en ce que les formules biométriques semblent impliquer *a priori* et vérifier *a posteriori* le principe de la polarité, tandis que les constatations du galvanomètre semblent ou la contredire ou, du moins, permettre de la considérer comme très secondaire et jamais absolue. En outre, les déviations de l'aiguille du galvanomètre ne se font pas sans contact à travers des fils conducteurs, tandis que les déviations biométriques sont produites sans contact, à distance. Enfin, les premières présentent des analogies marquées avec les courants électro-magnétiques physiques, tandis que celles-ci accusent plutôt des différences avec les courants électriques, au moins ceux que peut dégager une source d'électricité physique : ce qui semblerait bien prouver que, même en admettant certaines analogies, il est impossible d'identifier les courants électriques physiques et les courants vitaux, comme nous nous sommes efforcé nous-même de le faire voir.

Il y a un rapprochement intéressant à faire, d'ailleurs, entre les expériences du Dr Baraduc et celles de M. de Puyfontaine, au point de vue de l'influence que peut exercer la volonté sur les mouvements de l'aiguille dans les deux appareils. Voici en effet ce que dit le Dr Baraduc : « L'intervention de la volonté peut déterminer un phénomène de répulsion sur l'aiguille. Je l'ai vu se produire d'une façon très manifeste chez le docteur Koupidonoff, de Kasan, adonné, il est vrai, aux pratiques magnétiques, et chez un de nos peintres distingués, M. L..., de N. Je rapporte de plus des expériences personnelles que j'ai faites à cet égard.

» Dr Baraduc. Tension interne très vive, *Att.* 60/0, avant l'intervention volontaire :

» 1° *Main droite.* — Effort volontaire de répulsion. *Rép.* 15. Epuisement consécutif, fatigue. — *Att.* 35. L'effort volontaire d'émission a extérioré de moi une force à moi ;

» 2° *Main gauche.* — *Att.* 30. Volonté de repousser. *Rép.* 55.

» Sous l'influence psychique de la volonté, c'est-à-dire d'un état personnel créé par moi en moi, en dehors de celui qui préexistait, la main droite qui attirait de 60 degrés, repousse de 15 degrés; mais l'effort étant trop considérable, je sens la fatigue venir, et à la seconde minute l'aiguille revient vers moi de 35 degrés, en rappel de force de vie cosmique.

» La main gauche présentée à l'appareil attire de 30 degrés. Je fais alors un effort d'émission, et l'aiguille attirée de 30 degrés est repoussée de 55 *par une volonté extériorée* [1]. »

Cette constatation expérimentale des modifications apportées par l'intervention de la volonté dans les oscillations du biomètre, est bien une confirmation des expériences analogues faites par

1. *La force vitale*, p. 82-83.

M. de Puyfontaine sur son appareil; il faut reconnaître même que celles du Dr Baraduc seraient plus concluantes encore pour une démonstration de la direction volontaire du fluide vital, puisqu'ici l'action se manifeste à distance, et sans l'intermédiaire d'un conducteur matériel.

Le biomètre nous semble en outre très utile à consulter pour savoir comment diriger la thérapeutique magnétique, relativement au transmetteur et au récepteur; en enregistrant soigneusement ses indications, en effet, on est renseigné sur le degré de tension vitale de l'organisme dans l'un et dans l'autre, sur la possibilité ou la nécessité d'avoir recours plutôt à la présentation de l'une ou de l'autre main, si l'on admet, comme le Dr Baraduc, la polarité absolue; enfin sur l'inutilité ou la nocuité, dans certains cas, du rapport magnétique. Dans le cas de la formule *O/O*, par exemple, pour le transmetteur, on saura que le rapport magnétique ne pourra avoir aucune influence médicatrice sur le malade, puisque la tension vitale du magnétiseur est dans un état d'indifférence et d'équilibre qui empêche toute émission, à moins bien entendu que son énergie volontaire ne puisse rompre l'équilibre, mettre fin au *statu quo*, et amener la formule *Att./Rép.* On saura au contraire que la formule *Rép./Rép.* sera le plus favorable pour l'action du magnétiseur sur le sujet, puisqu'elle indique l'exubérance de la vitalité physique et psychique tout à la fois. La formule *Att./O* indiquera l'action bienfaisante possible du magnétiseur sur le magnétisé, s'il y a chez ce dernier une excitation en excès qui doit être écoulée pour qu'il puisse recouvrer du calme; il arrivera souvent alors que le magnétiseur se dévoue pour son malade, puisqu'il attirera en lui, par l'appel de sa force vitale, les éléments dynamiques irritants ou morbides dont il soulagera son sujet. Ne serait-ce pas ce qui se produit justement dans les cas de sympathisme que les magnétiseurs du Potet, de Puységur, Charpignon, ont souvent signalés? Pour le malade, au contraire, les formules *Att./Att.* et *Att./O* indiqueront qu'il a besoin de reconstituer son capital-vie, et qu'il peut être ainsi un excellent récepteur du supplément de force vitale que lui transfusera le magnétiseur.

Après avoir fait ce rapprochement entre les recherches si originales du Dr Baraduc et nos recherches personnelles, nous prions notre lecteur de ne pas se méprendre sur le sens de cette comparaison, telle que nous l'avons faite. Il ne faut pas oublier en effet que toutes les expériences qui composent la méthode biométrique ont été créées et instituées uniquement en vue de fournir des indications utiles pour le traitement électrothérapique : l'originalité des travaux que nous venons de résumer consiste précisément à avoir trouvé un instrument et une méthode de direction pour les applications de ce mode de l'énergie aux traitements des névroses et neurasthésies. Le biomètre est très utile à consulter en effet pour avoir des renseignements sur l'état de gravité de ces affections, car il tient lieu à la fois de manomètre, puisqu'il mesure les tensions vitales, et de sextant, puisqu'il indique les polarisations. En outre, nous faisons remarquer que l'application, qui nous semble assez exacte, des formules biométriques à la direction du traitement biomagnétique, nous est toute personnelle ; elle n'est pas dans la pensée du Dr Baraduc, dont la pratique est purement électrique, et qui ne s'occupe pas spécialement de magnétisme humain.

Telles qu'elles sont, ces expériences sont donc d'un très haut intérêt, d'abord en elles-mêmes et au point de vue où s'est placé le Dr Baraduc, ensuite parce qu'elles peuvent être indiquées comme contribution, indirecte, il est vrai, à la démonstration expérimentale du magnétisme vital : elles montrent, en effet, la circulation du fluide vital dans notre organisme, en faisant voir comment il s'y introduit, et comment il en sort, après une élaboration spéciale ; elles nous font assister à l'intervention de la volonté dans les phénomènes produits, déjà prouvée d'une autre manière et à un autre point de vue, par M. de Puyfontaine ; enfin, elles éclairent d'un jour moins incertain la théorie de la thérapeutique magnétique.

CHAPITRE IV

B. Inductions thérapeutiques. *a*) (*Suite*). — Analogies du traitement magnétique a distance, avec l'action des médicaments a distance (Drs Bourru et Burot), expliquée par l'hyperesthésie, et avec l'action de la « poudre de sympathie » (Digby). — Impossibilité d'un explication par la suggestion seule. — Extériorisation de la vitalité. Marques de grossesse.

Aux questions que nous venons d'examiner se rattache naturellement le problème récent de *l'action des médicaments à distance*. MM. Bourru et Burot ont publié il y a quelques années les résultats de leurs observations à ce sujet [1]; déjà, en décembre 1885, ils avaient fait une intéressante communication sur leurs premières expériences, à la Société de Psychologie physiologique. En appliquant à un sujet atteint de grande hystérie, hémiplégique, avec une hémianesthésie sensitivo-sensorielle du

1. Bourru et Burot, *La suggestion mentale et l'action à distance des substances toxiques et médicamenteuses*, in-12, J-B. Baillière et fils, 1887.

côté droit, le traitement métallothérapique de Burcq, ils reconnurent qu'il était remarquablement sensible aux métaux : par le fer et l'acier, ils obtinrent le transfert ; le zinc, le cuivre, le platine, produisirent des douleurs, des tremblements, la dilatation des vaisseaux circulatoires; la présentation de l'or et du mercure, à 15 centimètres de distance, à travers les vêtements, donnait des sensations de brûlure ; l'opium et ses divers alcaloïdes placés sur la tête plongeaient le malade dans un sommeil assez profond pour le rendre insensible au contact de l'or. L'eau de fleur d'oranger, l'iodure de potassium, produisirent dans des conditions analogues leurs effets thérapeutiques connus. De semblables observations furent faites sur un autre sujet, une femme atteinte de grande hystérie, hyperesthésiée à gauche et analgésique à droite ; le contact d'une graine de noix vomique produisait chez elle, comme du reste chez l'autre malade, des douleurs et une contracture ; le valérianate d'ammoniaque arrêtait les convulsions. Toutes ces substances ou bien étaient appliquées directement sur la peau, ou bien étaient placées dans des flacons cachetés à la cire ; quand elles étaient renfermées dans des tubes scellés, leur influence était rarement appréciable. D'accord avec le Dr Thomas, MM. Bourru et Burot produisirent sur un sujet hypnotique, avec la morphine, le sommeil ; avec l'alcool, l'ivresse accompagnée d'hallucinations effrayantes. Ce qui est remarquable, c'est la nécessité du contact des flacons tout au moins avec la peau. « Les substances médicamenteuses sont demeurées à peu près sans action sur ce sujet (le sujet hypnotique), quand on les tenait à distance, même si l'on débouchait les flacons, en état de somnambulisme comme à l'état de veille ; au contraire ces flacons bouchés, mis en contact avec la peau, serrés dans la main, ont produit des actions manifestes, presque exclusivement psychiques, il est vrai »[1]. Un peu plus tard, le Dr Luys[2] a pu produire à volonté, par l'approche de telles ou telles substances spéciales, telles émotions correspondantes très diverses ; il a pu provoquer aussi la purgation par le contact de l'huile de ricin. Le Dr Dufour, dont les observations sont rapportées par MM. Bourru et Burot, après les leurs propres, a produit des nausées chez un sujet à l'état de veille, en mettant sur sa tête un paquet d'ipéca. Enfin plusieurs autres expériences de même nature ont été faites par MM. Bourru et Burot sur quelques sujets moins sensibles que les deux malades dont ils ont parlé tout d'abord ; les résultats ont été très appréciables, mais moins marqués parce que l'hyperesthésie était moins développée. Particularité curieuse à signaler : on croirait, à première vue, que l'habitude et l'entraînement développent la capacité sensitive chez les sujets prédisposés, il n'en est rien, elle s'affaiblit et se blase plutôt par la répétition ; c'est ce qui semblerait indiquer qu'on n'a affaire ici qu'à des sensations affectives, non à des représentations mentales.

Tels sont les faits : si extraordinaires qu'ils

1. *Op. cit.*, p. 85.
2. *Hypnotisme expérimental*, Paris, 1890.

paraissent, la grande majorité des lecteurs de MM. Bourru et Burot sont tombés d'accord sur ce point, que les observations étaient bien faites, que les expériences avaient été rigoureusement conduites; cependant, une commission de l'Académie de médecine a examiné la question en 1888, et a conclu que l'action des médicaments à distance n'est pas possible ! Il fallait bien un peu s'y attendre : cette sentence n'est pas heureusement sans appel, car si dans l'état actuel de la science les faits sont difficiles à expliquer, ce n'est pas une raison pour ne pas les admettre s'ils sont constatés. Or, des expérimentateurs compétents affirment que les faits sont parfaitement certains. « Pour nous, dit M. Cullerre, qui avons assisté à des expériences faites sur un des sujets de MM. Bourru et Burot, et qui avons pu constater quelques faits analogues chez une de nos hystériques, nous ne mettons pas en doute l'impressionnabilité excessive de *certains* hystériques vis-à-vis de l'action à distance de *certaines* substances médicamenteuses [1]. »

Les faits sont donc acquis : reste à les expliquer. Le débat semble actuellement circonscrit entre l'hypothèse de la suggestion et celle du magnétisme vital. La première interprétation est écartée par MM. Bourru et Burot, qui ont pris toutes les précautions les plus minutieuses pour ne donner lieu à aucune suggestion mentale, et il semble bien en vérité que les phénomènes sont inexplicables par là ; on n'a qu'à voir, pour s'en con-

1. Cullerre, *Magnétisme et hypnotisme*, Paris, Baillière, 1892, cité par M. Nizet : *L'Hypnotisme*, p. 121-122.

vaincre, la description de leurs expériences. La seconde interprétation se présente donc tout naturellement, par une hyperesthésie extrême : l'hypothèse, telle qu'elle est résumée par les auteurs eux-mêmes, ressemblerait en tous points à celle du magnétisme vital : « Le muscle, disent-ils, serait une pile disposée en tension, dont le courant extérieur aurait pour conducteurs les fibres nerveuses : le courant crée autour des conducteurs un champ électrique dont l'étendue est naturellement en rapport avec l'intensité de la pile. Ce champ électrique est traversé par des lignes de force. Placés en dehors de l'organisme, mais à son voisinage, un métal, un aimant, une autre substance peuvent agir sur ces lignes de force, et par cela même produire une perturbation des courants, soit intérieurs à la pile musculaire, d'où naîtraient des contractions, soit extérieurs à la pile, c'est-à-dire dans les nerfs d'où apparaîtraient des phénomènes nerveux variés [1]. »

L'acuité de l'hyperesthésie est parfois extrême, au point de paraître, à première vue, vraiment merveilleuse : cet état nerveux anormal peut constituer, en effet, une aptitude exceptionnelle à la réceptivité, non seulement du fluide magnétique, mais aussi de toute impression susceptible de modifier le système nerveux. On rapporte des exemples extraordinaires d'hyperesthésie sensorielle : Braid cite un cas où l'odorat d'un sujet

1. Bourru et Burot, *La suggestion mentale, et l'action à distance des substances toxiques et médicamenteuses*, in-12, libr J.-B. Baillière et fils, 1887, p. 253.

hypnotisé peut suivre l'odeur d'une rose à quinze mètres de distance ; un autre cas où la sensibilité de l'ouïe est environ douze fois plus grande qu'à l'état normal ; et Azam a observé un sujet capable d'entendre distinctement une conversation tenue à un étage inférieur, et le tic-tac d'une montre à une distance de huit mètres. « L'hyperesthésie hypnotique, dit Azam,... porte surtout sur le sens de la température et sur le sens musculaire... Si derrière le malade, à 30 ou 40 centimètres de distance, on présente sa main ouverte ou un corps froid, le sujet dit immédiatement qu'il éprouve du froid ou du chaud, et cette sensation est si forte qu'elle devient pénible, et que le sujet cherche à l'éviter... Le sens musculaire acquiert une telle finesse, que j'ai vu se répéter devant moi les choses étranges racontées du somnambulisme spontané, et de beaucoup de sujets dits magnétiques [1]. J'ai vu écrire très correctement en interposant un gros livre entre le visage et le papier ; j'ai vu enfiler une aiguille très fine dans la même position ; marcher dans un appartement, les yeux absolument fermés et bandés : tout cela sans autre guide réel que la résistance de l'air, et la précision parfaite des mouvements, guidés par le sens musculaire hyperesthésié ». D'ailleurs, ajoute le même auteur, ces phénomènes sont extraordinaires, mais ils ne sont pas, en somme, merveilleux : « Si l'on veut y réfléchir, nous sommes entourés d'analogies : le pianiste joue la nuit, sans jamais se trom-

1. Le Dr Azam, on le voit, est un incrédule à l'égard du magnétisme.

per de touches ; et qui dira l'incommensurable fraction de mètre à mesurer sur la corde du violon entre la note fausse et la note juste, si imperturbablement obtenue par la pression du doigt de l'artiste ? »[1].

Si l'hyperesthésie sensorielle peut atteindre ces degrés, qu'y aurait-il d'extraordinaire et d'inadmissible à ce que dans ce même état l'organisme fût exceptionnellement sensible à l'action à distance de certaines substances médicamenteuses ? Il n'y a, en réalité, qu'une différence de degrés, non de nature : au lieu d'un contact immédiat ou d'une distance très restreinte, il y a sensation à distance par suite d'une impressionnabilité plus délicate du système nerveux. Ce n'est qu'une hypothèse assurément, mais qui pourrait nier qu'elle soit très plausible *a priori ?* ou plutôt c'est plus qu'une hypothèse, c'est une forte analogie, qui revêt les caractères d'une haute probabilité.

Quant à expliquer les effets dont il s'agit par la seule suggestion, c'est une interprétation que nous ne saurions admettre, pour les expériences du moins que nous avons décrites. Outre les précautions prises pour éviter la suggestion dans les magnétisations à distance de du Potet à l'Hôtel-Dieu, et dans les applications des médicaments faites par MM. Bourru et Burot, il est inexact en soi, de toute manière, de dire que la guérison est produite par la suggestion. On ne donne pas, en effet, au malade l'idée de guérir, il l'a déjà : d'ailleurs, nous

1. Azam, *Hypnotisme et double conscience*, libr. Alcan, 1893, p. 22-23.

ne nous lasserons pas de répéter que l'homme est corps et âme, et que l'idée de la guérison seule ne saurait guérir, si le cerveau n'a pas à sa disposition une certaine quantité d'énergies vitales, qu'il puisse distribuer dans les organes malades en les actionnant par des afflux plus ou moins puissants, et en stimulant ou en faisant reparaître ainsi leurs fonctions. S'il manque aux forces vitales l'impulsion et la direction nécessaires pour réaliser ce désir de guérison, c'est à quoi remédie la volonté de l'opérateur en transfusant en quelque sorte de son organisme dans celui du patient, l'agent dynamique; celui-ci, en pénétrant dans le corps du malade, met en mouvement dans un certain sens les énergies vitales qui d'elles-mêmes s'efforcent de rétablir l'équilibre rompu ; au sens propre du mot, c'est un coup d'épaule que le magnétiseur donne au malade, pourvu que celui-ci s'abandonne et ait confiance.

Il n'est pas impossible que l'action suggestionnelle entre pour une part dans les faits complexes de la thérapeutique magnétique ; mais la façon même dont les partisans exclusifs de la suggestion, et je parle des plus autorisés, prétendent expliquer les guérisons, montre de la manière la plus manifeste qu'il manque quelque chose à la théorie : il lui manque, en quelque sorte, le levier organique indispensable, c'est-à-dire qu'elle ne fait pas voir d'où peuvent venir les forces auxiliaires stimulantes qui donnent le branle aux forces disponibles, insuffisantes par elles-mêmes. Ecoutons, par exemple, l'explication de M. Bernheim :

« L'idée tend à devenir acte ; le cerveau actionné par l'idée, actionne à son tour les nerfs qui doivent réaliser cette idée ; or, étant démontré que l'idée peut ainsi devenir sensation, mouvement, image, il est naturel d'appliquer cette puissance psycho-physiologique de l'organisme à *créer* des actes utiles à la guérison. Un malade a de l'anesthésie des membres : on introduit dans son cerveau l'idée que les membres sont sensibles, et le cerveau tend à réaliser l'acte (*s'il est possible*), c'est-à-dire à restaurer la sensibilité. Le malade a de la paralysie : le cerveau, convaincu que la motilité revient, *envoie un influx moteur considérable* aux nerfs moteurs inertes. Le malade a de la constipation : le cerveau agit sur les nerfs intestinaux, et augmente le péristaltisme intestinal ; il *agit* sur les nerfs sécréteurs et vaso-moteurs de la muqueuse intestinale, qui font pleuvoir dans l'intestin les liquides destinés à faciliter l'évacuation. Un malade a une douleur : le cerveau, frappé par l'idée que la douleur s'apaise, *produit une modalité* particulière des cellules sensitives corticales, telle que ces cellules ne perçoivent plus la douleur. Le cerveau, en un mot, fait de l'*inhibition* et de la *dynamogénie*, comme dit Brown-Séquard [1], sur les diverses fonctions ; il les *exalte*, il les atténue, conformément à l'idée suggérée dans un but curateur [2]. » Que le cerveau puisse produire certains change-

1. Préface à la *Neurypnologie* de Braid, traduction J. Simon, Paris, 1883.

2. Bernheim, *Hypnotisme, suggestion, psychothérapie*, Paris, in-8, 1891, p. 45.

ments dans les divers organes, c'est un fait qui n'est guère contesté : mais pour cela, il faut qu'il ait des énergies vitales à sa disposition ; or dans l'hypothèse de la pure suggestion, où les prend-il ? C'est bientôt fait de dire que « la puissance psycho-physiologique de l'organisme *crée* des actes utiles à la guérison » ; mais, dans un organisme affaibli, les réserves dynamiques manquent, il y a un découvert, un « passif », pourrait-on dire : si l'on admet que le cerveau réalise tel ou tel acte en groupant quelques-uns des éléments qui subsistent en quantité insuffisante, le résultat, s'il est obtenu, ne sera qu'une avance, un appel de fonds anticipé, un virement, si l'on veut. Si cette dépense de forces n'est pas couverte par un remplacement, il n'y aura, en tout cas, qu'une amélioration momentanée, car les forces devront forcément s'épuiser ; si au contraire, par suite de l'action magnétique exercée, il y a un transfert de force de l'organisme de l'opérateur à celui du patient, les provisions seront suffisamment reconstituées pour que le cerveau puisse en utiliser une partie, et envoyer « un influx aux nerfs moteurs ».

L'explication par l'influence magnétique est ainsi, sinon la seule valable et acceptable, du moins le complément indispensable de la théorie de l'influence suggestionnelle.

Il faut rapprocher des observations et expériences de MM. Bourru et Burot sur l'action des médicaments à distance, le récit très curieux de cures à distance à l'aide des *remèdes sympathiques*, que nous trouvons dans un opuscule du chevalier anglais K. Digby sur la *poudre de sympathie*[1]; M. de Rochas y consacre un chapitre entier (chap. IV) de son livre récent : *L'extériorisation de la sensibilité.*

Digby, né en 1603, « jouit en son temps, dit M. de Rochas, d'une immense réputation comme homme d'état, comme homme de guerre, comme savant et comme bibliophile[2] ». Il vint plusieurs fois en France, et en 1658, étant à Montpellier, il prononça devant l'assemblée de l'Université le discours sur les effets de la *poudre de sympathie.* Cette poudre, qui n'était autre que du sulfate de fer trituré, pouvait guérir les blessures simplement par son application sur les linges qui avaient servi à les panser. Digby donna son secret au roi Jacques Ier, puis à Turquet, qui après avoir été médecin d'Henri IV, devint plus tard médecin de Jacques Ier et de Charles Ier ; Turquet le communiqua au duc de Mayenne, et le chirurgien du duc de Mayenne l'ayant vendu à plusieurs personnes, le remède finit par être connu dans le public. Mme de Sévigné en parle dans deux lettres, dont une du 23 janvier 1685, que cite M. de Rochas[3].

Voici maintenant, cité par M. de Rochas, le passage de Digby sur le mode d'emploi de la poudre de sympathie : « La méthode et manière prescrite de se servir de ce remède sympathique estoit de prendre seulement du vitriol (mesme le plus commun) comme il venoit des droguistes, sans

1. *Discours fait en une célèbre assemblée, par le chevalier Digby, chancelier de la reine de la Grande-Bretagne*, etc., *touchant la guérison des plaies par la poudre de sympathie*, Paris, 1658, petit in-8.
2. *Op. cit.*, p. 116.
3. P. 126-127.

aucune préparation ou addition quelconque, et de le faire dissoudre dans de l'eau de fontaine ou plutost de pluye, en telle quantité qu'en y trempant du fer poly (par exemple un couteau), il sorte tout chargé de couleur comme s'il estoit changé en cuivre ; et dans cette eau on mettoit tremper quelque linge taché du sang de la blessure que l'on vouloit guarir, si le linge estoit sec ; mais s'il estoit encore frais et humide du sang, il ne falloit que le saupoudrer avec de la poudre de semblable vitriol, en sorte que cette poudre s'incorporoit et imbiboit dedans le sang encore humide; et garder l'un ou l'autre bien tempéré ; savoir la poudre en une boëte dans sa pochete, et l'eau (qui n'admet point cette commodité), en quelque chambre où la chaleur soit modérée. Et chaque fois que l'on met nouvelle eau vitriolique ou nouvelle poudre à nouveau linge ou autre étoffe ensanglantée, la personne sent un nouveau soulagement, comme si alors la playe avait été effectivement pansée par quelque souverain médicament.

» Et pour ce sujet, on réitérait cette façon de panser soir et matin. Mais, maintenant, la plupart de ceux qui se servent de ce remède de sympathie font diligence d'avoir du vitriol romain ou de Chypre ; puis ils le calcinent à blancheur au soleil. Et oultre cela aucuns y ajoutent de la gomme tragaganthe : *facile est inventis addere*. Pour moy, j'ay veu d'aussi grands effets du seul vitriol de dixhuit deniers la livre, comme de la poudre qu'on prépare aujourd'hui [1]. »

1. Digby, *Discours*, etc., p. 179 ; cité par M. de Rochas : *Extériorisation*, etc., p. 118-119.

Et notre auteur raconte la cure vraiment extraordinaire d'une blessure très grave reçue à la main par Jacques Howell, « secrétaire du duc de Bouquingan » (*sic*) ; au bout de quatre ou cinq jours, la plaie était si enflammée que les chirurgiens craignaient la gangrène ; Digby, dont le logis était tout voisin de celui de Jacques Howell, consulté par ce dernier, emploie sa médication : lavage dans une solution de vitriol, des linges ensanglantés ayant servi aux pansements, et au bout de six jours, la plaie « tenue seulement nette et en un état modéré et tempéré de chaud et de froid,... fut cicatrisée et entièrement guarie [1]. »

Certaines précautions, dit Digby, doivent être observées pour assurer l'efficacité du remède. « Si vous mettez le bassin ou la poudre avec le linge taché de sang dans une armoire faite dans une muraille en quelque coin d'une chambre froide ou en une cave, là où la lumière ne donne et d'où l'air ne sort point (et partant est corrompu et sent le relent), en ce cas-là, la playe ne sentira aucun amendement ny aucun effet de cette poudre. Et la mesme chose arrivera, si ayant mis en quelque coin le bassin ou la poudre, vous les couvrez avec beaucoup de couvertures épaisses, estouffantes et spongieuses, qui imbibent les atomes qui en pourroient sortir, et qui retiennent la lumière et les rayons qui y entrent et qui s'y arrestent et s'y perdent. — La mesme cure se fait appliquant le remède à l'épée qui a blessé la personne, si ce n'est

1. *Extériorisation*, etc., p. 119-122.

que l'épée ait été fort eschauffée au feu, car il ferait évaporer tous les esprits du sang [1]. »

On trouve encore dans le mémoire de Digby, au chapitre intitulé : « *Les restes de vie* », des exemples fort curieux de sympathie entre des sécrétions ou excrétions, une fois sorties de l'organisme, et l'organisme producteur ; ce seraient encore là des cas intéressants d'extériorisation de la sensibilité [2]. — D'autres faits empruntés au règne végétal, dont quelques-uns sont bien connus, seront aussi rapprochés avec intérêt de l'extériorisation de la sensibilité ; on peut les rapporter à ce qu'on appellerait l'*extériorisation de la vitalité*. On sait que dans la saison où les vignes sont en fleur, le vin fermente dans les caves, et après que cette fermentation s'est apaisée, le vin revient à son état normal : ne peut-on expliquer ce phénomène par une sympathie, pour ainsi dire, qui subsiste entre le jus du raisin qui est devenu du vin et les plantes-mères, par une affinité de molécules qui vont les unes vers les autres ? « J'ai entendu dire (c'est M. de Rochas qui parle), par une dame habitant la campagne dans un grand pays vignoble, que les taches de vin faites aux serviettes et aux nappes reparaissent au moment des cuvées, bien que ces linges paraissent complètement blancs après avoir passé à la lessive [3]. » Les marques de grossesse reproduisant des fruits avec une exactitude parfois si frappante, et leurs modifications au mo-

1. *Discours*, etc., p. 149 ; *Extériorisation*, etc., p. 122-123.
2. *Extériorisation*, p. 134-139.
3. *Ibid.*, etc., p. 133, note.

ment de la maturité des fruits, s'expliqueraient de la même manière. Digby cite un exemple qui de son temps était de notoriété publique. « Une dame de haute condition, que beaucoup de cette assemblée connoissent (au moins de réputation), a sur son col la figure d'une meure aussi exacte comme un peintre ou un sculpteur la pourroit représenter ; car elle n'en a pas seulement la couleur, mais encore la grosseur, avançant par-dessus la chair comme si elle estoit en demy relief. La mère de cette dame étant grosse d'elle, elle eut envie de manger des meures ; et son imagination en estant remplie, la première fois qu'elle en vit, il luy en tomba une par accident sur le col. On essuya aussitost et avec soin le sang de cette meure, et elle n'en sentit autre chose pour lors ; mais l'enfant estant nay, on aperçut la figure d'une meure sur son col, au mesme endroit où le fruit estoit tombé sur celuy de la mère ; et tous les ans, à la saison des meures, cette impression ou pour mieux dire cette excressance s'enfle, grossit, demmange et devient enflammée[1]. »

Van Helmont a donc énoncé un principe qui est bien une généralisation expérimentale, dans cet aphorisme : « Toutes les choses qui sortent de quelque façon que ce soit du corps des hommes ou des bêtes[2], soit naturellement, soit par la force de la maladie, sont imprégnées de l'esprit vital,

1. Digby, *Discours*, etc. ; de Rochas, *Extériorisation*, etc., p. 134.

2. D'après ce que nous venons de dire, on peut ajouter « et des plantes ».

et ont une vie commune avec le corps [1]. » Si le principe, posé en général, peut être tenu pour vrai, les conséquences n'en sont pas toujours manifestes, lorsqu'il s'agit des animaux, et en particulier de l'homme ; il semble qu'une sensibilité exceptionnelle soit nécessaire pour cela, comparable aux facultés des sujets susceptibles d'hypnose ou de magnétisation. Mais il n'y aurait toutefois qu'une différence de degrés, non de nature, entre les individus où ces phénomènes se manifestent, et ceux, plus nombreux à la vérité, chez lesquels ils ne se produisent pas. Des conditions particulières, comme l'état de grossesse, favorisent aussi exceptionnellement la réceptivité : et il y a des marques de grossesse animales, aussi bien que végétales, produites en général par des frayeurs ou des impressions très vives, quelles qu'elles soient. Si l'imagination y contribue, elle ne suffit pas à les former, pour les raisons que nous avons déjà dites plus haut.

1. Cité par M. de Rochas, *Extériorisation*, etc., p. 136, note.

CHAPITRE V

B. Inductions thérapeutiques. *b*) Médecine somnambulique. Elle repose vraisemblablement sur les mêmes principes que la médecine magnétique. — Antiquité des faits de somnambulisme curatif. — Rapport favorable a l'académie de médecine (1831). — Deux cas a distinguer : lucidité du somnambule utilisée pour lui-même (exemples); lucidité du somnambule étendue a d'autres malades (exemples). — Incertitudes et intermittences de la thérapeutique somnambulique. — Caractère plausible de la théorie, rapprochée de l'extériorisation de la sensibilité.

On peut voir, d'après le chapitre précédent, les analogies frappantes de la médecine magnétique avec l'action des médicaments à distance, comme aussi avec l'action de la poudre de sympathie. Nous allons voir le champ du magnétisme curatif s'étendre, en étudiant la médecine somnambulique.

A première vue, la médecine somnambulique ne paraît tenir que de loin à la médecine magnétique. On appelle ainsi la thérapeutique fondée sur les indications que donnent les somnambules lucides soit sur leurs propres maladies, soit sur les maladies de consultants, et sur les remèdes les plus efficaces et les plus propres à y être appliqués. On comprend bien encore à la rigueur, que le fluide magnétique communiqué du magnétiseur au patient, fasse pénétrer dans son organisme une énergie vitale capable de le réconforter et d'améliorer son état maladif; mais il semble difficile d'admettre qu'un somnambule, souvent absolument ignorant, puisse connaître exactement la nature d'une maladie, soit en lui-même, soit sur autrui, et en découvrir le traitement.

Et d'abord, les faits sont là, certains, irrécusables. Depuis la plus haute antiquité, le somnambulisme était connu chez les peuples les plus divers, et dont les religions étaient aussi très différentes ; quand on lit avec tout le soin et toute l'attention qu'il mérite le bel ouvrage d'Aubin Gauthier, que nous avons eu l'occasion de citer déjà, l'*Histoire du somnambulisme chez tous les peuples*, etc., [1], on peut se convaincre, avec une parfaite évidence, de l'importance qu'il y a à étudier les textes, et ils sont *très nombreux*, des anciens sur le sommeil, les songes, l'extase, la divination, les oracles. On trouve dans Platon, dans Xénophon, dans Aristote, dans Hippocrate, dans Plutarque, dans les premiers écrivains chrétiens, disons aussi dans la Bible, d'innombrables passages, où il est question des connaissances

1. Deux vol. in-8, libr. Germer-Baillière, 1842.

spéciales acquises en songe par l'homme; l'extase, la divination, comme aussi l'interprétation des songes et des oracles, ont existé chez tous les peuples, dans tous les temps. De même la médecine somnambulique remonte aux âges les plus reculés: chez les Egyptiens « le temple d'Isis, consacré à la nature, contenait des hiéroglyphes dont la traduction n'est que la science du magnétisme. Des vases sacrés retraçaient les signes mystérieux par lesquels on opérait la communication avec la divinité. Ce sont des mains, faisant le geste magnétique, que l'on y voit sculptées. — La table sacrée portait gravée une divinité passant la main sur un individu couché, tandis qu'une autre, placée à la tête, semble le charger magnétiquement. — Au zodiaque qui était à la voûte de Denderah se trouve l'allégorie suivante: Isis tient d'une main un enfant, et passe devant lui l'autre main dans la position que l'on prend ordinairement en magnétisant ainsi. Cette figure prend un caractère significatif par sa place sous le signe de la revivification, le signe du Lion; cet accord de l'hiéroglyphe et du signe astronomique ne laisse aucun doute. Ces dessins sont reproduits dans les ouvrages historiques de l'Egypte, et le sens que nous leur assignons ne paraîtra plus forcé quand nous aurons cité certains passages des écrivains contemporains... Voici ce qu'on trouve dans Diodore de Sicile: « Les prêtres égyptiens prétendent que du sein de son immortalité Isis se plaît à manifester aux hommes, pendant leur sommeil, des moyens de guérison; elle indique à ceux qui souffrent les remèdes propres à leurs maux ; l'observation fidèle de ses avis a sauvé, d'une manière surprenante, des malades abandonnés des médecins ».

« Prosper Alpinus, dans son *Traité de médecine des Egyptiens*, dit que « les frictions médicales et les frictions mystérieuses étaient les remèdes secrets dont les prêtres se servaient pour les maladies incurables. Après de nombreuses cérémonies, les malades, enveloppés de peaux de béliers, étaient portés dans le sanctuaire du temple, où le dieu leur apparaissait en songe, et leur révélait les remèdes qui devaient les guérir. Lorsque les malades ne recevaient pas les communications divines, des prêtres, appelés *Oneiropoles* [1], s'endormaient pour eux, et le dieu ne leur refusait pas le bienfait demandé ».

« ... La Grèce nous montre avec autant de précision que l'Egypte les mêmes phénomènes magnétiques. On sait que le temple d'Esculape était spécialement destiné aux souffrances des humains, et qu'il était desservi par la famille des Asclépiades, descendants d'Esculape, lesquels conservaient parmi eux les secrets de la science. Avant d'être introduits dans le sanctuaire, les malades étaient soumis par les prêtres inférieurs à certaines cérémonies ; alors le dieu leur apparaissait, ou une voix leur indiquait les remèdes nécessaires [2]. »

Ainsi, l'histoire de l'antiquité nous montre chez tous les peuples, et dans des temps différents, cer-

1. Le mot grec ὀνειρόπολος signifie *interprète des songes*.
2. Charpignon, *Physiologie, médecine*, etc., p. 139-141.

tains malades guéris par des remèdes qu'ils trouvaient lorsqu'ils étaient somnambulisés, ou que des prêtres, mis en état de somnambulisme pour eux, trouvaient à leur place. Il y a donc une médecine somnambulique, si extraordinaire que cela puisse paraître à ceux qui n'admettent que la thérapeutique hippocratique. On sait que Mesmer proclamait l'identité foncière de nature entre elle et la médecine magnétique ; le passage de celle-ci à celle-là est très nettement indiqué dans plusieurs aphorismes :

« 14. Son action (l'action du fluide magnétique vital) a lieu à une distance éloignée, sans le secours d'aucun corps intermédiaire. Donc, il peut y avoir, dans un certain état des organismes, communication entre eux par sympathie ou autrement.

« 23. On reconnaîtra par les faits, d'après les règles pratiques que j'établirai, que ce principe peut guérir *immédiatement* les maladies de nerfs (Voici pour la médecine magnétique), et *médiatement* les autres (Voilà pour la médecine somnambulique).

» 24. Avec son secours, le médecin est éclairé sur l'usage des médicaments, il perfectionne leur action, et il provoque et dirige les crises salutaires, de manière à s'en rendre maître.

» 26. Avec cette connaissance, le médecin jugera sûrement l'origine, la nature et les progrès des maladies, même des plus compliquées ; il en empêchera l'accroissement, et parviendra à leur guérison, sans jamais exposer le malade à des effets dangereux ou des suites fâcheuses, quels que soient l'âge, le tempérament et le sexe[1]. »

Malgré la résistance, que nous avons signalée, de la médecine officielle contemporaine à admettre le magnétisme et le somnambulisme dans l'ordre thérapeutique, il a bien fallu cependant se rendre à l'évidence. Une commission nommée spécialement par l'Académie de médecine, en 1830, et composée des Drs Bourdois de la Motte, Fouquier, Guéneau de Mussy, Guersent, Husson, Itard, Leroux, Marc, Tillaye, a admis la lucidité de certains somnambules étendue à d'autres malades. On peut voir, à ce sujet, les *Rapports et discussions de l'Académie royale de Médecine sur le magnétisme animal, avec Notes explicatives*, par Foissac[2]; on trouve en propres termes ce passage, dans le rapport lu le 28 juin 1831 à l'Académie : « *Le magnétisé, plongé dans le somnambulisme, juge la maladie des personnes avec lesquelles il se met en rapport; il en détermine la nature, et en indique le remède*[3]. »

Reste à fournir quelques faits bien et dûment constatés, en manière d'exemples, pour appuyer les aphorismes de Mesmer : nous aurons à distinguer les cas où le somnambule se traite lui-même, et ceux où il distingue le remède pour un autre malade.

I. Lucidité du somnambule utilisée pour lui-même. — Nous trouvons dans Charpignon des

1. Mesmer, *Mémoires et Aphorismes*, gr. in-18, 1846, p. 42 et suiv.
2. Paris, 1833, in-8.
3. Cité par Charpignon, *Physiologie, médecine*, etc., p. 246.

exemples extrêmement curieux de guérison obtenue par la lucidité somnambulique, le somnambule s'ordonnant à lui-même les remèdes qui doivent le guérir[1]. Nous en citerons quelques-uns, à titre de documents, renvoyant à l'ouvrage lui-même pour les détails des observations et des expériences. — Voici d'abord le cas d'une dame atteinte de gastrite, dont une rechute sous forme d'hémorragie utérine, six mois après l'apparente guérison, met la vie en danger. Après trois heures de sommeil somnambulique, elle indique son traitement pour six jours, traitement effrayant, étant donnés la maladie, son état aigu et la faiblesse de la malade : neuf jours après, elle est parfaitement rétablie. — Une jeune fille, traitée d'abord pour une névrose, mise en état de somnambulisme, décrit très exactement une cérébro-méningite aiguë (fièvre cérébrale), prédit exactement tous ses accès, avec leurs complications (paralysies, contractures, etc.), prescrit à mesure les médicaments qui doivent être employés, parmi lesquels le sommeil magnétique, donne des détails précis sur l'état des méninges, du cerveau, des veines de la dure-mère, compte avec une parfaite intelligence les phases de la guérison par la formation d'un kyste qui isole le caillot de sang, et enfin entre en pleine convalescence après deux mois de maladie. — Dans un cas d'hypertrophie du cœur et d'hydropéricardite (anévrisme et hydropisie du cœur), la malade décrit son mal très minutieusement, prescrit outre le sommeil magnétique comme

1. *Op. cit.*, 2e partie, chap. II.

calmant, des remèdes d'une violence qui paraissait présenter les plus grands dangers, entre en convalescence ; puis huit jours après survient une rechute, dont elle indique les causes et les remèdes, et guérit parfaitement. — Une dame, souffrant depuis neuf ans d'un squirrhe et d'une névralgie stomacale, demande à être magnétisée : elle devient lucide à la troisième magnétisation, annonce que la nuit suivante elle verra en songe les médicaments à appliquer, et indique tout son traitement, dont le sommeil magnétique, jusqu'à la guérison qui arrive après quelques semaines [1]. Une jeune malade, présentant depuis l'enfance tous les signes d'une hystérie convulsive, est sujette, dans la vingtième année, à des accès d'une extrême violence ; somnambulisée après de longs essais persévérants, elle diagnostique son mal avec une merveilleuse intelligence, ordonne de ne rien faire pour atténuer ses convulsions, qu'elle juge nécessaires, et en effet les attaques disparaissent après un traitement de cinq mois; elle prescrit, pour en éviter le retour, un bain de douze minutes dans de l'eau à 0°, à l'état de veille, et cette effrayante médication réussit pleinement, car cinq ans après il n'y avait pas eu la moindre crise.

1. « La vision en songe par quelques malades, des remèdes qui leur conviennent, a été admise par : Hippocrate, *Traité des songes*, *Traité des humeurs* ; — Aristote, *Divination dans le sommeil* ; — Galien, opuscule sur *Les songes*, *Commentaire sur le pronostic* ; — Arétée, *Des causes des maladies* ; — Bacon, *De dignitate et augmentis scientiarum* ; — Sauvages, Bordeu, et quelques contemporains. » (Note de Charpignon, *Physiologie, médecine*, etc., p. 223.)

Charpignon signale en passant l'étonnante précision des paroles de cette dernière malade en décrivant son mal, qui sont, dit-il, « admirables d'enseignement. C'est la *puissance vitale* qui est *accumulée dans certains nerfs:* il faut, pour qu'elle *s'irradie dans tout l'organisme*, des *commotions violentes*. N'est-ce pas comme l'électricité condensée qui doit éclater pour se recomposer à l'état naturel ? Et *arrêter l'explosion de mes crises*, disait la jeune fille, *c'est augmenter mon mal; tous les calmants m'ont nui. Développez mes crises, respectez-les;* quand elles auront atteint leur maximum d'intensité, elles diminueront de violence et de fréquence.

» Où trouver une définition de l'hystérie et des maladies nerveuses en général, qui soit aussi lumineuse ? Sans doute la somnambule n'a fait que nous livrer l'idée de ce que nous exposons, mais quel médecin eût dit aussi bien, et surtout qui eût trouvé un pareil traitement, et l'eût su conduire à bien ? Car nous savons qu'on pourra conseiller les bains froids, la surprise, le magnétisme même, *mais tout cela échouera la plupart du temps s'il n'y a pas le somnambulisme* [1]. »

II. Lucidité du somnambule étendue a d'autres malades. — Les somnambules ne sont pas seulement capables de diagnostiquer leurs propres états pathologiques, et d'indiquer les remèdes convenables ; il est encore possible d'utiliser leur lucidité, du moins d'un grand nombre d'entre eux, pour décrire les affections morbides d'autres malades, et prescrire le traitement à appliquer. « Lorsqu'on

1. *Physiologie, médecine*, etc., p. 229.

les a mis en rapport avec un malade, dit Deleuze, ils expliquent clairement l'origine, la cause et la nature de la maladie, et prescrivent les remèdes les plus convenables, en indiquant l'effet qu'ils doivent produire, et les crises auxquelles on doit s'attendre. Ils annoncent une maladie qui doit se développer dans quelques mois, et les précautions qu'il faudra prendre lorsqu'on en apercevra les premiers symptômes; ils voient même l'état moral du malade, pénètrent sa pensée et lui donnent des conseils en conséquence [1]. »

La communication du somnambule avec le malade peut se faire de deux façons : 1° ou par lucidité simple, il voit les lésions des organes ; 2° ou par sympathie, il ressent alors les mêmes douleurs que le malade dans les parties mêmes atteintes du mal. Dans ce second cas, la sympathie peut être seule ou accompagnée de lucidité ; tandis que la clairvoyance seule n'entraîne aucun inconvénient pour le somnambule, sauf la fatigue quand les séances sont trop souvent répétées, la sympathie présente des dangers, et peut produire des accidents sérieux, qui heureusement sont ordinairement passagers ; et c'est presque toujours lorsque le rapport a été établi avec un malade atteint d'une affection nerveuse grave [2].

Une chose est particulièrement surprenante, c'est la précision absolue avec laquelle les somnambules exigent que soient appliqués les remè-

1. *Instruction pratique sur le magnétisme animal*, 2e édition, p. 264.

2. Charpignon, *Physiologie, médecine*, etc., p. 239-241.

des indiqués par eux, soit pour les doses, soit pour les heures fixées : et de fait, cette observation est de rigueur, quoiqu'elle semble une minutie puérile, car la lucidité une fois admise, il faut bien croire qu'elle indique les moments précis où l'organisme est le mieux en état de profiter de l'application de tel ou tel remède dosé en conséquence ; aussi est-il nécessaire d'obéir aveuglément. Charpignon cite un cas bien concluant. Tout jeune médecin encore, il fut appelé pour soigner une fièvre puerpérale, qui durait depuis cinquante jours, et arrivée à un état très alarmant ; une des amies de la malade ayant été magnétisée (il la connaissait pour l'avoir soignée antérieurement) décrivit très exactement la maladie, et ordonna un purgatif si drastique que le médecin effrayé dédoubla les doses, qui restaient encore, même ainsi, très fortes ; à son grand étonnement, les effets produits ne furent pas aussi marqués qu'il le pensait. « Le lendemain, nous consultâmes la somnambule, et avant que nous eussions eu le temps de poser une question, elle nous dit d'un ton piqué : — Il est inutile de m'endormir maintenant, puisque vous n'avez pas confiance en moi ; vous n'avez donné que la moitié de ce que je voulais ; aussi, au lieu d'un mois, elle en sera deux à guérir, et il faut recommencer. — Nous fûmes comme pétrifié : notre pensée avait été dévoilée ! Nous crûmes alors ; nous ne nous sommes plus écarté des conseils de la somnambule, et dès lors les choses s'accomplirent comme elle l'avait prédit [1]. »

1. *Op. cit.*, p. 250.

Bien plus, sans la confiance absolue dans la lucidité somnambulique, le magnétiseur peut compromettre la vie même du malade, car s'il change quoi que ce soit au traitement prescrit, il risque d'en empêcher l'effet, et de compliquer la marche du mal : sans doute il arrive parfois qu'on soit très perplexe, et qu'on sente peser sur soi une terrible responsabilité, car souvent les somnambules indiquent des remèdes que les médecins ordinaires considéreraient comme très dangereux. « *Il n'y a pas de transaction possible* », dit Charpignon, dans le cas, bien entendu, où l'on est parfaitement assuré de la lucidité du somnambule. Là est toute la question, et l'on conçoit qu'elle soit d'une extrême gravité : nous y reviendrons plus loin.

Charpignon cite, entre autres exemples de guérisons obtenues par le somnambulisme, le cas d'une névralgie faciale lancinante dans une moitié de la figure, dont deux médecins avaient désespéré, et qui fut reconnue par une somnambule convenablement magnétisée, pour être consécutive d'une grave inflammation dans les artères dentaire et temporale : la guérison parfaite fut obtenue en six jours.

Outre le rapport établi directement entre le somnambule et le malade, il peut y avoir aussi communication par intermédiaire et à distance ; un des moyens les plus ordinairement employés est la consultation par l'envoi d'une mèche de cheveux. Charpignon cite six observations fort curieuses de traitements suivis avec plein succès dans ces conditions[1]. Il est juste de dire cependant que les cas d'insuccès sont ici dans une proportion plus forte, parce que la lucidité exigée est plus grande et plus pénétrante, et aussi parce qu'il faut, pour arriver au résultat, que les cheveux (ou plus rarement certains objets qui sont en contact journalier avec le malade) n'aient reçu aucune émanation étrangère, ce dont on ne peut jamais être absolument assuré. Le rapport immédiat est donc de beaucoup préférable, chaque fois qu'il est possible.

Il semble indiscutable que, là où l'on peut appliquer la médecine somnambulique, elle rend les plus importants services : là où la médecine hippocratique est impuissante, elle peut guérir, et il est facile de comprendre cette supériorité parce que le somnambule *voit un organe vivant*, ce qui n'est possible d'aucune autre manière. Comme le dit admirablement Charpignon, que nous citons très souvent parce que son livre est un des plus instructifs par le contrôle mutuel constant de la théorie et des observations cliniques : « L'anatomie pathologique est assurément, nous l'avouons, la seule sur laquelle puisse s'asseoir notre faible raison ; mais, malgré les résultats positifs qu'elle offre à l'examen du cadavre, elle laisse encore incertain au lit du malade. Car, quelque nombreuses qu'aient été les ouvertures faites par un médecin, il ne peut savoir si le malade qui le consulte est dans le même cas que le mort de la veille ; il compare, juge plus ou moins juste, mais *il ne voit*

1. *Physiologie*, *médecine*, etc., p. 201-202, 253-264.

pas. D'ailleurs les désordres que l'on trouve sur le mort sont bien différents de ce qu'ils sont lorsque l'individu vit : en effet, les fonctions de tous les organes sont suspendues, le degré et le genre de leurs sympathies ne peuvent plus être appréciés ; c'est un chaos sans action qui ne révèle que le point le plus désorganisé, et qui parfois encore ne montre rien. Combien d'autopsies laissent à chercher une cause plausible de la mort ! »[1].

Souvent, au chevet du malade, le médecin incrédule au magnétisme et au somnambulisme se dit à lui-même : « Si je pouvais voir ce qui se passe dans cet estomac, dans ce poumon ! » Il le pourrait, non lui peut-être directement, mais par l'intermédiaire d'un clairvoyant ; et grâce à cette lucidité empruntée, il pourrait avancer à coup sûr, hardiment, parce qu'il verrait clair dans sa route.

Malheureusement cette thérapeutique n'est pas toujours possible, il s'en faut. Toute la question, nous l'avons dit, est de s'assurer de la lucidité du somnambule ; et ici, l'on ne saurait s'entourer de trop de précautions, et être d'une trop grande prudence, surtout dans le cas du somnambulisme appliqué à d'autres que le somnambule lui-même. Ce qui rend l'application de la médecine somnambulique très difficile et très délicate, c'est d'abord la rareté et l'intermittence de la lucidité ; de plus, en général, les somnambules, même les meilleurs, sont très portés à l'amour-propre, se sentant une supériorité sur les autres hommes, et il peut leur arriver, par orgueil, de prétendre, grâce à leur

1. *Op. cit.*, p. 204-205.

vision, illusoire dans ce cas, diagnostiquer une maladie alors qu'ils ne voient rien en réalité. Le magnétiseur ne devra donc absolument rien dire au somnambule, qui puisse le mettre sur la voie de ce qu'il a à découvrir : c'est une précaution indispensable pour s'assurer de sa lucidité véritable, et dans ce cas ne l'influencer en rien. Il vaudrait même mieux, en général, pour éviter tout inconvénient de ce genre, que le magnétiseur lui-même ignorât le genre de maladie pour laquelle le somnambule est consulté. Mais, d'autre part, il y a à redouter le danger, souvent grave, de la sympathie, précédemment signalé : il est donc préférable, dans ce cas, mais dans ce cas seulement, que le magnétiseur ou le médecin sache à l'avance pour quelle sorte d'affection le malade vient consulter, de façon qu'il sache s'il peut sans inconvénient mettre son somnambule en rapport avec le patient.

Ordinairement, on pourra croire pleinement à la clairvoyance lorsque le somnambule déclarera qu'il *voit* les remèdes, ou qu'il les *entend* dicter par une voix : ordinairement aussi, la lucidité intuitive, non accompagnée de raisonnement, est bien préférable. Quelquefois il peut voir l'état du malade, et ordonner des remèdes quelconques, alors son diagnostic seul vaut.

En résumé, la médication somnambulique ne peut être qu'exceptionnelle ; il n'en reste pas moins vrai que dans les cas très rares où l'on peut l'employer, elle fait souvent des merveilles, surtout si l'on réfléchit que presque toujours on ne se décide à y avoir recours que lorsque le mal a une gravité exceptionnelle, et lorsque la médecine ordinaire en a désespéré.

Les expériences sur l'extérioration de la sensibilité semblent être le fondement solide sur lequel on ferait reposer l'explication théorique de la médecine somnambulique ; les somnambules magnétisés pourraient voir très réellement les organes intérieurs des malades qui viennent les consulter, grâce à une véritable extériorisation de leur sensibilité ; ils percevraient par leurs couches sensibles extérieures avec ou sans sympathisme. Les mêmes expériences serviraient d'assises, dans l'ordre des faits, à la théorie de la télépathie, qu'il est impossible de ne pas rappprocher des consultations somnambuliques à distance, avec des mèches de cheveux ou des objets ayant appartenu familièrement aux malades.

CHAPITRE VI

C. Inductions concernant la physique générale. — *a*) L'hypothèse de l'état radiant de la matière, de M. Crookes, et les rayons Rœntgen ; leurs rapports possibles avec l'hypothèse du magnétisme vital, et avec la médecine somnambulique.

L'émission d'effluves lumineux sortant des corps inanimés ou vivants, et avec une intensité plus grande des aimants et du corps humain, perceptibles pour les seuls sensitifs, et la faculté singulière que possèdent certains sujets somnambulisés par le magnétisme, de voir l'intérieur de leur organisme ou l'intérieur d'autres organismes malades, sont en somme moins difficiles qu'il ne semble, au premier abord, à concilier avec ce que la science expérimentale sait actuellement de la lumière et de ses rapports avec l'électricité.

On sait que les vibrations lumineuses ne sont que des vibrations spéciales de l'éther dans le sens transversal, qui se répètent plusieurs centaines de trillions de fois par seconde : au-dessous de 500 trillions, les vibrations sont calorifiques, mais leur nombre n'est pas assez considérable pour qu'elles soient lumineuses; au-dessus de 700 trillions, l'œil humain normal ne perçoit plus aucune couleur ; mais cela ne veut pas dire qu'en deçà des vibrations longues du rouge et au delà des vibrations rapides du violet sombre, il n'y ait pas de vibrations analogues à celles qui impressionnent l'œil entre les deux limites extrêmes où est renfermée l'échelle des couleurs du prisme. La preuve en est dans les curieuses photographies du Mont-Blanc, faites à une distance de vingt lieues, la nuit étant tout à fait noire, par M. Zenger, professeur à l'école polytechnique de Prague, à deux reprises, en 1886. Il peut donc y avoir des rayons infra-lumineux et ultra-lumineux. Pour les rayons infra-rouges, les vibrations se manifestent par de la chaleur et des décompositions chimiques ; au delà des rayons ultra-violets, on peut admettre qu'il existe d'autres vibrations, non perceptibles pour nos yeux, qui constituent de véritables rayons obscurs accompagnant les rayons lumineux et visibles : c'est une hypothèse qui est du reste admise depuis longtemps par les physiciens, que tout foyer de lumière d'une intensité appréciable produit des rayons lumineux, des rayons caloriques, et des rayons obscurs. Et comme ces rayons obscurs correspondent à des vibrations qui sont de plus en plus courtes, on avait quelque raison de penser qu'ils pouvaient traverser des corps opaques, imperméables pour la lumière spectrale ; depuis longtemps même on savait que les rayons obscurs traversent des plaques en argent.

L'expérience curieuse suivante de M. G. Lebon,

communiquée à l'Académie des Sciences, est la démonstration caractéristique de ce fait. Une plaque sensible est placée dans un châssis photographique ordinaire ; au-dessus d'elle est disposé un cliché destiné à être reproduit, en contact immédiat avec une plaque de fer qui recouvre tout le devant du châssis; si l'on expose pendant trois heures le châssis, par le côté du fer, à la lumière d'une lampe de pétrole, la plaque, longuement et minutieusement développée, reproduit faiblement le cliché ; l'image reproduite peut avoir la netteté d'une épreuve ordinaire, si l'on applique derrière la plaque sensible une lame de plomb dont la superficie soit un peu plus grande que celle de la plaque de fer, et dont les bords sont rabattus de façon à prendre légèrement par devant les quatre côtés de la plaque de fer. Diverses hypothèses peuvent être faites pour expliquer cet effet du plomb: y a-t-il, comme le pense M. Lebon, combinaison de l'action des rayons obscurs avec celle des courants électriques spéciaux ? Les rayons obscurs sont-ils réfléchis par le plomb qu'ils ne peuvent traverser, et la décomposition est-elle rendue par là plus active? On ne sait au juste : il y a en tout cas, une analogie curieuse qui est en faveur de cette dernière hypothèse, c'est que les rayons décrits par M. Crookes, et dont nous allons parler, sont arrêtés eux aussi par une lame de plomb n'ayant qu'un millimètre d'épaisseur, ou une feuille de papier couverte de céruse.

C'est sur le principe admis de l'existence des rayons obscurs, que s'est fondé M. Crookes pour émettre son hypothèse d'un « quatrième état de la matière », l'état *radiant*. Le vide le plus parfait possible est fait, au moyen d'une pompe à mercure, dans une ampoule allongée, analogue aux tubes de Geissler, et les extrémités en sont fermées au chalumeau, après qu'on a préalablement soudé dans chacune un fil de platine qui dépasse un peu à l'intérieur. Les fils de platine sont destinés à mettre le tube en communication avec les électrodes d'une bobine de Ruhmkorff. Cette bobine doit être assez puissante, et la source d'électricité qui l'alimente assez forte, pour qu'on puisse obtenir des étincelles de 8 à 10 centimètres de longueur. Si l'on met les deux fils de platine du tube en communication respectivement avec les pôles de la bobine, une faible illumination fluorescente striée se produit à peu près dans la moitié de la longueur du tube, du côté de l'*anode* ou pôle positif; la partie du tube qui entoure intérieurement la *cathode*[1] ou pôle négatif, reste obscure. Sur le mode de génération de ces rayons, les physiciens ont beaucoup discuté et discutent encore. M. Crookes et quelques disciples, parmi lesquels Kelvin et Stokes, supposent que les éléments les plus subtils de la matière restés dans le tube, grâce à un milieu très raréfié, c'est-à-dire grâce au vide à peu près complet qui a été fait, sont projetés par le flux électrique qui les entraîne de la *cathode* vers l'*anode*, avec une vitesse de 200 kilomètres environ à la seconde : d'où le nom de rayons

1. *Anode* vient de ἄνω, *en haut*, ὁδός, *chemin ; cathode* vient de κάτω, *en bas*, ὁδός, *chemin.*

cathodiques. Les molécules étant ainsi infiniment raréfiées dans le tube, dissociées et rendues indépendantes, étant en outre poussées avec une force prodigieuse, grâce à la puissance du courant, et n'ayant plus une cohésion suffisante pour vaincre la résistance de la paroi positive, s'y arrêteraient, et leur énergie se transformerait en fluorescence. Telle est la théorie de M. Crookes, qui appelle *matière radiante* la matière ainsi rendue plus subtile, et propose de reconnaître un « quatrième état des corps », outre les trois états solide, liquide, gazeux.

Un grand nombre de physiciens allemands, parmi lesquels Hertz, Wiedemann, et M. Lenard (le remarquable savant hongrois, disciple de Hertz), contestent énergiquement l'existence d'un « quatrième état de la matière », et croient pouvoir faire rentrer les rayons cathodiques dans la loi générale de formation des rayons lumineux en général, en n'y voyant qu'une forme spéciale de vibration du milieu impondérable qui est l'éther, sans intervention aucune d'éléments de matière pondérable : ce ne serait, en un mot, qu'un cas particulier des rayons ultra-violets. L'un des arguments principaux présentés contre M. Crookes est que les radiations infra-rouges et ultra-violettes ont déjà la propriété d'illuminer les substances fluorescentes et d'influencer les plaques photographiques. Le procès est encore pendant.

Les propriétés physiques des rayons cathodiques sont bien curieuses et remarquables : 1° en 1890, Hertz prouva qu'ils peuvent traverser la plupart des corps solides, du moins jusqu'à une certaine épaisseur, variable selon les substances; c'est ainsi qu'ils passent à travers plusieurs feuilles de métal successivement, à travers des plaques de caoutchouc vulcanisé, de soufre, de plâtre. M. Lenard fit la même expérience avec des feuilles de papier et de carton; si ces rayons rencontrent un corps phosphorescent, ils déterminent la phosphorescence. Le quartz, le spath d'Islande, le plomb (comme nous l'avons dit), les arrêtent, ce qui semble prouver que la perméabilité des corps par ces rayons est en raison inverse de leur densité. Chose remarquable : les gaz traversés par les rayons cathodiques les absorbent en partie, plus ou moins selon qu'ils sont plus ou moins raréfiés, sans que la nature du gaz paraisse avoir une action quelconque; la densité paraît être seule importante. De plus, ils sont déviés par le voisinage d'un aimant ; 2° quant aux propriétés chimiques, une plaque photographique, bien enfermée dans une boîte métallique de faible épaisseur, et exposée à ces rayons, révèle leur influence, comme l'a montré M. Lenard ; 3° enfin, leurs propriétés électriques semblent différentes aussi de celles des rayons lumineux, puisqu'ils traversent à la fois les métaux et les corps isolants comme le verre.

En faisant des expériences sur les rayons cathodiques, M. le professeur Rœntgen, de Würtzbourg, qui comptait déjà parmi les plus savants physiciens de l'Allemagne, a découvert les singuliers et mystérieux rayons, qu'il a modestement appelés rayons *X* (*X Strahlen*), et qui portent déjà son nom. M. Rœntgen, en actionnant un tube de Crookes avec une forte bobine d'induction Ruhmkorff, et enveloppant complètement le tube d'un carton noir, obtint la fluorescence d'un papier recouvert d'une solution de platino-cyanure de baryum placé extérieurement à l'enveloppe de carton; donc les rayons traversaient le verre et le carton. Le papier sensible, d'abord placé à quelques centimètres, fut éloigné ensuite à deux mètres: le résultat fut le même. Pour varier l'expérience, le tube fut masqué par des planchettes de sapin de 2 à 3 centimètres d'épaisseur; par une plaque d'aluminium de 15 millimètres, par des plaques de caoutchouc; tous ces corps furent traversés par les rayons. La fluorescence fut produite aussi sur du sulfure de calcium, du sel gemme, du verre d'urane.

A mesure que la densité des corps augmente, ils sont moins perméables; cependant, la transparence n'est pas seulement en raison de la densité, car des lames de substances ayant à peu près même densité, et d'égale épaisseur, spath d'Islande, verre, quartz, aluminium, ont été inégalement perméables aux rayons *X*: le spath d'Islande s'est montré beaucoup plus transparent. Outre la densité, plus l'épaisseur est grande, plus grande aussi est la résistance aux rayons. C'est ainsi qu'on a pris une épreuve photographique de plusieurs feuilles d'étain appliquées les unes contre les autres, avec des inégalités de surface régulièrement et progressivement disposées, de manière à figurer comme des marches d'escalier; il y a des affaiblissements d'ombre très nettement correspondants. Le plomb arrête les rayons Rœntgen comme les rayons cathodiques. De même, comme ces derniers, ils peuvent influencer une plaque photographique : en plaçant un objet quelconque entre le tube où les rayons se produisent, et une boîte en sapin bien close renfermant une plaque au bromure d'argent, on obtient au bout d'une dizaine de minutes, une épreuve de l'objet ; de même, si la boîte qui renferme la plaque est cachée derrière du papier, des planches de bois, des feuilles métalliques, d'étain ou d'aluminium, derrière un gros livre de mille pages, malgré l'encre des caractères d'impression. Le Dr Rœntgen a obtenu ainsi plusieurs épreuves assez nettes ; l'une d'elles, envoyée à Paris, a servi à MM. Oudin et Barthélemy à tirer un négatif, en l'enfermant dans une boîte contre une plaque sensible, et exposant la boîte pendant vingt minutes aux rayons : ils ont employé une bobine de Ruhmkorff dont les décharges pouvaient donner des étincelles de six à huit centimètres de longueur[1]. M. Oudin a photographié directement une boussole enfermée dans une boîte ; M. Jean Perrin, au laboratoire de l'Ecole Normale, a obtenu le premier des épreuves très nettes, l'une d'un poisson plat, l'autre d'une grenouille, où tout le squelette est parfaitement dessiné en sombre[2].

1. Cette épreuve négative a été présentée par M. Poincaré à l'Académie des Sciences.

2. Il est juste de dire qu'en 1886 le Dr Boudet et le Dr Tommasi avaient déjà publié le résultat de curieuses recherches sur le pouvoir graphique de la décharge électrique obscure ; le Dr Tommasi en avait même fait l'objet d'une communication à l'Acadé-

D'après ce qui précède, les propriétés des rayons *X* ne diffèrent qu'en degrés, non en nature, de celles des rayons de M. Crookes ; leurs propriétés sont plus caractérisées, voilà tout, et ajoutons qu'il faut produire d'abord les rayons cathodiques pour produire les autres. En effet les radiations *X* naissent au point où a lieu la déviation des rayons cathodiques par l'électro-aimant. Cependant, il y a des différences assez appréciables : les rayons cathodiques rayonnent en éventail ; selon le degré de raréfaction plus ou moins grand obtenu dans le tube, ils sont déviés par l'électro-aimant, au point qu'on peut en isoler un grand nombre par dispersion. Ceux de M. Rœntgen rayonnent en ligne droite, ne sont pas déviés par un champ magnétique [1] ; même en employant de l'eau ou du sulfure de carbone contenus dans des prismes de mica de 30°, car ni la plaque photographique (après six heures de pose), ni l'écran phosphorescent n'ont accusé la moindre déviation. En outre les rayons *X* sont incapables de réfraction : ils traversent exactement de la même manière des corps réduits en

mie des Sciences « sur l'effluviographie, ou obtention d'une image par l'effluve électrique ». (*Comptes rendus*, séance du 22 mars 1886.) Ces expériences tendaient à prouver l'existence de rayons *électriques* (comme les appelle M. Tommasi), pouvant photographier les objets sans le concours des rayons lumineux. M. Rœntgen a été le premier d'ailleurs à rendre hommage à ses prédécesseurs, et notamment à déclarer que M. Lenard lui avait frayé la route.

1. M. Goldstein semble avoir entrevu en 1885 une propriété au moins des rayons *X* : il affirmait qu'aux rayons cathodiques sont mêlés certains rayons d'une autre nature, *non déviables* par le champ magnétique. (*Bulletin de l'Académie royale de Berlin.*)

poudre fine (sel gemme, zinc, argent électrolytique) et les mêmes corps à l'état solide. L'interposition d'un prisme de cire ou de paraffine, ou d'une lentille, ne produit aucune réfraction. Enfin quelques gaz et l'air atmosphérique les absorbent moins que les rayons cathodiques. Donc, dit M. Rœntgen, en admettant même que les rayons cathodiques ne soient qu'une forme particulière de vibrations ultra-violettes, il serait difficile d'en dire autant des rayons *X*, puisqu'ils ne sont pas réfractés, tandis que les rayons ultra-violets subissent des réfractions; il faudrait y voir, selon lui, des vibrations longitudinales de l'éther, tandis que les vibrations produisant des rayons lumineux sont transversales. En effet les rayons *X* se propagent suivant une ligne rigoureusement droite ; M. J. Perrin, préparateur au laboratoire de l'Ecole Normale, a communiqué à l'Académie des Sciences le résultat d'une expérience personnelle : il a pu isoler très nettement des faisceaux de rayons *X*, dont la propagation rectiligne serait même plus énergique que la propagation des rayons lumineux.

La question de l'analogie ou de la différence de nature des deux espèces de rayons est encore pendante. Ce qui est certain, et ce qui dès à présent est d'un très grand intérêt, c'est que nous sommes en possession de rayons jusqu'ici inconnus, n'ayant pas les propriétés des rayons lumineux ordinaires, et qui, non perceptibles directement par nos yeux, ne nous sont manifestés qu'indirectement, par la fluorescence de certains corps ou par la sensibilité d'une plaque photographique.

Les applications pratiques de la découverte de M. Rœntgen, principalement au point de vue médical, sont apparues dès le premier jour. Puisqu'on peut obtenir des épreuves d'objets quelconques interposés entre le tube de Crookes et la plaque, l'idée est venue aussitôt de photographier des parties telles ou telles d'un organe malade : quel meilleur diagnostic pouvait-on espérer? A proprement parler, on n'obtient pas des *images*, puisqu'il n'y a pas réflexion, comme dans la photographie ordinaire, des rayons lumineux émanés de l'objet, mais seulement des ombres radiographiques produites par la transparence plus ou moins grande des corps. Ainsi, en plaçant la main entre la table et la plaque photographique, celle-ci a dessiné en gris clair les chairs et leurs contours, parce que le tissu musculaire est très perméable aux rayons *X*, tandis que toute la charpente osseuse a été dessinée en sombre, les rayons étant davantage arrêtés par les os. Plusieurs photographies de la main ont été faites dès le début de la découverte ; la première a été présentée par MM. Jastrowitz et Goldstein à la Société de Médecine de Berlin, le 6 janvier 1896 ; une autre a été faite à Berne le 13 janvier. On pouvait donc appliquer la photographie par les rayons *X* à l'exploration médicale et chirurgicale. Dans les derniers jours de janvier 1896, le Dr Spiers, de Berlin, a obtenu une épreuve dénonçant la présence d'un éclat de verre voisin de l'articulation, dans le médius d'un ouvrier blessé par une bouteille brisée, alors que le diagnostic chirurgical ordinaire n'avait rien pu indiquer exactement. Une autre photographie faite à Vienne par le Dr Mosetig a permis de savoir où se trouvait exactement une balle de revolver logée dans une main, et qu'on n'avait pu extraire. Troisième exemple non moins concluant : M. le professeur Lannelongue, à l'hôpital Trousseau, a demandé aux Drs Oudin et Barthélemy de photographier, au travers des tissus de la cuisse, un fémur atteint d'ostéomyélite ; les parties claires dans l'ombre de l'os, correspondant aux parties caverneuses, montrèrent que, comme le pensait depuis longtemps M. Lannelongue, la destruction se fait, dans cette affection, du centre au périoste. Une quatrième épreuve très intéressante aussi a été tirée du doigt d'un enfant : par suite d'une affection tuberculeuse, on voit la première phalange plus large que celle des autres doigts, avec un épaississement du périoste et une infiltration par des fongosités du tissu périosteux ; cette photographie était la vérification exacte du diagnostic clinique fait antérieurement.

La photographie à travers les corps opaques a donc déjà rendu, et rendra vraisemblablement davantage encore, de grands services à la médecine et à la chirurgie ; mais ce mode d'exploration, dans l'état actuel des choses, est toutefois assez limité, car d'une part il ne semble pas possible de pénétrer dans les profondeurs de l'organisme, et d'autre part les rayons ne pourraient atteindre les organes masqués par des parties osseuses. De toute manière, il est intéressant de rapprocher ce diagnostic du diagnostic somnambulique ; l'existence de tels rayons peut être assurément comparée avec la vision que certains somnambules ont de leurs propres organes ou des organes d'autres malades, dans des conditions encore inexpliquées par la science actuelle : il y a cette différence que le diagnostic somnambulique pénètre souvent beaucoup plus profondément dans l'organisme. Cette analogie une fois constatée, l'explication hypothétique proposée, dans le sens du magnétisme, est au moins plausible *a priori* : qui empêche d'admettre que le somnambule, grâce à une hyperesthésie sensorielle développée par la magnétisation, soit sensible à des rayons obscurs, et puisse *voir* ce que l'œil normal ne peut voir d'aucune manière, sa rétine jouant ainsi, dans les conditions particulières où elle est placée, un rôle analogue à celui de la plaque photographique impressionnée par les rayons *X* ? « Les lois de la vie, dit M. A. Bertrand, s'harmonisent naturellement avec les lois physiques, et il en résulte parfois des rencontres qui confondent notre science toujours courte par quelque endroit. Ces rencontres ne sont pas absolument l'effet du hasard : elles sont dues à une double série de causes externes et internes, dont elles marquent en quelque sorte l'interférence...[1] »

1 *La psychologie de l'effort*, p. 51 ; in-12, libr. Alcan, 1889.

CHAPITRE VII

C. INDUCTIONS CONCERNANT LA PHYSIQUE GÉNÉRALE. — *b*) DES IMAGES PHOTOFULGURALES, ET DES IMAGES SPONTANÉES DE MÖSER, BRÉGUET, HUMBOLDT, RAPPROCHÉES DE L'HYPOTHÈSE DE L'ÉTAT RADIANT DE LA MATIÈRE DE W. CROOKES, ET DE L'HYPOTHÈSE DU MAGNÉTISME VITAL.

D'après tout ce que nous avons dit précédemment, les phénomènes de magnétisme vital seraient une forme particulière du rayonnement des corps, dont les rayons cathodiques et les rayons Rœntgen ne seraient que d'autres aspects, présentant entre eux de curieuses analogies. On pourrait rapprocher de tous ces faits les phénomènes très extraordinaires d'images photo-électriques, dont M. E. Santini a réuni un assez grand nombre dans un récent ouvrage[1], et qu'il appelle images *photofulgurales*. Les observations qu'il rapporte sont nombreuses, il n'y en a pas moins de vingt-huit,

1. *La photographie à travers les corps opaques, etc., avec une étude sur les images photofulgurales*, 4e éd., libr. C. Mendel, 1896.

et nous en citerons seulement quelques-unes, celles qui nous paraissent les plus frappantes : parmi ces différents cas, il en est « où les rayons obscurs n'opèrent pas seuls ; on y verra un *transport de matière* produit par l'électricité, comme cela a lieu dans l'expérience bien connue où la décharge d'une bouteille de Leyde volatilise une feuille d'or dont les particules, pénétrant à travers les découpures d'un poncif quelconque, en impriment la reproduction sur une feuille de papier. Plusieurs des exemples que je citerai mentionneront la volatilisation de bijoux métalliques, de montres, de chaînes, de pièces de monnaie, etc., avec transport de matière sur la peau des foudroyés, au travers des vêtements, *sans que ceux-ci en portent aucune trace ;* mais d'autres faits établiront certainement que, sous l'influence d'un formidable effluve électrique, la peau et la partie des muscles immédiatement sous-cutanée peuvent devenir *photogéniques ;* leurs molécules superficielles peuvent s'orienter suivant une image ayant formé écran au passage du rayonnement fulgurant (comme l'image d'un objet qui rayonne sur la plaque sensible de la chambre noire en polarise à sa ressemblance les molécules superficielles), et peuvent en même temps conserver cette orientation (développement et fixage photographiques), par l'effet chimique et tout-puissant de cette radiation fulgurale. Et ici encore l'image produite par les rayons obscurs accompagnant l'éclair ne sera que la silhouette de l'objet imprimé[1] ».

1. *Op. cit.*, p. 60-61.

Le plus ancien fait rapporté est la mention faite par Grégoire de Nazianze de multiples empreintes de croix visibles sur les vêtements des ouvriers occupés, pendant un violent orage, à reconstruire le temple de Jérusalem (360 ap. J.-C.) [1]. Un fait en tout semblable est rapporté par Casaubon [2], d'après le récit de l'évêque de Wells (Sommersetshire) : des empreintes de la croix d'une église, visibles sur le corps de diverses personnes assistant à l'office divin, pendant un orage très violent, et après que la foudre était tombée dans l'église. Voici à présent un autre fait, semblant au premier abord tout aussi miraculeux que ceux qui précèdent, et que le P. Lamy réduit à ses véritables proportions scientifiques :

« Le 18 juillet 1689, la foudre tombe sur le clocher de l'église Saint-Sauveur, à Lagny, et instantanément elle imprime sur la nappe de l'autel (à l'envers bien entendu) les paroles de la consécration, figurées en noir sur le canon de la messe, à l'exclusion des mots essentiels, sacrés, qui étaient figurés sur ce canon en lettres grosses et rouges.

» Ce phénomène, qui fut considéré comme un miracle, fit un bruit que l'on s'imagine aisément. Le savant P. Lamy, bénédictin, alla à Lagny étudier sur place le prétendu miracle, et il le réduisit aux modestes proportions d'un fait absolument naturel. Ce religieux n'est même pas positivement tendre pour les gens superstitieux de Lagny. »

1. Migne, *Patrologia græca*, t. XXXV. *Gregorianus Nazianzenus, oratio IV, contra Julianum*. Paris, 1857, gr. in 8.
2. *Adversaria*, 1610.

Voici la fin abrégée de sa démonstration :

« La foudre a brisé en quatre pièces le carton où était imprimé le canon de la messe, et a reproduit sur l'autel les paroles suivantes : *Qui pridie quam pateretur, accepit panem in sanctas ac venerabiles manus suas, et elevatis oculis in cœlum, ad te, Deum, Patrem suum omnipotentem, tibi*, etc., etc. Il passe les mots en rouge : HOC EST ENIM CORPUS MEUM. Il continue à : *Simili modo, postquam cœnatum est, accipiens et hunc præclarum calicem*, etc ; il passe : HIC EST ENIM CALIX SANGUINIS MEI, NOVI ET ÆTERNI TESTAMENTI, etc., et il termine enfin par : *Hæc quotiescumque feceritis, in mei memoriam facietis.* — .. Pour l'encre *noire*, on met 4 livres d'essence de térébenthine dans 4 pintes d'huile, tandis que pour l'encre *rouge*, on ne met que 2 livres de térébenthine dans 3 pintes d'huile ; enfin, pour le noir on emploie du noir de fumée, qui est extrêmement gras et huileux, et pour le rouge on se sert de vermillon, qui est extrêmement sec, âcre, pesant et desséchant. Y a-t-il rien de plus différent que les deux encres, et faut-il chercher ailleurs que dans ces différences la raison de l'impression des caractères noirs par la flamme du tonnerre, et de la suppression des caractères rouges ? Et l'enthousiasme du public se calma[1]. »

« En 1812, à 4 milles de Bath, près du village de Combe-Hay (Angleterre), 6 moutons furent fou-

1. Santini, *op. cit.*, p. 68-70. Le récit du P. Lamy est tiré de son livre : *Conjectures physiques... sur les plus extraordinaires effets du tonnerre*, Paris, 1689, in-16. (*Biblioth. nat.*, cote R, 12.955.)

droyés dans la clairière d'un bois de chênes et de noisetiers. Lorsqu'on les dépouilla, on observa *sur le côté intérieur de la peau*, ou *sur la chair musculaire elle-même*, l'exacte reproduction du paysage d'alentour ; les moindres accidents du terrain y étaient figurés [1]. »

« A Lugano, une dame Morosa est atteinte près d'une fenêtre sur laquelle une plante portait une seule fleur : celle-ci fut parfaitement dessinée sur la jambe de cette personne, et y resta jusqu'à sa mort [2]. »

« Le 1er juin 1809, à Bordeaux, une maîtresse d'un pensionnat de demoiselles est frappée par la foudre. Elle portait dans une pochette de la robe, sur le côté, une montre d'or, dont la chaîne, de même métal, lui entourait le cou. Chaîne et montre disparurent. Mais tout le dessin de la chaîne se voyait en rouge purpurin autour du cou de la blessée, le long de la poitrine, et jusqu'à l'aine gauche, où le dessin se terminait par une large plaque (la montre [3]). »

Les images photofulgurales ne sont elles-mêmes qu'une forme particulièrement nette d'un phénomène général, la formation d'images *spontanées* dans la nature, sans intervention apparente de l'électricité. « Le 29 août 1842, dit M. Santini,

1. James H. Schaw, *Société météorologique de Londres*, 24 mai 1857 ; Santini, *op. cit.*, p. 70-71.

2. *Comptes rendus de l'Académie des Sciences*, 1847, t. XXIV, p. 99 ; Santini, *op. cit.*, p. 73.

3. L. Peignot, *Essai chronologique sur les hivers rigoureux et sur les effets les plus singuliers de la foudre*, Dijon, 1821, in-8 ; Santini, *op. cit.*, p. 77.

M. Regnault communiquait à l'Académie des Sciences, au nom de M. de Humboldt, une note du professeur allemand Möser, dans laquelle, entre autres choses, il était dit :

» ... 13° *Deux corps impriment constamment leurs images l'un sur l'autre, même lorsqu'ils sont placés dans une obscurité complète ;*

» 14° Cependant, pour que l'image soit appréciable, il faut à cause de la divergence des rayons, que la distance des corps ne soit pas trop considérable ;

» 15° Pour rendre une semblable image visible, on peut se servir d'une vapeur quelconque, par exemple la vapeur d'eau, de mercure, d'iode, de chlore, de brome ou de chlorure d'iode, etc. [1]. »

Humboldt, dans sa lettre à Regnault, rapporte qu'il a assisté lui-même, à Berlin, à la formation d'*images mosériennes*, produites par M. Aschersohn : « Une vignette gravée en creux dans une plaque d'alliage métallique a été placée sur une plaque d'argent parfaitement polie et *non iodée*, et laissée pendant 20 minutes. L'image était peu marquée ; mais elle est devenue plus nette en iodant la plaque, et en la passant ensuite au mercure. Dans une autre expérience, on a placé sur la plaque d'argent polie un camée en cornaline portant une inscription : les lettres étaient parfaitement visibles sur l'image.

» M. Aschersohn a obtenu des traces d'images très distinctes en plaçant la plaque d'alliage gravée

1. *Op. cit.*, p. 78-79.

à une distance d'environ 1/3 de ligne de la plaque d'argent[1]. »

Bréguet, la même année, communiquait à l'Académie, par l'intermédiaire d'Arago, une note signalant des faits analogues : « Tout le monde sait que, lorsqu'on ouvre le fond d'une montre, on aperçoit un deuxième fond appelé la *cuvette*, sur lequel est gravé le nom du fabricant. Ce second fond est placé très près du premier ; il y a entre eux l'épaisseur de 1/10 de millimètre tout au plus ; eh bien, nous avons eu souvent l'occasion de voir sur le fond *l'image renversée et très distincte du nom gravé sur la cuvette*[2] ».

Dans une autre lettre, transmise la même année encore par Humboldt à l'Académie des Sciences, Möser signalait la formation d'images se produisant à l'intérieur des glaces placées pendant un certain temps au-devant des gravures encadrées ; il obtint une image de cette sorte sur une glace, après deux jours de *contact* avec la gravure ; *à distance*, l'image obtenue était la même, seulement il fallait un temps plus long, 9 jours pour une glace placée à 2/10 ou 3/10 de ligne d'une planche gravée. « Ces mêmes images, ajoute Möser, je les ai obtenues, sur cuivre, sur laiton, sur zinc, et même sur de l'or, en 5 jours. Elles sont d'une grande finesse, mais faciles à détruire par le frottement[3] ».

Le physicien Masson, comparant les images

1. *Comptes rendus de l'Académie des sciences*, 1842, t. XV, p. 125 ; Santini, *op. cit.*, p. 80.
2. *Comptes rendus*, etc., 1842, t. XV, p. 450 ; Santini, *op. cit.*, p. 83.
3. *Comptes rendus*, etc., p. 885 ; Santini, *op. cit.*, p. 83.

mosériennes et celles signalées par Bréguet aux images *daguerriennes*, se demande si, en raison des analogies évidentes qu'elles présentaient entre elles, il n'y avait pas lieu de leur assigner au moins certaines causes communes, et il crut pouvoir leur attribuer une origine électrique. « Dans toutes les expériences de M. Daguerre et de M. Möser, la fixation des vapeurs n'est-elle pas précédée par un *état électrique des surfaces* ? La lumière, la chaleur, l'*électricité*, ne produisent-elles pas, en agissant sur tous les corps, un *même état final et qui les rend propres à fixer, soit physiquement, soit chimiquement, les dites vapeurs?* Cet état final n'est-il pas un *état électrostatique* [1]? »

Il résulterait de tous ces faits curieusement groupés, que le « quatrième état des corps », l'état *radiant*, aurait grande chance d'être une hypothèse en voie de démonstration. Non seulement à l'état d'extrême raréfaction, comme dans les tubes de Crookes, où le vide est presque absolu, mais même à l'état de cohésion normale, la radiation se manifesterait dans tous les corps ; les molécules superficielles seraient, d'après tout ce qui précède, extrêmement sensibles aux moindres sollicitations des corps ambiants, et elles se polariseraient très vite, selon les formes diverses de ces sollicitations. Dans le cas des images photofulgurales se produisant avec transport de matière, on n'a jamais constaté un relief quelconque appréciable de ces images, ce qui semblerait indiquer que les molé-

1. *Communication à l'Académie des Sciences*, passage cité par M. Santini, *op. cit.*, p. 85.

cules ainsi transportées non seulement ont individuellement une grande ténuité, mais sont encore dans un état de dissociation extrêmement remarquable ; en effet, dans le corps de certains foudroyés, on a vu une partie notable d'un membre disparaître, se volatiser véritablement « sans qu'aucune trace de chair se vît autour,... et sans que les vêtements portassent la trace du passage de cette substance, ou d'une brûlure occasionnée par la foudre [1]. » Il fallait donc que la dissociation moléculaire fût suffisante pour rendre possible le passage à travers les vêtements. Pour les images photofulgurales qui se produisent sans transport *apparent* de matière, on peut supposer qu'il n'y a qu'une différence de degrés dans la dissociation, la cohésion moléculaire devenant plus faible encore sous l'influence dilatante plus ou moins énergique du fluide électrique, et qu'il y a eu transport de matière presque à l'état *radiant* que Crookes a décrit.

Ce qu'on pourrait appeler ainsi d'un terme très général, la *radiation* des corps, s'expliquerait d'ailleurs fort bien par la loi générale de l'attraction. La cohésion dans chaque masse matérielle contre-balance l'attraction des corps entre eux, et empêche qu'ils ne se mêlent et ne s'unissent en une seule masse ; mais l'attraction fait sentir beaucoup plus énergiquement son influence d'une surface à l'autre, et c'est ce qui explique que, avec le temps, toute surface d'un corps, quel qu'il soit, se désorganise ou se désagrège plus ou moins lentement.

1. Santini, *op. cit.*, p. 88.

C'est ce qui explique aussi la *polarisation* qui se produit naturellement entre les molécules de deux surfaces qui sont voisines, ou entre lesquelles des affinités s'établissent plus étroites. Si cette polarisation est *fixée* par l'adjonction d'une substance dont les molécules ont des affinités spéciales pour les molécules de cette surface, de façon à s'unir intimement à elles, comme pour le fixage de la plaque photographique, l'image est rendue permanente. On peut supposer que, pour les images photofulgurales, le fluide électrique produit instantanément dans l'atmosphère des combinaisons chimiques (ozone, acide nitrique, nitrate d'ammoniaque...) qui jouent le rôle de réactifs, et suffisent à ce fixage. La série des opérations chimiques de la photographie serait ici remplacée par un travail complexe qui en un seul instant les accomplirait toutes.[1]

Tous ces phénomènes se relient beaucoup plus naturellement qu'il ne semble, au premier abord, à ceux du magnétisme vital, sous les divers aspects où nous les avons envisagés ; et le magnétisme vital ne serait lui-même qu'un cas particulier de cette *loi de radiation*, si on peut l'appeler ainsi, à laquelle sont soumis tous les corps de la nature. L'électricité, et l'électro-magnétisme physique et vital sont encore trop mal connus pour qu'on puisse déclarer légitimement que cette hypothèse est dénuée de tout fondement.

1. Voy. Santini, *op. cit.*, p. 90-96.

CHAPITRE VIII

C. INDUCTIONS CONCERNANT LA PHYSIQUE GÉNÉRALE. — *c*) CONCILIATION POSSIBLE DE L'HYPOTHÈSE DU MAGNÉTISME VITAL AVEC LES RÉSULTATS LES PLUS RÉCENTS DE LA BIOLOGIE ET DE LA PHYSIQUE GÉNÉRALES. — L'ORGANISME, TRANSFORMATEUR D'ÉNERGIE, EMPRUNTE AU MILIEU PHYSIQUE SES MATÉRIAUX (SECCHI, CL. BERNARD, HIRN, A. CHAUVEAU, AUBERT). — RÔLE ACCUMULATEUR DES CORPUSCULES DE PACINI (CHARPIGNON, SAPPEY). — DE LA CIRCULATION UNIVERSELLE DES FORCES ; ANALOGIE ET DIFFÉRENCES DES FORCES ÉLECTRO-MAGNÉTIQUES VITALE ET PHYSIQUE. — HYPOTHÈSE DU MAGNÉTISME VITAL RAPPROCHÉE DE L'HYPOTHÈSE DE L'ÉTHER (SECCHI).

Il nous reste à examiner maintenant comment on pourrait concilier l'hypothèse du magnétisme vital avec les résultats les plus généraux, les plus récents, et les mieux établis, de la biologie. Nous verrons que cette hypothèse devient ainsi une très forte analogie, et revêt tous les caractères de la plus haute probabilité.

Tout organisme puise dans son milieu les éléments dont l'assimilation et l'élaboration composent sa vie. « L'être vivant fait partie du concert universel des choses, et la vie de l'animal, par exemple, n'est qu'un fragment de la vie totale de l'univers[1]. » En effet, comme le dit fort bien le P. Secchi, « les êtres organisés, envisagés sous le rapport de leurs fonctions matérielles, réactions chimiques et mouvements, sont soumis à l'empire des agents physiques, et comme tels satisfont au principe fondamental de la dynamique, que le mouvement ne naît jamais de rien, et qu'il résulte toujours d'un autre mouvement[2] ». C'est pourquoi il faut considérer l'organisme chez l'homme, aussi bien que chez tous les êtres vivants, dans ses diverses fonctions, comme un transformateur d'énergie ; non seulement par la fonction de nutrition proprement dite, mais de différentes manières par les autres, il emprunte au milieu ambiant diverses forces : chaleur, électricité, magnétisme, et les modifie pour en faire des éléments de son développement physiologique. Quand cette élaboration est normale et harmonieuse, l'organisme est dans l'état de santé ; quand certains agents physiques ne sont pas assimilés et transformés comme il est nécessaire pour assurer l'équilibre et la proportion dans le jeu des fonctions, l'état de maladie en résulte. Le magnétisme est une des forces que l'organisme a besoin d'emprunter au dehors, et d'assimiler pour son usage. Les poissons

1. Cl. Bernard, *Leçons sur les phénomènes de la vie*, t. I, p. 67.
2. *L'unité des forces physiques*, liv. IV. *Constitution de la matière*, p. 583.

électriques ne sont qu'un cas particulièrement remarquable de l'élaboration organique spéciale et plus active, des forces empruntées au milieu [1].

Il y a comme une circulation universelle de vie, dont les deux faits démonstratifs les plus saillants sont la nutrition et la génération. Assurément chaque individu vivant a une existence séparée; mais cette existence n'est que relativement indépendante, car d'une part elle n'apparaîtrait pas sans la génération, et d'autre part elle ne pourrait se soutenir et s'entretenir sans de continuels emprunts aux éléments assimilables qui l'entourent. En sorte que, à condition de donner au mot et à l'idée un sens et des limites bien définis, pour ne pas tomber dans les équivoques d'un panthéisme ou plutôt d'un monisme pur qui est très loin de notre pensée, on pourrait dire que les vivants forment à travers le temps le développement d'un « organisme universel » : la métempsychose ne serait pas toute la vérité, parce qu'elle affirme qu'un individu devient *tout entier* un autre individu; mais on en conservera quelque chose de vrai, si on restreint la doctrine à la transmission, et en quelque sorte à la circulation de ce qu'il y a d'impersonnel et pour ainsi dire d'universel dans la vie des êtres individuels.

Le grand savant que la science a perdu il y a quelques années, Hirn, a entrepris de démontrer

1. Les principales espèces sont la *raie électrique* ou *torpille*, le *gymnote* ou *anguille de Surinam* (Orénoque), le *silure* (Nil), le *trichiure* et le *tétrodon* (mer des Indes), le *malaptérure*, etc., etc.

que l'univers dans son ensemble s'explique par trois éléments : matériel, dynamique et animique ; conformément à cette vue simple et féconde, quelle impossibilité y aurait-il à supposer que chaque corps vivant, en vertu d'une activité spéciale d'élaboration, inhérente à l'élément animique individuel, directeur et organisateur, qui préside à son évolution, emprunterait au milieu les éléments dynamiques nécessaires à la formation, à la conservation, et à la reconstitution des tissus ? On trouverait ainsi, dans tout être vivant, distribué en une hiérarchie parfaitement intelligible, les trois éléments matériel, dynamique, animique.

Il est curieux de rapprocher cette théorie d'un passage de saint Paul au verset 23 de la seconde épître aux Thessaloniciens, où nous retrouvons incidemment exprimée l'idée essentielle des trois éléments de Hirn. Voici d'abord la leçon latine : *Ipse autem Deus pacis sanctificet vos per omnia, et integer spiritus vester, et anima, et corpus, sine querela in adventu Domini nostri Jesu-Christi servetur.* Voici à présent la traduction en français : « Que le Dieu de paix vous sanctifie en toute manière, afin que tout ce qui est en vous, l'*esprit*, l'*âme* et le *corps*, se conserve sans tache par l'avènement de N.-S. J.-C. [1] ». M. Ollé-Laprune, dans son beau livre *Le prix de la vie* [2] traduit ainsi ce passage : « Le Dieu de paix sanctifie tout en nous ; il fait de nous des êtres complets, ὁλοτελεῖς, et tout ce que nous sommes, l'*esprit*, et l'*âme*, et le *corps*, ὁλόκληρον

1. Traduction de Sacy, éd. Lefèvre, 1832.
2. Libr. Belin, p. 377.

ὑμῶν τὸ πνεῦμα, καὶ ἡ ψυχὴ, καὶ τὸ σῶμα, il le garde pur, irréprochable, ἀμεμπτῶς, en la présence de N.-S. J.-C. » N'est-ce pas l'indication très nette de trois éléments bien distincts dans notre nature, quoique inséparablement unis ? L'âme aurait ainsi sous son immédiate dépendance des forces vitales : c'est peut-être ces forces vitales que saint Paul désigne par le mot ψυχὴ, car il ne peut évidemment admettre qu'il y a dans l'être humain deux âmes, le duodynamisme ayant été de tout temps une doctrine condamnée par l'Eglise [1]. Aristote, du reste, distingue de même le νοῦς, l'esprit, principe de la pensée, et l'âme en général, ψυχὴ, en tant que principe de la vie : dans ce sens, la ψυχὴ existe dans l'animal et même dans la plante, comme le principe informateur du corps ; ce principe, dans l'homme, ne fait qu'un avec le νοῦς. C'est l'animisme.

Dans une récente brochure, *La vie et l'énergie chez l'animal* [2], un savant auteur, M. A. Chauveau, membre de l'Institut, recherche et expose très remarquablement « les lois générales relatives aux transformations énergétiques qui se passent dans les milieux animaux ». Son idée maîtresse, qui domine toute sa théorie, est que les transformations énergétiques dans l'organisme sont « les actes préliminaires ou les conséquences du travail physiologique », auquel toute l'énergétique biologique

1. Voy. la note B, à la fin du volume.

2. In-8, Paris, libr. Asselin et Houzeau, 1894 ; voy. aussi, du même auteur : *Le travail physiologique et son équivalence*, dans la *Revue scientifique*, 1888, et *Le travail musculaire et l'énergie qu'il représente*, libr. Asselin et Houzeau, 1891.

doit être ainsi rapportée. « La matière dont est formé l'animal vivant, et la force ou l'énergie qui y est inhérente, sont en état d'incessantes transformations » (P. 2), et la vie n'est que l'ensemble de ces métamorphoses énergétiques. « Le travail physiologique qui résulte de la mise en action des propriétés organiques des tissus représente une certaine quantité d'énergie actuelle ou de forces vives moléculaires, issue d'une quantité équivalente d'énergie potentielle accumulée dans les principes immédiats de l'organisme. En s'oxydant, se dédoublant, s'hydratant, ces matières dégagent l'énergie qui s'y était emmagasinée, et cette énergie devenue active est employée alors à la production de ces phénomènes élémentaires qui constituent le travail physiologique » (P. 3). Ce travail physiologique est différent dans les divers organes (cellule et tube nerveux, faisceau musculaire, cellules des glandes, etc.), mais tous travaillent en employant une quantité d'énergie en rapport avec la nature du travail, et proportionnelle à sa durée et à son intensité. L'appréciation de ce travail peut se faire » en mesurant la quantité de chaleur résiduelle qu'il laisse après lui » (P. 4). Le travail physiologique est dérivé directement de la force vive créée par le travail chimique initial : « la succession des métamorphoses énergétiques se présente de la manière suivante :

» 1° Travail chimique transformant l'énergie potentielle, immobilisée dans les principes immédiats de l'organisme, en énergie actuelle ;

» 2° Création immédiate du travail physiologique proprement dit, par l'énergie ainsi mise en mouvement ;

» 3° Réversion non moins immédiate du travail physiologique en chaleur sensible (avec ou sans travail mécanique), qui est dispersée par le rayonnement et la vaporisation de l'eau à la surface de la peau et des vésicules pulmonaires » (P. 7).

Cette théorie est assez différente de celle dont Lavoisier est le père, et qui considérait la production de chaleur comme une fonction primordiale de l'animal : la chaleur était produite pour entretenir dans l'animal la température vitale nécessaire, et pour être transformée en travail mécanique. M. Chauveau supprime la création de chaleur sensible interposée entre le travail physiologique et le travail chimique initial : « Il y a longtemps, dit-il, qu'on a fait observer que *les éléments actifs de l'organisme* animal, même ceux qui sont préposés à la production du travail mécanique, ne présentent pas les conditions qui permettraient de les assimiler nettement à des machines à feu. *Joule* y voyait plutôt des *machines électro-dynamiques*. La vérité est que les organes élémentaires de l'animal sont des *transformateurs spéciaux de l'énergie*, probablement *très dissemblables* entre eux. D'après d'Arsonval, le *muscle* serait une sorte de *moteur électro-capillaire* : qui oserait étendre cette assimilation au nerf, à la cellule glandulaire, etc. ?

» L'obscurité régnera sans doute longtemps sur le mécanisme de ces divers transformateurs de l'énergie dans l'organisme vivant, mais... ils peuvent être supposés agir par un *mécanisme tout à fait spécial* » (P. 8-10).

Comme nous le verrons plus loin, non seulement les muscles peuvent être assimilés à des « moteurs électro-capillaires », ainsi que le pense d'Arsonval, mais encore on peut attribuer aux nerfs des fonctions électro-magnétiques ; et d'après la thèse qui vient d'être exposée, ces énergies électro-magnétiques ne seraient pas empruntées telles quelles au milieu extérieur. De plus, tout autorise à admettre que, une fois formées dans l'organisme, elles exercent une influence au dehors, soit naturellement par une sorte d'épanchement ou d'émanation, soit par suite de l'effort de la volonté. De même qu'il y a un rayonnement calorique de l'organisme dans le milieu où il est plongé, qui empêche d'admettre qu'il y a un rayonnement magnétique ?

La théorie de l'élaboration organique considérée comme transformateur d'énergie donne ainsi raison à la façon dont Galvani avait interprété son expérience contre Volta. Lorsque l'illustre professeur d'anatomie à Bologne eut publié ses expériences retentissantes sur l'irritabilité nerveuse des grenouilles et de quelques autres animaux (1780-1786), Volta déclara que l'animal jouait un rôle purement passif, et faisait simplement fonction d'électroscope ; selon lui, la source d'électricité était le contact des deux métaux dont chacun formait une branche de l'arc : le fluide neutre se décomposait par une force électro-motrice, et les deux métaux se chargeaient d'électricité contraire.

Galvani avait énoncé une opinion opposée : il pensait que l'arc métallique n'était qu'un conducteur, et que l'électricité produite avait sa source dans un courant propre de l'animal : Galvani avait raison, et la production de courants par l'organisme animal est formellement reconnue.

Voici ce que dit à ce sujet M. Aubert, dans sa belle *Histoire naturelle des êtres vivants* :

« *Les nerfs et les muscles produisent de l'électricité.*

» I. Si l'on sectionne un nerf *n* dont on réunit ensuite la surface *a* à un point quelconque *b* de la section, par un fil métallique sur le trajet duquel est interposé un galvanomètre G, on remarque que l'aiguille du galvanomètre dévie, en accusant un courant électrique qui va de la surface à la section du nerf par le circuit extérieur (fig. A).

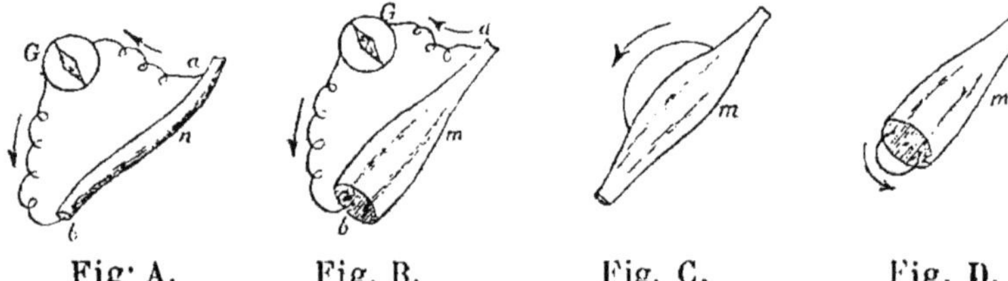

Fig. A. Fig. B. Fig. C. Fig. D.

» II. Une expérience identique à la précédente, réalisée sur un muscle *m* coupé perpendiculairement au ventre, donne une déviation du même sens dans le galvanomètre (fig. B). On remarque en outre, que :

» 1° Sur la surface intacte d'un muscle au repos,

la tension positive est plus grande au voisinage du ventre qu'aux extrémités (fig. C);

» 2° Sur la section d'un muscle au repos, la tension négative est plus grande au centre qu'à la périphérie (fig. D).

» Les deux figures C et D montrent le sens des courants qu'on obtiendrait ainsi dans un conducteur métallique appliqué sur le muscle en expérience.

» La tension diminue en chaque point du muscle au moment de sa contraction : c'est ce qu'on appelle la variation négative.

» *Les nerfs, les muscles, les glandes, tous les organes*, en un mot, *consacrent à la production d'électricité une partie de l'énergie qui a pour origine les réactions chimiques dont ces organes sont le siège.*

» Les courants électriques ainsi obtenus sont de faible intensité ; il est fort probable cependant qu'ils jouent un certain rôle dans les réactions intracellulaires (mouvements moléculaires, électrolyse, etc.)[1]. »

L'électricité organique est donc élaborée dans les nerfs et les muscles en général ; mais sa production est plus active dans certains éléments physiologiques dont l'étude est des plus intéressantes. « Depuis que les magnétiseurs expérimentent, dit Charpignon, il était reconnu que l'émission du fluide était plus active par les mains, les doigts, la tête, l'épigastre et les orteils ; or, les travaux pos-

1. Aubert, *Histoire naturelle des êtres vivants*, t. II, fasc. 1er, p. 96-97. Paris, 1895, libr. André.

térieurs et récents sur les *corpuscules de Pacini* ont démontré un petit appareil nerveux très compliqué existant, comme terminaison des filets nerveux, dans le tissu cellulaire sous-cutané de la pulpe des doigts, des orteils, de l'épigastre, et autres parties périphériques du corps. Il en existe aussi dans le mésentère ; le but de ces derniers se rattache à la dynamisation du grand sympathique, qui possède, comme on sait, des propriétés indépendantes du cerveau, et qui, pour cela, doit modifier le fluide nerveux du centre cérébro-spinal.

» Les *corpuscules de Pacini* sont de petits corps sphéroïdes, un peu moins gros qu'une tête d'épingle, transparents, creusés d'un canal qui se prolonge en forme de pédicule, lequel loge un filet nerveux. Le pédicule est composé de lamelles, comme imbriquées, lamelles qui renferment un liquide. La fibre nerveuse se termine par un bouton. Cet appareil nerveux, placé à la surface tactile, joue, comme on peut se le figurer, un grand rôle dans les phénomènes d'électricité humaine. L'analogie est frappante avec l'appareil des poissons électriques, qui est composé de tubes cylindroïdes à parois lamellées et à terminaison sphérique.

» On conçoit maintenant comment le corps humain ne perd pas toute l'électricité qui se forme dans son intérieur, puisque ce fluide est porté jusqu'à la périphérie par des conducteurs qui se terminent par un tubercule sphérique, et qui sont encore recouverts par l'enveloppe épidermoïde, substance très peu conductrice de l'électricité [1]. »

1. *Physiologie, médecine*, etc., p. 42-43.

Il semble difficile de ne pas voir dans les *corpuscules de Pacini* de véritables accumulateurs du fluide électro-magnétique vital. Chez l'homme, ils sont situés sur le trajet des nerfs, dont ils sont des dépendances : on les rencontre surtout dans un grand nombre de tendons, principalement à la plante des pieds et à la paume des mains, et sur les parties latérales des doigts et des orteils, et toujours sous la peau ; ils sont difficiles à découvrir dans la plupart des ligaments et des aponévroses. Leur volume est très variable : les plus petits sont de $\frac{1}{10}$ de millimètre, les plus gros ont $\frac{4}{10}$ et $\frac{5}{10}$ de millimètre de longueur, et c'est chez l'homme qu'ils atteignent les plus grandes dimensions. Ils ont une forme ovoïde ou ellipsoïde. Comme les autres corpuscules des diverses parties du corps, leur structure est lamelleuse, avec un cylindraxe occupant la partie centrale, et qu'on distingue très aisément ; ce cylindraxe se termine, dans le bas de la partie centrale, tantôt par un renflement unique, tantôt par deux ou trois branches sinueuses [1].

Voici du reste comment Sappey les décrit spécialement : « Chacun est constitué par une série d'enveloppes ou capsules, très minces et concentriques, d'autant plus grandes, par conséquent, qu'elles sont plus superficielles. La plus profonde, ou capsule centrale, circonscrit une très mince cavité longitudinale qui ne s'étend pas jusqu'aux extrémités du corpuscule, mais qui s'en rapproche...

1. Voy. Sappey, *Traité d'anatomie générale*, p. 114-115 et 564-565, gr. in-8, 1884.

Dans cette cavité centrale pénètre l'extrémité terminale d'un tube nerveux. On voit ce tube se détacher d'un filet nerveux, puis se contourner en s'appliquant à l'une des extrémités du corpuscule, et cheminer dans sa cavité qu'il parcourt dans toute la longueur en suivant une direction rectiligne.

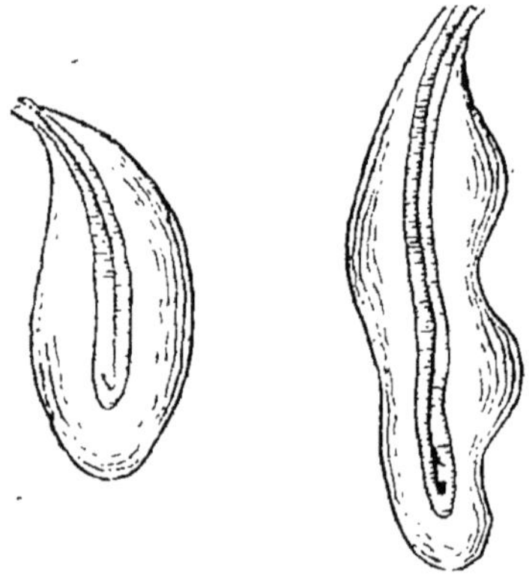

» Le cylindraxe s'isole à mesure que les capsules s'en détachent ; et après un court trajet il entre dans la cavité centrale dont il occupe le centre ou l'axe.... Parvenu à l'extrémité terminale de celle-ci, il se diviserait, selon quelques anatomistes, en deux ou trois filaments qui se perdent en se contournant dans une petite masse granuleuse. Mais, le plus habituellement, il plonge et disparaît dans cette masse nerveuse sans se ramifier[1]. »

On connaît beaucoup moins bien que pour les animaux la manière dont l'électricité se produit dans les plantes. Cependant les travaux de Becque-

1. Sappey, *Traité d'anatomie générale*, p. 565-566.

rel et de Donné ont prouvé la présence de l'électricité dans les feuilles, les fruits, les tubercules, des végétaux. Une plante fort curieuse, la *Phytolacca electrica*, peut être comparée à une pile véritable ; si l'on brise sa tige, on ressent un choc assez violent, et l'on peut constater, à une distance de 5 ou 6 mètres, une déviation assez accentuée de l'aiguille aimantée ; elle n'est jamais visitée par les oiseaux ni les insectes. Cette plante extraordinaire est, dans le règne végétal, l'analogue des poissons électriques.

Tout ce que nous venons de dire, depuis le commencement de ce chapitre, ne se rapporte qu'à la production du fluide électro-magnétique vital par l'élaboration, faite dans l'organisme, des éléments empruntés au milieu. Reste à examiner comment on pourrait concevoir, dans l'état actuel de la physiologie et de la physique générale, la possibilité d'une communication magnétique entre les systèmes nerveux : nous croyons qu'une telle communication est très concevable par une application analogique assez simple des lois de la transformation des forces et des équivalents mécaniques.

Tout d'abord, une objection se présente naturellement, tirée de la physiologie nerveuse, et qui ne laisse pas, à première vue, d'être assez embarrassante. Après la section d'un cordon nerveux, il est facile de constater qu'il y a interruption dans la transmission de la force nerveuse sur le parcours de ce nerf ; comment, à plus forte raison, ne devrait-on pas, par analogie, déclarer impossible le transfert du fluide électro-magnétique d'un organisme à l'autre?

On peut répondre que la transmission d'une force physique, l'électricité par exemple, ne se fait pas toujours à travers tout milieu conducteur, avec une constante homogénéité : il peut y avoir transformation en lumière ou en chaleur, ou en mouvement mécanique, selon la nature du conducteur ; de même un choc mécanique produit de différentes manières sur une corde vibrante, se transforme en son, etc. Qui empêche d'admettre, par une analogie très légitime, que la force magnétique vitale, parvenue à la périphérie du corps dans son trajet d'émission, se transforme pour traverser des milieux interposés impropres à son mode de mouvement ; puis, après avoir franchi ce pont jeté entre les deux organismes, se transforme une seconde fois, lorsqu'elle retrouve un milieu organique semblable à celui où elle s'est formée, et reprend son caractère primitif? La loi de transformation s'appliquerait ainsi, par une similitude qui est plus qu'une hypothèse pure et simple, de la physique à la physiologie. Ce qui se passe dans la transmission téléphonique de la voix expliquerait ce qui se produit dans la communication des systèmes nerveux.

Ce rapprochement est permis, lorsqu'on réfléchit aux similitudes frappantes qui existent entre le fluide électro-magnétique vital et l'électricité physique. Les analogies en effet sont nombreuses, et se présentent sous diverses formes: 1° d'abord, comme le remarque M. Boirac, dans son savant article de la *Revue de l'hypnotisme*[1], les sujets susceptibles d'être magnétisés facilement peuvent être comparés aux corps *mauvais conducteurs* de l'électricité ; au lieu que leur organisme soit rapidement traversé par le fluide, qui aussitôt rayonnerait dans le milieu ambiant, ce fluide s'y accumulerait ; tandis que les sujets peu magnétisables seraient *bons conducteurs*, et traversés facilement par le fluide, qui n'y séjournerait pas ; 2° ensuite les sensations éprouvées par les sujets, et résultant de la présentation de la main à des distances variables de telle ou telle partie du corps, sont en tout semblables aux sensations de picotement, de piqûre, d'engourdissement, etc., produites par les courants électriques ordinaires ; 3° de plus, l'influence de l'opérateur peut se faire sentir à distance à travers un fil conducteur métallique, comme pour la transmission à distance du fluide électrique ordinaire, tandis que les corps mauvais conducteurs, comme une baguette de verre, jouent dans les deux cas le rôle d'isolants : si l'on enroule un fil de cuivre garni d'une enveloppe isolatrice autour d'une baguette de verre sur une moitié de sa longueur seulement, l'opérateur tenant la partie nue de cette baguette, tandis que l'extrémité du fil aboutissant à l'autre bout de la baguette est présentée à telle ou telle partie du corps, la transmission n'a pas lieu, tandis qu'elle se produit si le fil enroulé sur toute la longueur de la baguette part de la main même de l'opérateur ; 4° enfin les

1. Décembre 1895. *Une nouvelle méthode d'expérimentation en hypnologie.*

pointes ont un effet en tout semblable dans le cas de l'électricité physique et du fluide magnétique vital : si l'on enroule autour du bras un fil métallique, sur le trajet duquel on dispose une pointe, il semble que l'écoulement se fasse plus actif par cette pointe, qui, présentée à telle ou telle partie du corps, y produit les sensations connues de picotement, de fourmillement, d'anesthésie, de contracture, comme lorsqu'il s'agit de la main. L'influence du fluide est renforcée lorsqu'on vise une partie du corps avec la main autour de laquelle sont disposés des fils qui se terminent en pointe, à chacun des doigts [1].

On sait combien l'organisme humain, et en général tout organisme animal, est bon conducteur du fluide électrique. Nous avons dit plus haut, en décrivant l'appareil de M. de Puyfontaine, et les expériences auxquelles nous avons assisté et pris part chez lui, comment avait été faite l'expérience de la chaîne de cinq personnes, M. de Puyfontaine tenant l'une des électrodes, tandis que l'autre était dans la main de M. Boirac à l'autre extrémité de la chaîne. Voici un phénomène analogue, auquel j'ai contribué moi-même, au cours des expériences auxquelles a bien voulu me convier M. Boirac, et qui montre sous un nouvel aspect l'analogie frappante des deux fluides électro-magnétiques, physique et vital. M. Boirac ayant mis son sujet, Gustave P..., dans l'état de somnambulisme, cause avec lui ; le sujet n'est en rapport qu'avec lui seul, et ne répond aucune des questions que lui posent les autres

1. P. 180-181.

assistants : il a d'ailleurs les yeux bandés avec un double bandeau noir très épais qui couvre la moitié de sa figure, et l'empêche d'apercevoir quoi que ce soit autour de lui. M. Boirac touche alors d'une de ses mains une partie quelconque du corps du sujet, pour entrer en contact physique avec lui, et tient dans l'autre main l'extrémité dénudée d'un fil de cuivre entouré de soie isolante sur toute sa longueur ; l'autre extrémité du fil, également dénudée, est prise par moi, et je pose au sujet quelques questions, auxquelles il répond fort bien ; dès que je lâche l'extrémité du fil, il n'entend plus rien, et mes questions restent sans réponses, tandis qu'il continue de converser avec M. Boirac qui le touche toujours ; dès que je reprends l'extrémité du fil conducteur, le rapport se rétablit. L'expérience, plusieurs fois recommencée, a donné invariablement des résultats concluants. Il y a donc communication certaine de fluide du corps de M. Boirac au mien par l'intermédiaire métallique, absolument comme s'il s'agissait de l'électricité physique.

Il résulte de tous ces faits que le fluide électro-magnétique vital et le fluide électro-magnétique physique peuvent l'un et l'autre s'accumuler dans les corps inorganiques. Nous avons trouvé dans Charpignon[1] le récit des expériences faites par deux médecins russes qui ont obtenu une magnétisation du verre persistant plusieurs mois. De même, les expériences faites sur le galvanomètre

1. *Physiologie*, etc., p. 54-55. Voy. plus haut, ch. VIII de la 1re partie, p. 96.

de M. de Puyfontaine signalent bien la présence d'un agent d'origine organique, qui se comporte vis-à-vis des conducteurs métalliques comme se comporte le fluide électrique physique. Ajoutons que M. de Puyfontaine a eu l'idée de tenter la décomposition d'une très faible quantité d'eau avec un petit voltamètre, en se servant de son fluide ; après quatre heures d'efforts consécutifs, il m'a dit être arrivé à un commencement d'électrolyse, manifesté par le dégagement faible de deux ou trois petites bulles à l'extrémité des fils de platine. Il faut observer, sans contester le moins du monde ni la possibilité *a priori* du résultat, ni la parfaite bonne foi de l'expérimentateur (ce qui va sans dire), que l'expérience est extrêmement délicate, et nécessite les précautions les plus minutieuses, pour bien s'assurer qu'on n'est pas dupe d'une illusion.

Les faits d'extérioration de la sensibilité signalés par M. de Rochas, démontrent bien aussi qu'un fluide d'origine organique peut s'accumuler dans une certaine zone, à une distance variable de la périphérie de l'organisme origine ; on peut rapprocher ces faits si curieux des expériences non moins étonnantes de M. Tesla, qui est arrivé à obtenir l'éclairage électrique par incandescence sans fil conducteur, en influençant simplement par induction à travers le verre un filament de charbon placé dans une lampe, pourvu que le champ électrostatique eût une puissance suffisante. La télégraphie sans fil conducteur, par induction, démontrée par Edison, est un fait d'un ordre analogue ; M. Bourbouze, préparateur à la Sorbonne, avait déjà tenté, sans y réussir, de construire un télégraphe sans fil, pendant le siège de Paris.

Cependant, il ne faudrait pas conclure de ces similitudes à une identité absolue. La vie marque de son empreinte propre tous les faits qui sont de son domaine : les phénomènes organiques, quels qu'ils soient, tout en étant analogues à certains phénomènes physiques par certains caractères, ne peuvent jamais leur être assimilés complètement : c'est ainsi que la chimie organique est de la chimie, mais elle a des caractères propres par lesquels elle est organique ; les phénomènes électriques et magnétiques qui se manifestent dans les corps vivants, et accompagnent les phénomènes nerveux, sont analogues aux phénomènes d'électricité purement physique, mais on peut déclarer aujourd'hui que « dans l'état présent de la science, rien n'autorise à proclamer, comme le font quelques auteurs, l'identité des actions nerveuses et des actions électriques [1]. » L'erreur de Mesmer consistait précisément à croire que c'est un seul et même fluide qui circule dans tous les corps ; l'électro-magnétisme vital, dont les manifestations apparaissent surtout chez l'animal et chez l'homme, a des propriétés spéciales résultant de l'élaboration que fait subir l'organisme aux éléments empruntés du dehors.

En élargissant encore le cercle de nos inductions, nous aurions à nous demander comment l'hypothèse du magnétisme vital peut cadrer avec la con-

1. Longet, *Traité de physiologie*, t. III, p. 287.

ception d'ensemble de l'univers, telle que l'autorisent les résultats les plus généraux et les plus récents de la physique moderne.

La conception dynamiste actuelle, dans laquelle tend de plus en plus à se résumer toute la physique, nous permet de nous représenter le monde matériel comme une immense machine dont tous les mouvements se résolvent en vibrations de toutes sortes, caloriques, lumineuses, électriques, magnétiques. Grâce à l'éther, dont les perpétuelles vibrations remplissent tout l'espace, comme l'a montré Hertz [1], la communication est possible entre les molécules matérielles ; par là s'explique l'attraction, l'action *à distance* de la matière sur la matière étant incompréhensible, car il faudrait admettre qu'une molécule a le privilège étrange d'agir à la fois là où elle est et là où elle n'est pas.

Les résultats les plus récents de la physique et de la chimie modernes nous montrent que grâce à l'éther les vibrations constitutionnelles des corps rayonnent dans le milieu ambiant ; M. R. Pictet, dans de savantes et délicates expériences, a prouvé que même à des températures très basses les métaux dégagent des vapeurs qui forment autour d'eux une véritable atmosphère. Peut-être même y aurait-il en même temps émission par entraînement d'un certain nombre de particules, à un haut degré d'atténuation, se détachant des corps eux-mêmes, comme le pense le Dr Fugairon dans son curieux essai sur les *Phénomènes électriques des*

1. Voy. la note de la p. 59.

corps vivants[1]. Quoi qu'il en soit, il semble bien, comme le dit M. A. Gautier, que « ce n'est point la matière même, *en tant que substance*, qui agit sur nos sens et nous influence, mais bien plutôt la forme, la structure de cette matière, ou mieux encore, la nature du mouvement qui dérive de cette forme ». C'est à quoi conduit la théorie de l'*isomérie* chimique : par exemple, les essences de térébenthine, de fleur d'oranger, de citron et de poivre, ont la même formule $C^{10} H^{16}$, et cependant elles produisent des sensations olfactives différentes : la raison en est dans les différences de combinaisons des atomes vibrant dans ces matières qui sont identiques par leur composition. « La puissance et le mode d'action qu'exerce sur nous telle ou telle matière ne résident donc pas seulement, continue M. Gautier, dans la quantité de forces vives, mais aussi dans le mode vibratoire que cette matière transmet à nos organes. La force vive est liée à la nature spécifique de chacun des atomes de cette matière, mais le mode vibratoire est à la fois fonction des poids atomiques et de la structure moléculaire qui relie intimement ces atomes [2]. »

C'est donc grâce à ce milieu élastique, uniformément répandu dans le monde matériel, que se ferait la circulation universelle des forces de la nature. Le P. Secchi, dont l'autorité scientifique est hors de contestation, est parmi les savants de

1. Paris, 1894, p. 59 et suiv. Cf. l'hypothèse de *l'état radiant* de la matière de W. Crookes.
2. *Revue Scientifique*, du 3 janvier 1885.

notre siècle un de ceux qui ont le mieux montré l'étendue des conséquences à tirer de l'hypothèse de l'éther. « Il existe, dit-il, dans l'espace et à l'intérieur de tous les corps une matière plus subtile, qui par son inertie est capable d'éteindre les mouvements des masses pondérables, et, en vertu de ses conditions d'équilibre et de pression, peut maintenir les masses pesantes à leurs distances respectives, d'autres fois déterminer leur rapprochement; en un mot, et d'une façon générale, elle agit comme un fluide.

» L'optique démontre la présence de cette matière subtile dans tout l'univers; c'est cette matière qui par sa vibration produit non seulement la sensation de lumière, mais aussi excite des actions thermiques et chimiques entre corps placés à distance. Ce milieu, répandu au dedans de tous les corps diaphanes et opaques, par ses mouvements de translation, est la cause des phénomènes qui constituent l'électricité dynamique et le magnétisme, enfin il entre en jeu dans les réactions chimiques. A l'état de flux, il transporte la force vive d'un point à l'autre des masses mises en contact dans les systèmes voltaïques, et par ses pressions il donne lieu aux attractions et répulsions électrostatiques.

» Ce milieu est formé par une subtance qui, essentiellemennt, ne diffère pas de la matière commune, seulement il suppose une condition ou un état de la matière elle-même autre que celui sous lequel elle constitue les corps dits pondérables. L'état dont il s'agit est une complète désagrégation, ou une atténuation telle que la matière, réduite à ses atomes élémentaires, pénètre partout, aussi bien dans les espaces planétaires qu'à l'intérieur des corps.

» Quand la matière est dans cette condition, on la désigne sous le nom d'*éther* ; elle n'a perdu aucune de ses qualités essentielles. Elle est inerte et soumise à toutes les lois de la mécanique, et on ne peut l'appeler un agent immatériel que par un abus de mots, et seulement pour la contre-distinguer de la matière pesante [1].

« L'hypothèse d'un éther unique dont la mobilité n'est pas partout la même, est donc la plus simple de toutes,... et l'existence d'un milieu universel est reconnue expérimentalement.... On reconnaît bien vite que de grandes ressemblances existent entre ce qui se passe dans les conducteurs de l'électricité et les propriétés des fluides en mouvement....

» Etant admis que dans les couches successives de l'éther libre des différences de densité peuvent prendre naissance, il s'ensuit forcément que les corps chargés d'éther en plus ou en moins ont autour de leur surface un état d'équilibre forcé, qui persiste jusqu'à ce que par quelque moyen les choses retournent à l'état naturel, et le transport ou le déplacement des masses pesantes est un de ces moyens. Lors donc que des masses pondérables présentent des conditions convenables de mobilité, elles peuvent être entraînées l'une vers l'autre

1. P. Secchi, *L'unité des forces physiques*, trad. Deleschamps, Conclusion, p. 689-690.

pour faciliter ce rétablissement d'équilibre. De là les attractions et les répulsions....

» Considérons maintenant... les actions *électrodynamiques* et *magnétiques*, nous trouvons qu'elle se réduisent encore à des modifications du milieu universel.... Envisagé de la sorte, *le magnétisme n'est plus une force spéciale*, mais un agent universel, et ses actions se confondent avec celles de l'éther, fluide qui pénètre tout[1]. »

Ce que le P. Secchi dit si nettement du magné tisme physique, nous pouvons le dire aussi par extension, en vertu des analogies précédemment signalées, du magnétisme vital, dans les limites où les analogies énoncées nous y autorisent.

1. *Op. cit.*, livre III, *De l'électricité, récapitulation et conclusions*, p. 574, 578, 579, 580.

CHAPITRE IX

D. INDUCTIONS PHILOSOPHIQUES. — *a*) PSYCHOLOGIE. — RÉPONSE A L'OBJECTION QUE LE MAGNÉTISME CONDUIT AU MATÉRIALISME : L'IDÉALISME AUSSI FAUX QUE LE MATÉRIALISME, L'HOMME (TOUT NATUREL) ÉTANT A LA FOIS CORPS ET AME. — LE MAGNÉTISME PROUVE L'ACTION DE LA VOLONTÉ SUR L'ORGANISME (CONTRE M. RENOUVIER). — IL EXPLIQUE PAR DES VIBRATIONS HARMONIQUES ENTRE LES ORGANISMES L'ACTION D'UNE PERSONNE SUR UNE AUTRE (BERSOT, Dr PEETERS, MAINE DE BIRAN). — RÉPONSE A L'OBJECTION QUE LES PHÉNOMÈNES DE MAGNÉTISME VITAL NE PEUVENT SE FORMULER EN LOIS FIXES : DES LOIS PSYCHO-PHYSIOLOGIQUES LAISSENT TOUJOURS UNE PLACE A L'INTERVENTION MENTALE (A. HANNEQUIN), DONC A LA VOLONTÉ. — LE VÉRITABLE ANIMISME PEUT ADMETTRE LA SUBORDINATION DES FORCES VITALES A L'AME.

A peine est-il besoin de répondre à une objection préliminaire souvent adressée aux partisans du magnétisme vital, et qui, pour avoir été plusieurs fois répétée, n'est pas plus juste pour cela. La supposition d'un fluide magnétique pouvant être élaboré et produit par le corps des êtres vivants est, dit-on, une hypothèse matérialiste, qui tente de donner une explication tout organique à des phénomènes d'ordre mental. — C'est là un reproche qui n'est nullement fondé : d'une part, l'homme étant à la fois corps et âme, forme un « tout naturel », selon l'heureuse expression de Bossuet ; et nous avons beau faire, la communication directe de deux âmes entre elles est, dans la vie actuelle, absolument inintelligible. D'autre part, dans le passage où nous avons décrit le fonctionnement du galvanomètre de M. de Puyfontaine, et dans ceux où nous avons rappelé les principaux résultats de la médecine magnétique et de la médecine somnambulique, les droits, que dis-je ? l'intervention indispensable de la pensée et de la volonté comme puissances directrices, sont expressément mentionnés. Il n'y a pas, il nous semble, sur ce point d'équivoque possible : l'âme dirige, ou si l'on veut, est capable de diriger la force magnétique du corps, comme elle est capable de diriger toutes les forces de l'organisme, quelles qu'elles soient. « La force magnétique... (élaborée dans notre corps)... s'arrête ordinairement aux limites de l'organisation, et suffit aux besoins journaliers. Nous en usons par habitude, inconsciemment : d'où l'indifférence témoignée à tout ce qui concerne l'usage extérieur que sa puissance comporte. Mais l'action d'une volonté ferme et éclairée sur l'emploi de cette force, dont les bornes ne sont pas nettement fixées, peut en manifester l'existence au delà de la périphérie corporelle[1]. »

1. Cte de Puyfontaine, article : *Magnétisme*, dans *l'Encyclopédie populaire* de P. Conil.

Il semble, à première vue, bien difficile à comprendre et à admettre que la volonté puisse arriver à diriger en nous une force dont, dans les conditions ordinaires, et en dehors d'expériences spéciales comme celles dont il s'agit, nous ne soupçonnons même pas l'existence. Cette objection ne nous paraît pas sans réponse : « D'abord, il est très difficile, nous le savons, de déterminer avec précision le nombre et la nature des organes soumis à la liberté humaine. On a constaté que sous l'influence de la volonté, de l'attention et de l'habitude, on voyait s'étendre en nous, dans notre corps, le domaine de la liberté.... La volonté, par un acte inconscient, produit elle-même, en nous, les phénomènes particuliers si nombreux qui amènent le fait principal voulu par la liberté éclairée par la raison ; si l'on considère aussi qu'en vertu de la solidarité qui règne entre les appareils, les systèmes, les organes, il est certain que chaque organe soumis à la liberté est la synthèse des éléments qui concourent à former le corps, nous dirons avec raison que l'âme a le pouvoir d'agir soit directement et avec conscience sur certains organes, soit indirectement et sans conscience sur tous les points du corps » [1].

On lit dans les *Principes de la nature* de M. C. Renouvier le très curieux passage que voici : « *L'illusion de la causalité transitive*, en quelque sorte substantielle, a été beaucoup mieux et plus facilement dissipée, pour certains métaphysiciens,

1. Mgr Méric, *La vie dans l'esprit et dans la matière*, Paris, 1873, p. 460.

que la fiction de la substantialité. Peu ont dévoilé cette dernière, ou du moins avec assez de logique ; tandis que sans parler des attaques anciennes du scepticisme, une grande école dogmatique a reconnu *l'incompréhensibilité des actions communicatives, dans l'hypothèse des substances....* Cette incompréhensibilité est plus frappante encore, elle devient *l'inintelligibilité même*, quand on donne à la cause son sens propre et vrai, *l'acte d'une volonté* ; car le fait qu'*un tel acte a pour effet une modification survenant dans un ordre de phénomènes extérieurs, étrangers à la volonté*, ne saurait nous être représenté sous la forme d'une communication ou transitivité quelconque, ou du moins ne le peut qu'en guise de symbole[1]. »

L'expérience très simple du galvanomètre de M. de Puyfontaine permet de répondre : 1° il est facile d'y constater expérimentalement l'action du moral sur le physique au point de vue spécial de la volonté, et le pouvoir que possède celle-ci de produire instantanément, grâce à une habitude suffisante, telle modification déterminée, et dont l'intensité peut être, en quelque sorte, dosée exactement ; 2° on peut y voir aussi la preuve d'une transitivité d'un fluide hors du corps, transitivité dont la volonté est l'origine, et qui par conséquent a bien « pour effet une modification survenant dans un ordre de phénomènes extérieurs étrangers à la volonté ».

Comment la volonté agit-elle sur le corps? on ne

1. *Les principes de la nature*, 2 vol. in-12, lib. Alcan, 1892, t. II, p. 307-308.

prétend pas l'expliquer par là, assurément. Tout ce que nous savons, c'est que nous avons le pouvoir de pousser en quelque sorte dans une certaine direction, celle des bras et des jambes, une quantité d'énergies disponibles, d'en augmenter ou d'en diminuer la proportion ; nous connaissons la cause qui agit, nous savons la diriger et lui faire produire tel effet, mais cela ne veut pas dire que nous ayons de cette action volontaire une connaissance adéquate : nous ignorons en effet comment la volonté domine les organes, mais nous savons d'une science certaine que c'est la volonté qui par un libre effort produit l'effet prémédité. Ce qui est non moins certain, c'est qu'elle n'est pas créatrice d'énergie : la quantité d'énergies vitales est ce qu'elle est à chaque moment, mais la volonté les groupe, les dirige, comme un cavalier dirige son cheval, et,combinant de diverses manières les forces emmagasinées dans l'organisme, lui fait prendre telle ou telle allure.

L'intérêt phychologique de l'expérience de M. de Puyfontaine a encore un autre aspect : l'exercice au galvanomètre est une forme d'entraînement de la volonté, une éducation de la volonté, et il est inutile de faire ressortir l'avantage constitué par l'enregistrement de ce qu'elle produit dans son action sur les forces vitales.

L'expérience du galvanomètre, et la possibilité, qui en résulte, d'une action magnétique exercée d'une personne sur une autre, peuvent éclairer encore la question si obscure de la communication psycho-physiologique qui s'établit entre les personnes au point de vue de la sensibilité. Il y a assurément d'autres moyens de communication que la parole et l'écriture, qui ne sont que des intermédiaires symboliques : un regard, un serrement de mains en disent souvent plus long, dans certaines circonstances, que bien des phrases, et il est permis de penser que l'influence magnétique a ici sa part. Nous verrons plus loin (p. 304) le curieux passage où Maine de Biran suppose qu'on pourrait expliquer la suggestion mentale par la tendance instinctive de deux organismes à vibrer à l'unisson, sous l'impulsion de la conscience d'où part l'idée à transmettre[1].

Nous empruntons les ingénieuses réflexions qui suivent à l'ouvrage de E. Bersot sur *Mesmer et le magnétisme animal*[2]. « On ne devra pas s'étonner de voir paraître chez les magnétisés une énergie des sens ou de l'esprit qu'on n'aurait pas soupçonnée chez eux. C'est peut-être bien là le fond réel de ce que les magnétiseurs appellent la suggestion ou pénétration des pensées.... Sur le chapitre de la suggestion des pensées ou de la faculté qu'aurait le magnétisé de lire *directement* dans la pensée du magnétiseur, j'avoue ma résistance. Je pense être très spiritualiste ; je crois, avec l'ancien philosophe, que ce n'est pas l'œil qui voit, l'oreille qui entend, mais l'esprit qui voit par l'œil et qui entend par l'oreille ; la communication directe d'esprit à esprit, prise en elle-même, n'a rien qui me

1. Cité par M. A. Bertrand, *La psychologie de l'effort*, lib. Alcan, p. 38.
2. Paris, lib. Hachette, 1864.

choque ; cependant je crois aussi que, dans notre situation présente, sur terre, où nous sommes, la communication a lieu à de certaines conditions physiques, non arbitraires, que l'on ne rejette pas à volonté. Nous connaissons la pensée des autres par des signes extérieurs, par leur attitude, leur physionomie, leurs gestes, leurs cris, leurs paroles, et quand nous refusons de croire à ces signes, quand nous soupçonnons que les hommes se trompent ou nous mentent, nous employons, pour deviner leur vraie pensée, des inductions, des raisonnements vulgaires qui, sans rien de merveilleux, ne laissent pas de toucher assez juste. Même entre personnes qui s'aiment, il s'établit parfois de l'une à l'autre une pénétration qui tient du prodige. Y a-t-il plus que cela dans le cas de la suggestion magnétique ?...

» ... Est-il certain que les sens, dans cet état extraordinaire, ne sont pas assez excités pour percevoir ce qui autrement leur serait insensible, que l'ouïe ne saisit pas le mouvement indiqué et sa direction, que le tact ne juge pas par l'impression de la chaleur émanant d'un corps qui s'approche ou s'éloigne ? En expliquant les choses ainsi, on se passerait, il est vrai, de mystère ; mais je suis, je le confesse, un de ceux qui se contentent des mystères qu'il y a dans le monde, et qui n'y en mettent pas d'autres à plaisir [1]. »

Si nous ne sommes pas toujours de l'avis de Bersot dans son intéressante étude sur Mesmer, du moins ici pouvons-nous souscrire, sans arrière-

1. P. 263-266.

pensée, à ces sages paroles. La transmission de pensée serait donc chose possible, grâce à une hyperesthésie sensorielle et cérébrale qui servirait de trait d'union entre les esprits ; et il semble bien qu'avec le temps cette hyperesthésie doive devenir forcément plus subtile et plus pénétrante. De l'ingénieuse hypothèse de Bersot on peut rapprocher l'explication proposée par un hypnologiste distingué, le Dr Peeters : nous faisons d'expresses réserves sur le fond de doctrine matérialiste qui en est la base, mais en ramenant à d'autres termes son explication, elle devient absolument plausible, et tout à fait conforme à la thèse du magnétisme vital. « On peut admettre ceci, dit-il : la *pensée* étant, comme toutes les autres forces physiques, le *résultat d'un mouvement* (d'après la doctrine matérialiste), et *émettant* par conséquent des *vibrations*, celles-ci sont saisies et comprises par des sujets éminemment nerveux et sensitifs. N'y a-t-il pas là une analogie avec un grand nombre de phénomènes physiques acceptés de tous ? Des *ondulations*, vrais *prolongements des vibrations de la pensée*, seraient transmises par l'éther. — Comment les chiens, les chats, les pigeons, et même des animaux inférieurs tels que l'abeille, la tortue, le saumon, retrouvent-ils leur demeure, si ce n'est par une faculté spéciale qui échappe à nos investigations ? L'homme, dont les sens arrivent parfois à un grand degré d'exaltation et de pénétration, ne pourrait-il recevoir des communications suggestives venues même de loin[1] ? »

1. Cité par M. Nizet, *L'hypnotisme*, p. 130.

Nous avons souligné à dessein les expressions sur lesquelles nous ne sommes pas d'accord avec le Dr Peeters : nous ne voyons vraiment pas, en effet, ce que vient faire ici le matérialisme ; mais en retirant à l'âme ces *mouvements* et ces vibrations qui ne sauraient lui appartenir, il reste que les phénomènes de communication de pensée pourraient bien s'expliquer par l'intermédiaire de vibrations d'origine organique dont l'éther serait le transmetteur, et auxquelles seraient seuls sensibles des organismes particulièrement nerveux.

M. A. Bertrand, professeur de philosophie à l'Université de Lyon, rappelant dans un ouvrage récent que Biran fut le premier des psychologues français à voir le parti philosophique qu'on peut tirer du magnétisme vital, ajoute pour son propre compte ces réflexions : « Qu'il y ait des sympathies et des antipathies instinctives et irrésistibles, une sorte de vertige mental qui nous entraîne à notre insu, des phénomènes d'attraction et de répulsion passionnelle d'autant plus puissants qu'ils sont plus aveugles, tous les moralistes l'ont observé. Ces mouvements sans motifs apparents ne se font pas sans raisons secrètes. Des psychologues et des médecins ont fait récemment des expériences sur la *suggestion à distance*, qui ont suscité beaucoup d'espérances et trouvé beaucoup d'incrédules. Il ne faudrait pas les rejeter légèrement et les déclarer illusoires avec un scepticisme dédaigneux. Biran, quoique peu enclin à la crédulité superstitieuse, les a d'avance annoncées et en a esquissé une explication... « Plusieurs phénomènes extraordinaires, dit-il, ne tendraient-ils pas à faire croire *qu'il existe dans chaque organisation vivante une puissance plus ou moins marquée d'agir au loin ou d'influer hors d'elle dans une certaine sphère d'activité*, semblable à ces atmosphères qui entourent les planètes? » L'art du magnétiseur et de l'hypnotiseur consisterait à étendre, au moyen de procédés appropriés, mais dont le mode d'action est profondément ignoré, cette *atmosphère vitale* qui n'est pas seulement un milieu intérieur au sein duquel vit et se meut l'être pensant, mais *qui le déborde et le dépasse*[1]. »

Il est encore une objection classique, pourrait-on dire, souvent répétée contre le magnétisme vital, et que pour mon compte j'ai entendu énoncer plusieurs fois. Il est impossible, dit-on, de reproduire à coup sûr, invariablement, les expériences; tantôt elles réussissent, tantôt non, rien de plus incertain, de plus aléatoire : or, pour faire de véritables expériences, il faudrait savoir d'une manière précise quelles sont les causes qui produisent les phénomènes, et avoir prises sur elles pour pouvoir faire apparaître ou empêcher les faits à volonté, et pour les faire varier de formes ou d'intensité. Puisqu'on ne peut procéder ainsi, et qu'il n'est pas permis de compter sur des manifestations déterminées et réglées des phénomènes, c'est qu'il n'y a là rien de scientifique : là où le déterminisme régulier et invariable manque, il n'y a pas de science, il n'y a pas de lois.

Voilà l'objection sous sa forme la plus ordinaire.

1. *La psychologie de l'effort*, in-12, lib. Alcan, 1889, p. 37-38.

Ceux qui l'énoncent sont des savants, lesquels ont le tort grave de ne pas envisager la question à son véritable point de vue. Sans doute, il est impossible de ramener à des lois fixes et constantes comme les lois physiques les phénomènes de magnétisme vital, mais ce n'est pas une raison pour déclarer qu'il n'y a pas de lois du tout : les faits dont il s'agit sont d'ordre psycho-physiologique, on peut donc toujours y démêler des éléments ou des conditions de nature mentale, où la volonté par conséquent a sa part, et c'est presque un lieu commun que les lois en psychologie et en psychophysiologie demeurent toujours affectées d'un coefficient d'incertitude impossible à éliminer entièrement. Aussi faut-il se résigner ici, comme dans les sciences morales en général, à n'obtenir que des lois toujours sujettes à quelques réserves. Si la vie est une « idée directrice », comme dit Cl. Bernard, et si l'évolution de chaque individu vivant a une marche qui lui est propre, tout en se conformant à certaines conditions générales, le déterminisme ne saurait être absolu dans la production des phénomènes vitaux.

Comme le dit fort bien M. A. Hannequin dans son *Introduction à l'étude de la psychologie :* « Le fait psychique n'est pas seulement *par sa nature* indépendant du fait physiologique, il l'est encore par *l'action continuelle* qu'il exerce sur lui. Sans doute, comme tous les faits de la nature, il est parfois l'effet des conditions qui le précèdent ; mais il est d'autres fois aussi, et dès qu'il est réalisé, la condition déterminante et la cause des faits organiques qui le suivent [1]. » C'est cette action et cette réaction continuelles de l'organisme et des faits psychiques qui est la complexité de la vie chez l'homme : l'âme réagit constamment, à sa manière propre, sur le corps, et il n'est pas de psycho-physicien ou de psycho-physiologiste assez pénétré de l'excellence de ses procédés pour prétendre pouvoir réduire en équations cette influence des représentations, des idées, des jugements, des déterminations, sur les faits corporels de toute sorte. Dès lors, quoi que puissent en penser les partisans intransigeants du déterminisme absolu et universel, il faut bien nous résoudre à rencontrer à chaque pas l'imprévu : c'est cela même qui est l'individualité, facteur irréductible, hors de toute détermination rigoureuse, de toute prévision constante. Wundt, qui compte parmi les psychophysiciens les plus en renom en Allemagne, déclare lui-même [2] que s'il en est ainsi, la cause n'en est pas seulement l'impuissance et l'insuffisance des procédés, mais la nature même de la source mentale, où la variété est infinie, et dont le mécaniste et le géomètre ne sauraient saisir toutes les démarches et toutes les modifications.

Reste le problème de l'union de l'âme et du corps, où nous voyons l'hypothèse du magnétisme vital s'accorder avec l'explication la plus large, la plus complète, la théorie animiste. Il est très remarquable que l'Eglise, la philosophie et la physiologie tout à la fois sont d'accord pour

1. In-12, lib. G. Masson, 1890, p. 49.
2. Voy. *Psychologie physiologique*, I, section 1re.

repousser la doctrine d'un principe vital indépendant de l'âme, et envisagé comme le principe des phénomènes organiques; cependant rien n'empêche, à aucun des trois points de vue physiologique, philosophique, théologique, d'admettre l'opinion qu'il y a dans le corps humain des forces vitales dominées et dirigées par un acte inconscient de l'âme. En vertu de leur vitesse acquise, en quelque sorte, ces forces vitales accumulées et emmagasinées dans les organes expliqueraient les phénomènes qui subsistent encore pendant quelque temps en nous après la mort, comme la continuation de la croissance des phanères (ongles, cheveux...). « Quant aux mouvements que nous observons dans le membre amputé d'un animal parfait, il faut les expliquer selon la doctrine d'Albert le Grand, non par la présence de l'âme, mais par les *esprits vitaux* plus abondants en cet endroit. C'est encore ainsi qu'il faut expliquer les mouvements du front et de la tête d'un homme égorgé. *Evidemment l'âme n'est plus là. — Neque officit quod peracta divisione membrum perfecti animalis avulsum palpitet; id enim, ut recte ait Magnus Albertus, in « Summa de homine », q. 2. art. 3, non ad animæ præsentiam, sed ad spiritus vitales, quorum in ejus membro major copia viget, referri debet ; quod etiam cernere licet in trunco et capite hominis recens jugulati, in quibus tamem certum est non manere animam.* (*Commentarii collegii Conimbricensis Societatis Jesu*, in II libr. *De anima* Aristot., cap. 1, quæst. VIII, art. II)[1]. »

1. Mgr Méric, *La vie dans l'esprit et dans la matière*, Paris, 1873, p. 302.

Il peut très bien se faire que ces forces vitales, dont quelques-unes sont connues sous les noms de nutrition, reproduction, contractilité, innervation, ne fonctionnent, et ne produisent leurs résultats spéciaux, qu'à la condition d'être mises en branle par l'âme. On peut admettre que le corps et l'âme sont destinés l'un à l'autre, et que la matière du corps ait, outre ses propriétés physico-chimiques, des propriétés spéciales, que la synthèse chimique ne parvient pas à faire reparaître, après que l'analyse les a abolies. C'est la doctrine de Duns Scot, de plusieurs grands scolastiques, plus récemment de Rosmini, et enfin d'un savant professeur à la faculté de théologie de Tubingen, le Dr Welte. La matière qui compose notre corps est douée d'une activité vitale spéciale, mais ces propriétés sont nécessairement suscitées et dirigées par l'âme. « Il faut, dit le Dr Welte, que le corps, dans son existence spéciale, ait en lui le principe animal, le principe vital, le principe actif des facultés inférieures de l'âme. A cette matière animée s'unit l'esprit, de sorte que l'homme est la synthèse de la nature et de l'esprit ;... car la vie naturelle dans l'homme dépend de la vie de l'esprit. Dès que celle-ci cesse d'être synthétiquement unie à la vie corporelle, le corps n'a plus de raison d'être, plus de but, la mort survient, par conséquent, et en ce sens l'esprit est nécessaire à la vie du corps [1]. »

Cette doctrine, qui admet des forces vitales sous la dépendance de l'âme, est aussi celle de M. Hirn, qu'il a remarquablement développée dans son

1. Au mot : *Ame*, — *Dictionnaire de théologie catholique.*

beau livre intitulé : *Conséquences philosophiques de la thermo-dynamique.*

« S'il n'y a pas, dit saint Thomas, d'*intermédiaire* entre l'âme et le corps pour l'être, l'on peut reconnaître qu'il en existe pour les *phénomènes du mouvement et de la génération*... L'âme agit par ses diverses facultés : c'est par une faculté qu'elle meut le corps, c'est *par un esprit* qu'elle met les membres en mouvement. *Unde mediante potentia movet corpus, et adhuc membra mediante spiritu*[1]. » Aristote, suivi ici par saint Thomas, enseignait que l'âme meut les membres par un esprit corporel, πνοῇ, ce que saint Thomas traduit : *mediante spiritu corporali.* « Pourquoi, demande Mgr Méric à qui nous empruntons ces indications, pourquoi ne verrait-on pas dans cet *esprit corporel* une force vitale soumise à l'âme, il est vrai, mais intermédiaire entre l'âme et le corps[2] ? »

S'il y a des forces vitales intermédiaires entre l'âme et le corps, le magnétisme peut être l'une d'elles, et, d'après ce que nous avons dit, non certes l'une des moins importantes.

1. Ce curieux texte est cité par Mgr Méric : *La vie dans l'esprit et dans la matière*, Paris, 1873, p. 435.

2. *Ibid.*, p. 436. — *Voy. la note B, à la fin du volume.*

CHAPITRE X

D. INDUCTIONS PHILOSOPHIQUES (*Suite*). *b*) THÉOLOGIE — RÉPONSE A L'OBJECTION QUE LA CROYANCE AU MAGNÉTISME CONDUIT A L'IRRÉLIGION : LA CONNAISSANCE DU MAGNÉTISME DÉTRUIT BEAUCOUP DE SUPERSTITIONS ; LA FORCE MAGNÉTIQUE EST CRÉÉE PAR DIEU COMME TOUTES LES FORCES DE LA NATURE (W. GREGORY, LACORDAIRE).

Il y a eu pendant longtemps, et il y a encore, des hommes assez peu éclairés pour assimiler l'étude du magnétisme animal aux pratiques de la magie et de la sorcellerie, et pour s'éloigner avec défiance de ceux qui prétendent bien seulement faire œuvre de science, comme s'ils exerçaient un pouvoir infernal ; il ne faut pas confondre les savants avec les imposteurs comme il y en a eu au moyen âge. Nous dirons volontiers avec W. Gregory, dans son bel ouvrage que nous avons déjà cité : « En aucun cas, je ne saurais admettre que ceux qui étudient les ouvrages du Créateur, qui rapportent toutes les merveilles qu'ils y découvrent à sa puissance et à sa bonté, et qui en outre ne les font servir qu'à des intentions bonnes et bienfaisantes, puissent être justement stigmatisés comme s'ils pratiquaient des arts défendus [1]. »

Tout au contraire, grâce à la connaissance du magnétisme vital, nous pouvons rendre compte de bien des faits dont l'explication n'est rien moins que naturelle, et qui dans des temps de grossière superstition, étaient attribués à des causes surnaturelles et diaboliques, comme la divination, la soi-disant possession, les effets attribués à l'influence de pouvoirs mauvais : les ignorants s'imaginaient volontiers que ceux qui avaient des connaissances sur le magnétisme vital, aussi bien que ceux qui s'occupaient de chimie, avaient fait un pacte avec le diable! Bien loin de conduire à l'incrédulité religieuse, l'étude du magnétisme vital est bien propre à augmenter et grandir encore notre admiration pour la puissance et la sagesse de Dieu, qui a multiplié dans l'univers les forces dont les effets peuvent être si utiles. Quiconque croit aux Ecritures, et les considère comme la parole même de Dieu, peut-il craindre raisonnablement que l'étude de faits naturels qui doivent être, comme tous les autres, l'œuvre de Dieu, soit jamais en contradiction avec la parole de Dieu ? Beaucoup d'entre nous peuvent se rappeler combien, dans la première partie de ce siècle, une certaine opposition religieuse a été vive contre les assertions fondamentales de la géologie, sous prétexte qu'elle se mettait en opposition formelle avec

1. *Lettres sur le magnétisme animal*, p. 52, Londres, 1851, en anglais.

le récit de la Genèse : la géologie et la Genèse sont pourtant sorties l'une et l'autre à leur honneur de ce mémorable débat. N'en sera-t-il pas de même, selon toute vraisemblance, du conflit que quelques imprudents voudraient faire naître entre le magnétisme vital et l'orthodoxie religieuse ? « Une vérité, dit fort bien W. Gregory, ne peut contredire une autre vérité, et jusqu'à présent toutes les fois que les faits naturels bien constatés ont été accusés de contredire l'Ecriture, on a toujours trouvé en fin de compte que les faits l'ont emporté, et que non pas certes l'Ecriture, mais du moins l'interprétation que nous en donnions, a dû nécessairement se modifier [1]. »

Le P. Lacordaire, faisant dans la chaire de Notre-Dame l'apologie du christianisme, arracha à ses adversaires l'arme du magnétisme pour se l'approprier et s'en servir contre eux : « Les forces occultes et magnétiques, dit-il, dont on accuse le Christ de s'être emparé pour produire des miracles, je les nommerai sans crainte, et je pourrais m'en délivrer aisément, puisque la science ne les reconnaît pas encore et même les proscrit. Toutefois, j'aime mieux obéir à ma conscience qu'à la science. Vous invoquez donc les *forces magnétiques* : eh bien ! *j'y crois sincèrement*, fermement ; je crois que *leurs effets ont été constatés*, quoique d'une manière qui est encore incomplète, et qui le sera probablement toujours, *par des hommes instruits, sincères et même chrétiens* ; je crois que ces phénomènes, dans la grande majorité des cas, sont

1. *Op. cit.*, p. 53.

purement naturels ; je crois que le secret n'en a jamais été perdu sur la terre, qu'il s'est transmis d'âge en âge, qu'il a donné lieu à une foule d'actions mystérieuses, dont la trace est facile à reconnaître, et qu'aujourd'hui seulement il a quitté l'ombre des transmissions souterraines, parce que le siècle présent a été marqué au front du signe de la publicité. Je crois tout cela. Oui, messieurs, par une *préparation divine* contre l'orgueil du matérialisme, par une *insulte à la science* qui date du plus haut qu'on puisse remonter, Dieu a voulu qu'il y eût dans la nature des *forces irrégulières, irréductibles à des formules précises, presque incontestables* par les procédés scientifiques [1]. Il l'a voulu, afin de prouver aux hommes tranquilles dans les ténèbres des sens, qu'en dehors même de la religion, *il restait en nous des lueurs d'un ordre supérieur*, des demi-jours effrayants sur le monde invisible, une sorte de cratère par où notre âme, échappée un moment des liens terribles du corps, s'envole dans des espaces qu'elle ne peut sonder, dont elle ne rapporte aucune mémoire, mais qui l'avertissent assez que l'ordre présent cache un ordre futur devant lequel le nôtre n'est que néant.

» Tout cela est vrai, je le crois ; mais il est vrai aussi que ces forces obscures sont renfermées dans

1. Ici nous regrettons de ne pouvoir être d'accord avec l'éminent orateur chrétien : sous peine de laisser aux *faits* dont il s'agit un caractère surnaturel (et lui-même les déclare « purement naturels »), il nous paraît impossible d'admettre qu'ils ne sont pas réductibles en formules scientifiques. Ce serait les condamner à rester en dehors de la science, ce à quoi nous ne saurions souscrire.

des limites qui ne témoignent d'aucune souveraineté sur l'ordre naturel. Plongé dans un sommeil factice, l'homme voit à travers des corps opaques, à de certaines distances ; il indique des remèdes propres à soulager et même à guérir les maladies du corps ; il paraît savoir des choses qu'il ne savait pas, et qu'il oublie à l'instant du réveil ; il exerce par sa volonté un grand empire sur ceux avec lesquels il est en communication magnétique[1]. »

Qu'est-ce à dire ? que nous tenons de Dieu la révélation de la puissance magnétique, puisque « il reste en nous des lueurs d'un ordre supérieur », comme nous lui devons toute science, puisque c'est lui qui a fait le monde, et notre esprit pour le connaître ; mais ce n'est pas à dire que les applications des forces magnétiques ne soient pas susceptibles d'être réglementées en quelque sorte scientifiquement, comme toutes les forces quelles qu'elles soient, de la nature, et nous n'accorderons jamais, pour notre part, que les forces magnétiques soient « des forces irrégulières, irréductibles à des formules précises ». Le magnétisme est une des forces de la nature, comme l'électricité et la chaleur.

1. Sermon à Notre-Dame, décembre 1846.

CONCLUSION

Inanité des objections faites contre le magnétisme vital. — Nature expérimentale de ces recherches : la vérification se fera lorsque le doute méthodique aura pénétré dans les esprits. — Cercle vicieux de l'objection que le magnétisme est contraire aux lois de la nature ; pour connaître les lois de la nature, il a fallu les chercher : qu'on cherche celles du magnétisme. — Importance de l'hypothèse de Mesmer.

En somme, les objections que nous avons indiquées dans l'ordre scientifique et dans l'ordre théologique, formulées contre le magnétisme vital, n'ont aucune raison d'être, et tomberont d'elles-mêmes un jour ou l'autre. Elles n'ont en effet aucune valeur, et sont exactement les mêmes que celles qui ont été faites de tout temps contre tous les faits nouveaux, contre toutes les découvertes et tous les progrès réalisés dans la connaissance humaine. Il viendra un temps où il ne sera pas plus permis de mettre en doute la réalité du magnétisme vital, qu'actuellement celle de la chimie ou de la physiologie : ce sera tant pis, alors, pour la mémoire des savants qui auront fait une opposition déraisonnable, et obstinément aveugle, à la science nouvelle.

En jetant à présent un coup d'œil en arrière sur tout le chemin parcouru, nous pouvons, il nous semble, justifier pleinement ce que nous disions au commencement de cette étude, à savoir que les recherches, lorsqu'elles sont bien conduites, sur le magnétisme vital, peuvent être considérées comme vraiment expérimentales. Les phénomènes dont il s'agit se présentent à nous avec les mêmes caractères que ceux qui sont la matière des sciences de la nature en général, et ce n'est que justice, semble-t-il, de demander qu'on leur applique le droit commun.

Ce n'est pas, malheureusement, nous l'avons vu, ce que font les savants; ils dédaignent ces études, affectent pour elles une profonde indifférence, et accueillent ceux qui leur en parlent avec un sourire d'incrédulité : cela ne suffit pas, cependant, pour prouver que ceux qui s'en occupent perdent leur temps. Le géologue anglais sir Charles Lyell, disait un jour à quelqu'un, qui lui faisait part de son scepticisme et en même temps de son ignorance totale, à l'égard de la géologie : « Etudiez la géologie, et revenez alors me voir, j'écouterai vos objections; mais à ce moment, ce sera inutile, car vous penserez comme moi ». Nous pourrions tenir le même langage à ceux qui ne se sont jamais occupés de magnétisme, et qui se refusent obstinément à y croire; et, de fait, si les différents savants spéciaux entendaient contester la légitimité de leurs études par des gens qui n'ont aucune compétence, pourraient-ils leur répondre autre chose ?

La grande objection, si souvent rééditée, sans être meilleure pour cela, est la suivante : De tels phénomènes ne sont pas possibles, *parce qu'ils sont contraires aux lois de la nature.* Mais qui donc peut se flatter d'avoir pénétré les derniers secrets de l'univers, et d'avoir une connaissance adéquate des lois qui le régissent ? Cette objection ne peut signifier que ceci : les faits nouveaux allégués ou les hypothèses nouvelles proposées ne sont pas d'accord avec l'expérience antérieure, ou mieux encore, contredisent l'ensemble et le système des idées qui constituent à l'heure présente le domaine de la science. Mais c'est là une grande naïveté, vraiment : il en a été ainsi chaque fois que quelque problème scientifique nouveau s'est posé, et il en sera de même toutes les fois qu'un ordre de questions jusque-là inconnu sera présenté à l'investigation des savants. Comme il y a vraisemblablement un assez grand nombre de lois de la nature qui sont encore inconnues, il est permis de supposer que parmi elles se trouvent précisément celles qui régissent les phénomènes étranges sur lesquels on attire l'attention des savants. Pour savoir ce qu'il en est, il faut faire les observations et les expériences nécessaires, lesquelles seules donneront droit ou bien de rejeter les soi-disant recherches comme des chimères ou des impostures, ou bien de conclure à l'existence réelle de faits ou de forces dont la vraie nature et l'explication sont à découvrir. En effet, de deux choses l'une : ou les faits existent, où ils n'existent pas. S'il est impossible d'y voir autre chose que les illusions étranges d'esprits mal équilibrés, il y a urgence à le prouver d'une façon péremptoire et définitive, à rejeter hors de la science ces compromettantes chimères qui prétendent s'y introduire, et à la débarrasser d'un alliage impur : il importe au plus haut point que cette œuvre d'assainissement, que cette amputation salutaire, soit faite au plus tôt. Mais si, à la longue, les faits s'imposant finissent par obtenir droit de cité dans la science, quelle responsabilité n'assumeront pas ceux qui systématiquement leur auront fermé la porte, sans vouloir même entendre parler d'instruire le procès! les générations de l'avenir seront-elles trop sévères en trouvant ces aveugles obstinés, qui ne veulent pas guérir lorsqu'ils n'ont qu'à ouvrir les yeux, à la fois ridicules et condamnables?

Est-il besoin, d'ailleurs, de faire ressortir l'étonnant cercle vicieux dans lequel s'enferment délibérément ceux qui ne veulent pas entendre parler de magnétisme vital, parce qu'il serait *contraire aux lois de la nature?* Comment la science se fera-t-elle jamais, si l'on ne veut admettre un fait qu'autant qu'on aperçoit sa conformité avec les lois de la nature, et si d'autre part nous ne pouvons découvrir les lois de la nature qu'en prenant pour base solide l'observation des faits? Jusqu'à nouvel ordre donc, c'est-à-dire jusqu'à ce qu'on ait démontré par des expériences contradictoires la non-existence et l'impossibilité des *faits* de magnétisme vital, on est en droit de les considérer comme les manifestations de forces encore inconnues, sur les actions et les propriétés desquelles les savants compétents auront à statuer. Faraday donnait une leçon de sage réserve et de modestie scientifique à ceux qui se renferment dans un scepticisme de parti pris à l'égard des recherches nouvelles, lorsqu'il écrivait en 1861 à sir Emerson Tennent, à propos de la prétendue force psychique de M. William Crookes : « Si ces phénomènes sont les manifestations éparses d'une force naturelle, dont les lois sont encore inconnues, ceux qui ont le pouvoir, si faible qu'il soit, de produire de tels faits, n'ont-ils pas le devoir de le développer en eux-mêmes, et de faciliter chez les autres ce même développement en toute loyauté, en les aidant autant que possible, et en appliquant toutes les méthodes critiques dont l'esprit humain est capable, soit de raisonnement, soit d'expérience? » Les faits sont là : l'hypothèse du magnétisme vital est la seule qui puisse éclairer de sa lumière la totalité du terrain occupé par les faits ; en l'adoptant, nous croyons satisfaire aux exigences les plus rigoureuses du raisonnement expérimental.

Ayons donc confiance et patience, et disons avec Deleuze : « Il faut tout attendre du temps ; les faits s'accumulent, ils détermineront un jour l'opinion publique [1]. » Je sais bien que le nom de Mesmer sonne mal à certaines oreilles ; je sais bien que sa doctrine a été très attaquée, plus attaquée que dis-

1. *Défense du magnétisme animal*, p. 258.

cutée, par beaucoup d'adversaires. Il n'en est pas moins vrai qu'il a été l'un des initiateurs de la science, non pas de notre siècle (et c'est grand dommage pour ce XIXe siècle si justement jaloux de sa gloire scientifique), mais du moins du siècle suivant. La gloire lui sera venue tard, mais elle lui viendra : alors on pourra lui appliquer avec vérité ces beaux vers de Schiller : « De même que l'image du soleil se dessine avant son lever sur les vapeurs du matin, ainsi les esprits prophétiques devancent les grands événements, parce que l'avenir se meut déjà dans le présent [1]. »

1. « Wie sich der Sonne Scheinbild, in dem Dunts-Kreis
Malt, che sie Kömmt, so schreiten auch den grossen
Geschicken ihre Geister schon vorans:
Und, in dem Heute wandelt schon der Morgen. »

NOTES

Note A

Un cas de vision à distance, et un cas de rétrovision sympathique (Gregory).

(*Voy. p. 158.*)

I. *Vision à distance.* — W. Gregory, dans ses *Lettres sur le magnétisme animal*, donne un exemple très curieux de vision à distance, avec une précision de détails vraiment étonnante dans l'esprit du clairvoyant : « Je demandai un jour à M. D..., un clairvoyant que je magnétisais moi-même, de se rendre mentalement à Aix-la-Chapelle : il n'avait jamais quitté l'Ecosse. Il y consentit, et après un peu de temps, comme s'il avait fait un voyage aérien, il dit qu'il était arrivé. Il était sur une magnifique promenade, bordée d'arbres, et voyait une pelouse verte ; la promenade s'étendait dans les deux sens, et se terminait à une extrémité par une courbe, qui tournait non pas court, mais graduellement. C'était évidemment le boulevard. Une autre fois, je spécifiai en lui indiquant la «Friedrich-Wilhelms-platz » ; il la vit bordée de maisons d'un côté ; à chaque extrémité étaient des maisons plus hautes que les autres ; la place elle-même avait une forme ovale irrégulière, plus large à une extrémité qu'à l'autre, et en partie couverte de brouillard, ce dont il se plaignit beaucoup ; de l'autre côté de la place était un long monument sans une seule autre maison. Au milieu, une route, avec de petits arbres n'ayant pas de branches jusqu'à la hauteur où s'élevait leur tige, un peu plus haut que la taille d'un homme; là on voyait un numéro, mais le haut était masqué par le brouillard. Une autre fois, il vit la porte de l'hôtel Nuellen, assez large, pensa-t-il, pour permettre à une voiture d'entrer, et encore, mais pas davantage; des gens entraient et sortaient, et un homme se tenait sur la porte, avec une cravate blanche, une veste, et pas de chapeau: c'était, pensait-il, un garçon. Dans le salon, il vit des tables, toutes brunes, et personne n'était autour. Une autre fois, plusieurs tables étaient blanches; des personnes y étaient assises et mangeaient, tandis que d'autres tournaient autour. Suivant les heures où l'expérience fut faite, il était très probablement dans le vrai les deux fois; et pourtant l'heure du dîner diffère beaucoup en Allemagne de la nôtre. — Un jour, je l'envoyai à Cologne. Là il remarqua, en voyant la ville à vol d'oiseau, un grand monument qu'il voyait comme dans un brouillard, mais beaucoup plus haut que les maisons. Il entra dans une rue qui en était voisine, et décrivit ses longues fenêtres pointues, montrant leur forme avec ses doigts, et ses arcs-boutants, qu'il décrivit sans pouvoir les nommer. Dans la rue, il vit, mais non distinctement, des personnes en mouvement; mais il vit assez nettement un « vieux bonhomme », comme il l'appelait, gros et gras, confortablement installé sur la porte de sa boutique, à fainéanter. Il n'avait pas de chapeau, et portait un tablier. M. D... fut fort étonné, et il le dit sans qu'on lui posât aucune question, de ce que à peu près la moitié des hommes qu'il vit à Aix-la-Chapelle et à Cologne, portaient la barbe, et il décrivit diverses coupes de barbes et de moustaches. Une fois que je l'envoyai à Bonn, il donna une fort belle description de la vue qu'on a du haut des collines de l'ouest: la ville, le Rhin déroulant son cours sinueux à travers la plaine, et les collines qui se dressent de l'autre côté, comme le Ennertz. Mais il est à remarquer qu'il soutint obstinément que la colline sur laquelle il était se trouvait à l'est de la ville, la ville à l'est du Rhin, entre la colline et le fleuve, et que le Rhin coulait vers le sud ; au lieu que je savais que chacune de ces orientations était inverse [1]. »

II. *Cas de rétrovision sympathique du major Buckley.* — W. Gregory, dans le même ouvrage, rapporte un cas bien extraordinaire de rétrovision par sympathie, en reproduisant exactement les notes communiquées par le major Buckley lui-même.

« B. désigne le sujet, M. le magnétiseur. — M. B..., le sujet, était un jeune officier, que le major Buckley magnétisait pour sa santé, et qui devenait lucide avec une extrême facilité. Il acquérait presque instantanément le pouvoir de se transporter mentalement à de grandes distances, et de lire à travers les corps opaques. Il lui arrivait aussi fréquemment d'entrer dans un état plus profond, où il se plaçait probablement parce qu'il avait, dans cet état, des visions très vives et très agréables. Le 15 novembre 1845, le major Buckley, à sa demande, lui permit d'entrer dans cet état profond pendant environ dix minutes, après lesquelles il le réveilla en le faisant rentrer dans son état de clairvoyance ordinaire, où il pouvait converser aisément avec son magnétiseur. Les premiers mots de B... furent :

— J'ai eu un songe étrange au sujet de votre bague (c'était un médaillon d'Antoine et Cléopâtre). Elle a une grande valeur.

» M. Oui, elle vaut 60 guinées.

» B. Oh ! elle vaut beaucoup plus.

» M. (plaçant la bague dans sa main). Pouvez-vous me dire son histoire ?

» B. Ah ! maintenant je revois tout. Si ce que je dis est vrai, elle a une grande valeur. Elle a appartenu à une reine.

» M. Dans quel pays ?

» B. Je vois Marie, reine d'Ecosse. La bague lui a été donnée par un homme, un étranger, avec d'autres objets venant d'Italie ; elle venait de Naples. Ce n'est pas le même or (c'est-à-dire elle n'est pas montée comme elle l'était d'abord). Elle l'a portée seulement une fois. La personne qui la lui a donnée était un musicien.

1. *Lettres sur le magnétisme animal*, p. 147-148, en anglais.

» M. Pouvez-vous me dire son nom ?

» B. Il commence par un R. Ah ! Je vois sa signature. Après l'R il y a un I, puis il y a une lettre qui semble être un Z, puis un autre Z, puis un I, puis il y a quelque chose qui ressemble à un E, avec un curieux paraphe au-dessus. Je peux l'écrire. (Il alla à une table, et écrivit le nom, puis ajouta) : Il y a autre chose encore. Tout ceci est secret. »

Il écrivit, alors à de longs intervalles, jusqu'à ce que l'écriture marquée n° 1 fût finie. Une fois je regardai par dessus son épaule ; il dit que je lui avais fait faire une erreur. C'était pendant qu'il écrivait à la gauche de la signature les mots marqués n° 2.

RIZZIO
AMI
DE-LA-PART
VOTRE AMI.
VOUS AMEZ-VOUS ETES BONNE
VOUS AMEZ PAR
VOUS ETES BONNE

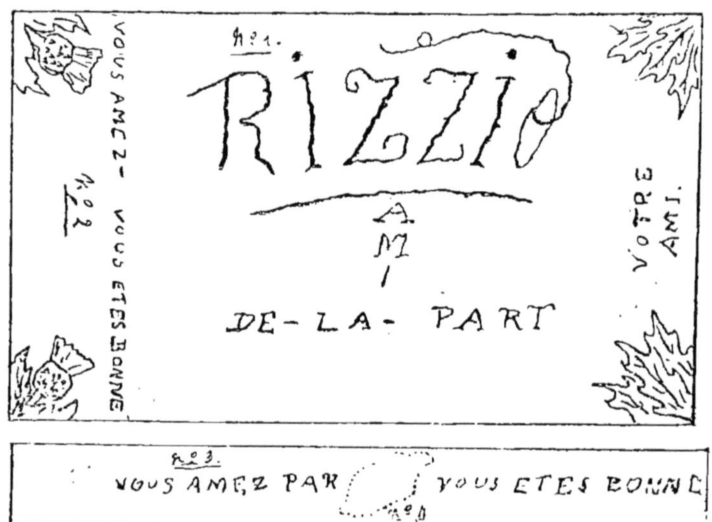

« B. L'écriture (Celle qu'il voyait, et qu'il copiait.) est sur vélin. Ici (Montrant le milieu.) je vois une croix de diamants ; le plus petit diamant est plus gros que celui-ci (Il en montrait un d'environ quatre carats.). Elle a été portée, sans que personne la vît, par Marie. Le vélin a été montré dans la Chambre des lords, mais non la croix. Plus tard, ils ont été placés où je les vois maintenant, dans le mur d'une construction en pierre, élevée avant le règne d'Elisabeth. Elle est maintenant en ruines, et sert de ferme.

» M. Qui y habite ?

» B. Seulement un vieillard. Il y a un endroit qui sert de cachette dans le mur, et qui s'ouvre par un ressort de fer. Ah ! je vois comment on l'ouvre. Vous n'avez qu'à pousser une petite pierre qui est tout auprès. Il s'y trouve beaucoup de choses de valeur. Personne ne les connaît que moi... La bague a été enlevée du doigt de Marie par un homme.

» M. L'a-t-il volée ?

» B. Non ; il la lui a enlevée dans un moment de colère et de jalousie, et l'a jetée dans l'eau. Quand il la lui a prise, elle était portée dans une sorte de lit avec des rideaux (une litière). Je vois maintenant l'homme qui lui a donné la bague ; il est dans une chambre. J'y vois plusieurs autres hommes. Il y a une porte secrète. Je vois un homme avec un poignard. » Ici il eut de grands frissons, puis il ajouta : « Ils l'ont assassiné. Il y a une blessure profonde ici (il montrait sa gorge). Ah ! Marie pousse des cris terribles. Cet homme (probablement celui qui lui avait enlevé la bague) l'a saisie par les cheveux. » Ici il montra une grande agitation.

» M. Ne pensez pas davantage à cet événement.

» B. (Après une pause.) Ce que je vois là s'est passé il y a environ trois cents ans.

» M. Où êtes-vous ?

» B. En Écosse. »

» B... fut encore magnétisé trois semaines après. Lorsqu'on mit la bague dans sa main, il dit : — Vous croyez que j'ai oublié ce qui se rapporte à cette bague ?

» M. Non, mais je voudrais que vous me montriez où vous vous êtes trompé en copiant ceci. (Il lui montrait le papier à l'endroit marqué n° 2.)

» B. C'est ici. » Il récrivit alors les mots marqués à part n° 3, en ajoutant les lettres PAR après le mot AMEZ. « Entre PAR et VOUS quelques lettres sont couvertes de quelque chose de gris et d'humide. » (Il traça avec des points le contour de la tache de moisi marqué n° 4. « Je vois quelques lettres sur la croix. Il y a un M, un S, puis un petit mot, puis un grand R. Les ornements des coins du vélin sont en or. » Le major Buckley ne demanda pas ce qu'ils représentaient. Ceux qui sont à droite de la signature ressemblent aux feuilles d'un chardon, ceux qui sont à gauche, à des fleurs. Le major Buckley joignit à sa lettre un fac-similé grossier du dessin ou copie fait par M. B... d'après le vélin qu'il voyait dans sa vision ; les numéros renvoient à ce croquis. La copie qui m'a été envoyée représente une feuille de papier rectangulaire, vraisemblablement de petite dimension, 5 pouces sur 2 1/2.

N° 1 : la signature. N° 2 : les mots à gauche, comme ils ont été écrits la première fois. La seconde copie qu'il fit de ces mots, en ajoutant PAR, est donnée au bas au n° 3. Le n° 4 est la tache de moisi, cachant quelques lettres. (La phrase très probablement est celle-ci : « Vous amez (aimez) parce que vous êtes bonne ».

« Je ne sais, ajoute Gregory, si M. B... a vu seulement un petit morceau du vélin, comme celui qui est ici dessiné, ou s'il a vu le bas d'une feuille plus grande, où se trouvait la signature. Il semblerait que M. B... a vu l'écriture assez distinctement pour pouvoir la copier, mais l'esquisse ci-contre ne donne qu'une idée générale de sa forme, puisque je n'ai pas vu le dessin original de M. B...

« Je regarde cette vision comme extrêmement remarquable, parce qu'elle a un caractère tout spontané, et que rien n'était connu du major Buckley lui-même de l'histoire de sa bague, excepté que son père en 1829 l'avait depuis 60 ans, l'ayant achetée à la vente des biens d'un gentilhomme. Les idées composant la vision ne pouvaient, par conséquent, avoir été suggérées par le major Buckley, ni lues dans sa pensée. De plus, les détails très précis de l'écriture, et l'agitation extrême du sujet en assistant au meurtre de Rizzio qui se passait devant lui, tendent à prouver que la vision était en tout point véritable. Pour ce qui est de son exactitude, on ne peut quant à présent en dire grand'chose ; mais on peut supposer que, si l'on s'y prend convenablement, des clairvoyants pourraient découvrir l'endroit où est le vélin. Si Rizzio a fait présent à Marie d'une bague ou d'une croix (quoique un présent d'une aussi grande valeur que la croix de diamants ait été plus probablement envoyé par le Pape, Rizzio ayant servi d'intermédiaire), ce présent étant accompagné d'un tel manuscrit, il est assez supposable que le manuscrit a pu être produit contre elle par ses ennemis, dans la chambre des Lords du Conseil privé d'Ecosse, et même peut-être en Angleterre, puis caché ensuite. Malheureusement le major Buckley n'a pu, M. B... ayant quitté l'Angleterre, le magnétiser de nouveau. On a essayé l'action de la bague sur d'autres clairvoyants, et sans se connaître le moins du monde les uns les autres, sans rien connaître non plus de ce qui avait été dit, ils ont confirmé les principaux faits se rapportant à cette bague. Comme le major Buckley était l'opérateur, il pourrait se faire qu'on doive attribuer cette concordance à la lecture de pensée, puisqu'il avait maintenant ces idées ; mais il semblerait que ce n'a pas été le cas, car ils ont ajouté de nouveaux détails à l'histoire de la bague. Ainsi, l'un a suivi sa trace, depuis le moment où elle fut jetée dans l'eau. Elle fut repêchée par un homme qui était dans un bateau plat (quelque chose, disait le voyant, comme une boîte en bois) ; il la garda pendant plusieurs années, puis la donna à son fils, qui la perdit en faisant passer sa canne d'une main dans l'autre pendant qu'il se promenait. Elle resta perdue pendant plusieurs années, jusqu'à ce qu'elle fût trouvée par un homme avec deux chiens, que décrivit le clairvoyant ; il la vendit, et finalement elle tomba dans la possession d'un gentilhomme qui se tua en se tirant un coup de pistolet. Le suicide fut vu et décrit à la fois par ce clairvoyant et par un autre, qui en furent très affectés et tout bouleversés. (Il faut dire que la vue du sang ou de la mort, dans ces sortes de visions, produit presque toujours les impressions les plus pénibles sur les clairvoyants ; cela a été le cas de M. B... en assistant au meurtre de Rizzio). Ils dirent que le drame eut lieu dans le salon, et que la balle passa à travers le corps. L'un des clairvoyants ajouta, ou tous deux, qu'à la vente des biens du suicidé, la bague avait été achetée par le père du major Buckley, qui l'avait gardée pendant soixante ans, et que le major B... l'avait depuis quinze ans. Il faut admettre alors qu'il y a une très grande probabilité pour que la vision de M. B... ait pu être une véritable vision d'événements passés. Non seulement ses affirmations principales relatives aux anciens événements qu'il raconte sont confirmées par d'autres, mais la partie de cette histoire qui peut actuellement être constatée, a été très exactement décrite par les clairvoyants. Jusqu'à ce qu'ils l'eussent révélé, en effet, le major B... ne savait pas que son père avait acheté cette bague à la vente des biens d'un gentilhomme qui s'était suicidé ; mais il a pu s'assurer depuis qu'il en avait été réellement ainsi. Et ce que M. B... a dit de l'assassinat de Rizzio a beau être d'accord avec l'histoire de cette tragédie, cependant tous les autres détails sont tels, qu'aucune histoire ne pouvait les suggérer[1]. »

Note B

Le problème de la vie et la théologie, et la condamnation du duodynamisme.

(*Voy.* p. 274 et 309.)

« On trouve en Orient et en Occident des hérétiques qui ont enseigné la doctrine des deux âmes dans le corps humain ;... c'est la doctrine des duodynamistes, condamnés par l'Eglise... Au IXe siècle, le quatrième concile de Constantinople condamne « certains hommes qui, appliquant leur esprit aux inventions des méchants, en sont venus à ce point d'impiété qu'ils posent imprudemment en dogme que l'homme a deux âmes ». La doctrine d'Apollinaire sur l'Incarnation se rattache évidemment à l'erreur des deux âmes ; c'est ce qui explique l'intervention de l'Eglise quand cette question fut agitée de nouveau, quoique sous une forme exclusivement philosophique, il y a quelques années[2]. Plusieurs évêques orientaux,

1. W. Gregory, *Lettres sur le magnétisme animal*, p. 415-421. Londres, 1851, en anglais.
2. Vers le milieu du siècle.

enseignant les doctrines d'Appollinaire, d'Eutychès et de Sévère, avaient prêché que la chair du Christ, quoique animée par une âme raisonnable et intellectuelle, était étrangère à toute opération intellectuelle et à tout acte de volonté. Avec les averroïstes cette erreur duodynamiste envahit l'Eglise latine. Aussi des condamnations de cette hérésie furent prononcées par le concile de Francfort en 794, par l'évêque de Paris Etienne Tempier en 1270, par le concile général de Vienne en 1311, par le cinquième concile de Latran en 1513. Ces condamnations renouvelées au cours de l'histoire de l'Eglise, témoignent de la survivance inexplicable de cette hérésie, et justifient la sévérité de l'Eglise et son intervention inflexible dans les débats sur cette question. Ne confondons pas le vitalisme, étranger à tout système théologique, et l'hérésie des deux âmes qui ébranle le dogme de l'Incarnation, et qui seule en ce débat a été frappée et réprouvée [1]. »

Les théologiens n'ont donc eu d'autre but, en soutenant l'animisme, que de défendre contre les hérésies le dogme de l'Incarnation, qui disparaît si l'on admet la pluralité des âmes pour expliquer le composé humain : c'est à ce point de vue *seulement* que le problème de la vie intéresse la théologie, pour maintenir les dogmes catholiques de l'unité de personne dans le Christ, de l'Incarnation et de la Rédemption.

1. Mgr E. Méric, *La vie dans l'esprit et dans la matière*, Paris, 1873, p. 418-420.

TABLE DES MATIÈRES

SECONDE PARTIE

Inductions scientifiques.

INDEX DES FIGURES CONTENUES DANS LE VOLUME

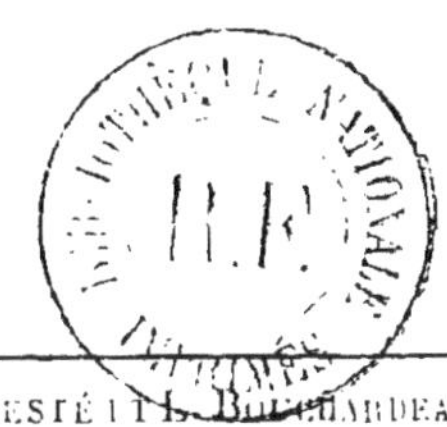

Châteauroux. — Imprimerie et Stéréotypie A. Majesté et L. Bouchardeau

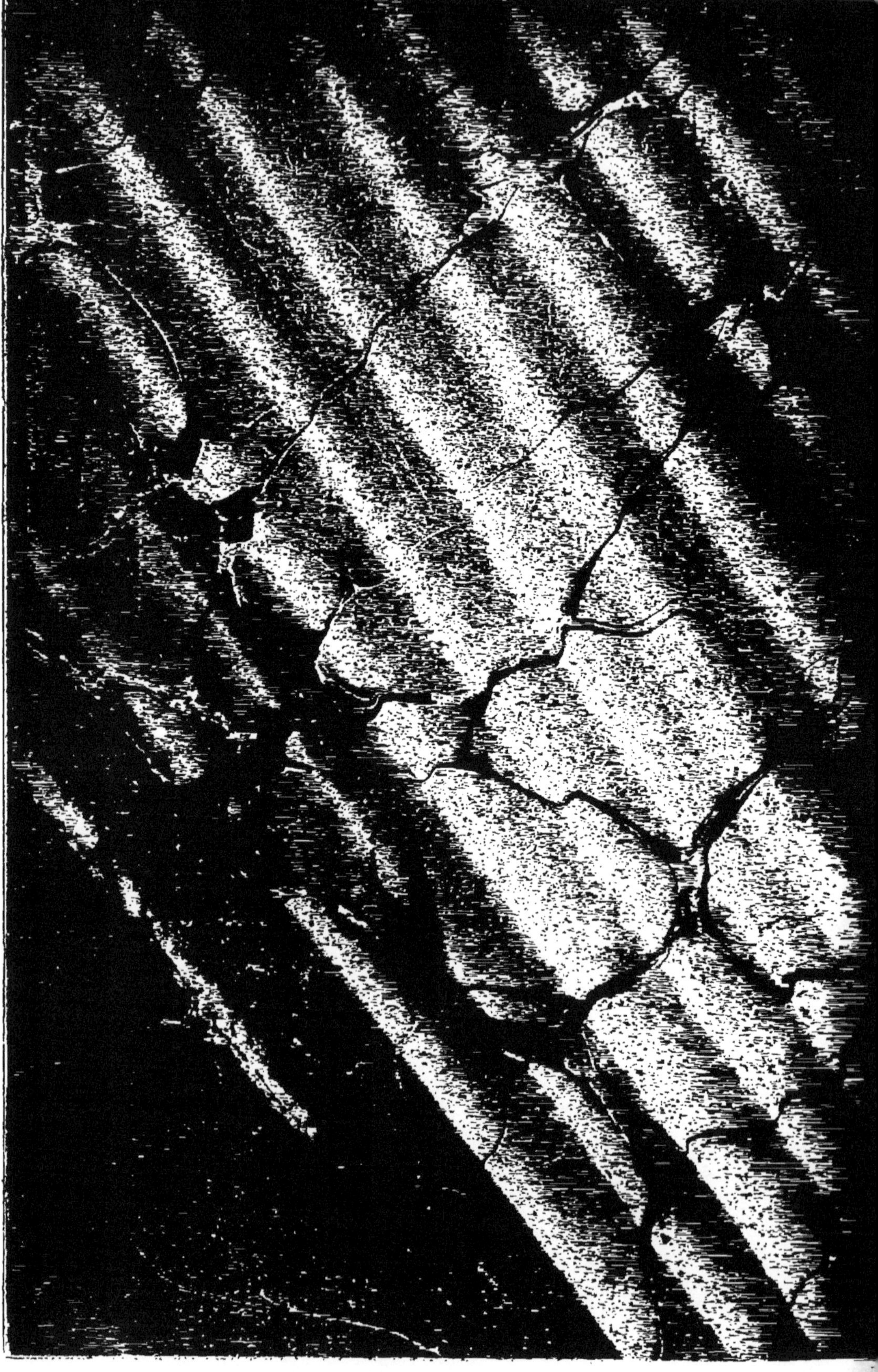

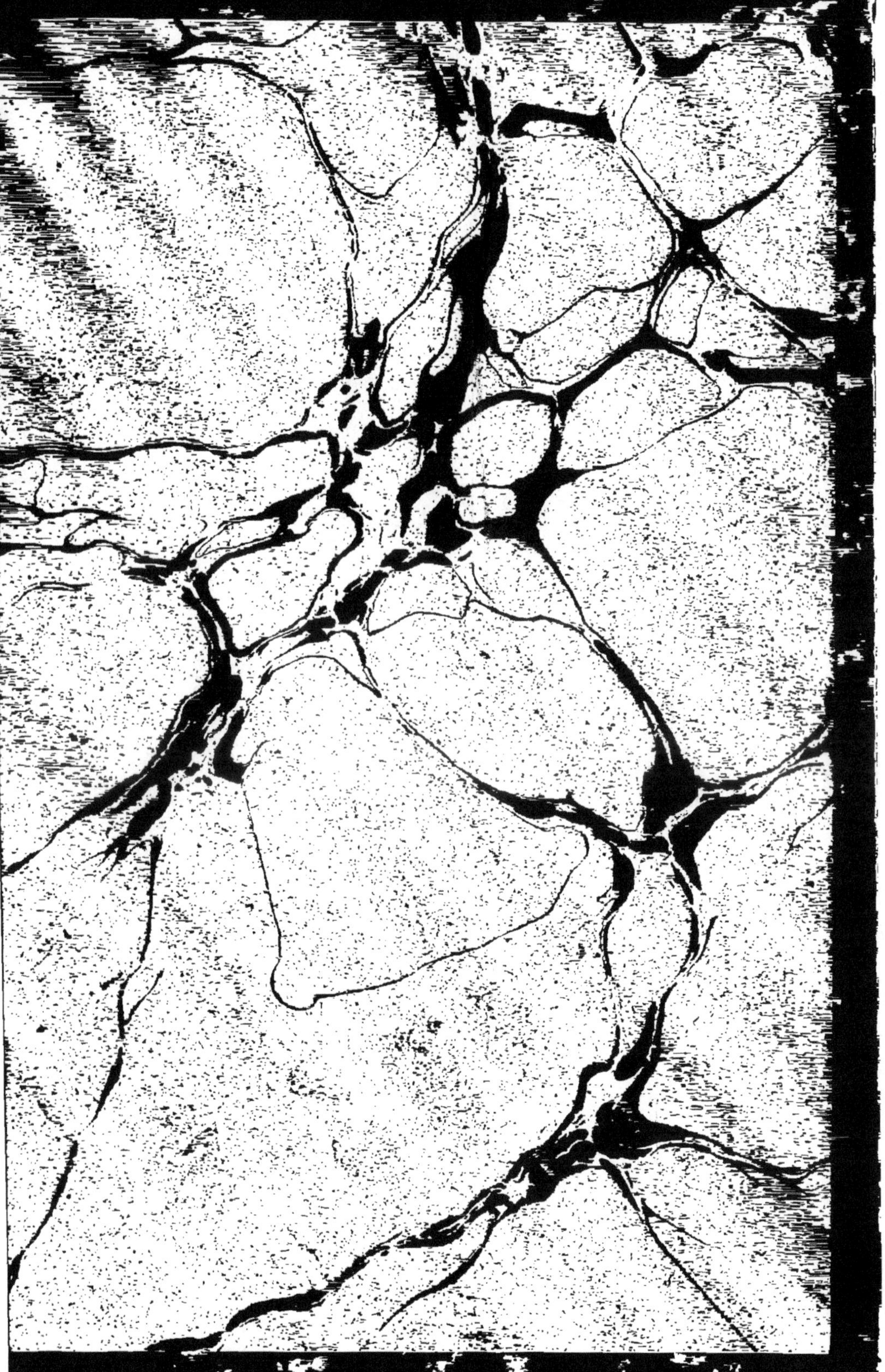

www.ingramcontent.com/pod-product-compliance
Ingram Content Group UK Ltd.
Pitfield, Milton Keynes, MK11 3LW, UK
UKHW020426200726
13857UKWH00002B/297

9 782012 922075